WAS DER KÖRPER ZU ERZÄHLEN HAT

W0414094

Daria Halprin

Was der Körper zu erzählen hat

Expressive Arts Therapy
in Theorie und Praxis

Aus dem amerikanischen Englisch
von Mirjam Ingendaay

K·Kieser

Die Originalausgabe erschien unter dem Titel *The Expressive Body in Life, Art, and Therapy. Working with Movement, Metaphor, and Meaning* bei Jessica Kingsley Publishers Ltd., London/Philadelphia
© Daria Halprin 2003

Zitat T. S. Eliot (S. 179): © Suhrkamp Verlag Frankfurt am Main 1972/1988. Alle Rechte bei und vorbehalten durch Suhrkamp Verlag Berlin

Cover: benicce/photocase.com
Rückseite: Daria Halprin (Foto: Rick Chapman)

© K. Kieser Verlag • Dr. Klaus Kieser, München 2013
Alle Rechte vorbehalten
www.k-kieser-verlag.de

Einbandgestaltung: Frank von Grafenstein, München
Satz: Uwe Steffen, München
Druck und Bindung: Kessler, Bobingen
Printed in Germany
ISBN 978-3-935456-29-6

Inhalt

Vorwort

Dieses Buch von Daria Halprin widmet sich den vielfältigen Facetten unserer »Weisen, in der Welt zu sein«, aus einer Perspektive des Leiblichen. Wobei der *Leib, der man ist*, im Gegensatz zum *Körper, den man hat*, nicht nur die (in Theologie und Philosophie gängige) Verbindung von Köper und Bewußtsein thematisiert. Denn gerade im Kontext von Tanz und, allgemeiner, Kunst wird deutlich, daß sich das Dasein des Menschen auf einer Lebensbühne abspielt, deren strukturgebende Kräfte in vielfältiger Weise wirken: Es ist eine Bühne, auf der unzählige Generationen vor uns die sozialen Rollengefüge und materiell-sinnhaften Kulissen bereits gestaltet haben und die expliziten Anweisungen von Regisseuren aller Art nur exemplarisch ein hyperkomplexes Erwartungsgefüge symbolisieren, das sich auf uns richtet – vom allerersten Lebensschrei bis hin zum letzten Atemzug. Und schon immer war in allen Kulturen der Tanz eine jener zentralen Ausdrucksformen, mit denen dieses Spannungsverhältnis von restringierenden Rollenerwartungen und kreativer Entfaltung dargestellt und ausgedrückt wurde, womit es denn auch für andere Beobachter und das eigene reflexive Selbst erfahrbar und symbolisierbar werden konnte. Diese Möglichkeit der Symbolisierung wiederum ist – wie unterschiedlichste therapeutische Ansätze belegen – eine wesentliche Grundlage für die dezentrierend-reflexive Durchdringung der fremdbestimmenden Strukturen und damit auch essentieller Ansatzpunkt für die Befreiung aus allzu inadäquaten, lebensbeschränkenden, erstarrten Bedingungskonstellationen, die die stets notwendigen Transformationen und Adaptationen an neue Entwicklungsaufgaben behindern. Nicht zuletzt das zweite Kapitel, in dem Daria Halprin uns an ihren Erfahrungen und Reflexionen in bezug auf ihren eigenen Lebensweg exemplarisch teilhaben läßt, kann in diesem Sinn einer Befreiungsgeschichte von vielen allzu fremdbestimmenden Regisseuren gelesen werden.

Daß ein solches Buch nun in deutscher Übersetzung publiziert wird, belegt zum einen das in Europa und auch im deutschen Sprachraum gewachsene Interesse an dem von Daria Halprin in den USA entwickelten Praxisprogramm und dem dahinterstehenden Verständnis der Unterstützung von Veränderungsprozessen – einer Verbindung von tanzbasierter (aber letztlich intermodaler) Ausdruckskunst und ganzheitlicher Psychotherapie. Zum anderen fällt diese Publikation aber auch in eine Zeit, in der ohnedies eine zunehmende Rückbesinnung an die Einheit von Psyche und Körper zu verzeichnen ist.

Selbst wenn die oben hervorgehobene phänomenologische Differenzierung von Leib und Körper – die im Angelsächsischen ohnedies nur über komplizierte Begriffskonstruktionen zur Sprache gebracht werden kann – noch keineswegs in der Psychotherapie vollends angekommen ist, spricht man doch weitgehend von *Körperpsychotherapie*, während ein Begriff wie *Leibpsychotherapie* faktisch nicht zu finden ist. Mit ausgelöst wurde diese Rückbesinnung auf die Leiblichkeit des Menschen bemerkenswerterweise durch zunächst eher randständige Ergebnisse einer eigentlich rein auf neuronale Prozesse ausgerichteten Forschung: Das 21. Jahrhundert wurde im Bereich der Humanwissenschaften ja vielfach mit der Ankündigung eingeläutet, daß es ein Jahrhundert (oder zumindest einige Jahrzehnte) »der Bewußtseinsforschung« werden würde. In dieser Ankündigung verbanden sich wohl mehrere Entwicklungen: Zum einen wird zunehmend deutlich, daß wir trotz der immensen Fortschritte in Disziplinen wie Neurowissenschaft, Physiologie und Molekularbiologie, Psychologie, Psychiatrie und Psychotherapie erschreckend wenig über das Bewußtsein als essentielle Eigenheit der Spezies Mensch wissen. Im Kontrast dazu ist genauso offensichtlich, welch zunehmenden Einfluß auf das Weltgeschehen gerade auch Bewußtseinsprozesse haben – man denke nur an die zunehmend religiös-ideologischen Auseinandersetzungen auf globaler Ebene. Eine rasante technische Entwicklung im Grenzbereich von Medizin, Physik und Computerwissenschaft ermöglicht einen immer feineren Blick auf sowohl eng umschriebene als auch auf globale bioelektrische und -chemische Stoffwechselprozesse des Gehirns, die zweifellos als naturwissenschaftlich erforschbare Basis den Bewußtseinsprozessen zugrunde liegen. Viele Menschen sind fasziniert von den bunten Gehirnbildern und den daraus abgeleiteten weitreichenden Aussagen und narrativen Deutungen – teilweise mit dem vermessenen Anspruch, damit auch etwas über soziale Weltbilder aussagen zu können. Insofern zeichnete sich für viele Forscher Ende des 20. Jahrhunderts ab, daß die Erforschung des komplexesten biologischen

Systems – nämlich des Gehirns – kurz vor einem Durchbruch an umfassenden und grundlegenden Erkenntnissen und Einsichten steht. Diese sollten, so die Ankündigungen, sich aber eben nicht nur auf die rein biophysiologischen Grundlagen beschränken, sondern eben auch zu einem weitreichenden Verständnis des Bewußtseins führen.

Wann und in welchem Ausmaß diese Erwartungen an die Neurowissenschaft erfüllt werden, mag dahingestellt bleiben. Für das vorliegende Buch ist bedeutsam, daß für viele Forscher – und noch mehr für Laien – die Erforschung des Bewußtseins lange Zeit gleichbedeutend war mit der Vermehrung von Erkenntnissen über die Vorgänge im Zentralnervensystem – und hier im wesentlichen über das, was wir mit Denken, Lernen, Schlußfolgern, Vergessen, Planen etc. bezeichnen: intentionale Prozesse der Ratio. Doch zunehmend zeigten die Befunde der Neurowissenschaftler eindeutig, daß ohne essentielle emotionale Beteiligung kaum etwas gelernt und behalten wird. Je mehr die körperlichen Prozesse in ganzheitlicher Weise beteiligt sind, desto intensiver laufen auch die rein kognitiv-rationalen Vorgänge und ihre veränderte Einprägung (= Lernen) ab – was freilich keineswegs immer nur positiv zu sehen ist, wie Angst, Panikattacken oder traumatisierende Erfahrungen belegen. Die zentrale Verknüpfung von affektiven und rational-kognitiven Vorgängen wird zwar bereits seit Jahrzehnten durch Konzepte wie »Affektlogik« (Luc Ciompi) wieder in Erinnerung gerufen. Doch was aktuell mit Begriffen wie »Embodiment«, »felt sense« oder »Bauchentscheidungen« in die Diskurse Einzug gehalten hat, ist weit umfassender: Es geht um die Erkenntnis, daß persönliche (und auch phylogenetische, archetypische) Erfahrung keineswegs nur im Zentralnervensystem gespeichert wird, sondern im gesamten Körper auf unterschiedliche Weise manifestiert und repräsentiert ist. Und daß diese nichtneuronal repräsentierte Erfahrung sowohl mit den neuronalen Prozessen interagieren und interferieren kann als auch für die Dynamik von bewußten und unbewußten Vorgängen andere Aspekte und Informationen bereitstellt. Dies wird beispielsweise deutlich, wenn eine noch so sorgfältig rational ausgewogene Entscheidung dennoch als »nicht stimmig« empfunden wird.

Diese Weisheit des Körpers (des Leibes) besser zugänglich zu machen und für Entwicklungsprozesse des Lebens zu nutzen, das ist das Kernanliegen von Daria Halprin und ihrem intermodalen, tanztherapeutisch basierten Ansatz. In der Dynamik expressiven Ausdrucks werden in bewegender Weise Strukturen und Beziehungen deutlich, was auch in Ansätzen wie dem Psychodrama oder der statischeren Skulpturarbeit (den »Aufstellungen« aus jeweils anderer Perspektive) eine wichtige Vorgehensweise in Psychotherapie, Beratung und Coaching geworden ist. Bereits in den Neunzigern konnte ich bei einem Besuch des Tamalpa Institute und später bei diversen Begegnungen im Rahmen der European Graduate School in Saas-Fee die beeindruckende Arbeitsweise von Daria Halprin erfahren. Ich bin erfreut über die inzwischen vollzogene weitere Ausdifferenzierung, die nun auch Lesern in deutscher Sprache zugänglich wird. Möge diese Publikation die Arbeit mit und den Diskurs über die essentielle Bedeutsamkeit des Leiblichen in konstruktiver Weise bereichern!

Prof. Dr. Jürgen Kriz
Emeritus für Psychotherapie und Klinische Psychologie
an der Universität Osnabrück

Danksagung

Ich habe vielen Menschen zu danken, die die Entstehung dieses Buchs und meine Arbeit überhaupt möglich gemacht haben. Meine Eltern, Anna und Lawrence Halprin, haben den Geist ihrer Kreativität und ihrer Arbeit an mich weitergegeben.

Den Schülern des Tamalpa Institute möchte ich meine tiefe Wertschätzung für die Inspiration ausdrücken, die sie mir durch ihr Lernen und ihren Einsatz bei dieser Arbeit geschenkt haben. Danken möchte ich auch den Klienten, die sich mir anvertraut haben und die ich durch innere Kämpfe zur Entfaltung führen durfte. Manche meiner Kursteilnehmer und Klienten waren freundlicherweise damit einverstanden, daß ich Fotografien ihrer künstlerischen Arbeiten und ihrer Tänze in dieses Buch aufnehme. Dank dafür an Michael, Kate Romang Beechen, Kurt Beechen, Dianne Carriere, Petra Eischeid, Danielle Genevieve, Sandy Glajchen, Rose Lorie, Cameron Kincaid Richardson, Martin Kirch, Roberta Mohler, David Nelson, Jaime Nisenbaum, Katrina Obenheimer, Camillo Schumacher, Nathan Schuman, Katrin Stelter und Petronella Voorberg.

Meine Kollegen Ken Otter, Jamie McHugh und Soto Hoffman am Tamalpa Institute und meine Kollegen Paolo Knill, Stephen und Ellen Levine, Margo Fuchs und Majken Jacoby von der European Graduate School waren für mich eine große Bereicherung. Wir haben zusammen gearbeitet, experimentiert, diskutiert und gespielt. Die Gespräche mit Jaime Nisenbaum über meine Arbeit sind seit vielen Jahren unersetzlich für mich. Er hat mir bei der Leitung des Tamalpa Institute beigestanden und mich unermüdlich bei der Verwirklichung dieses Projekts ermutigt und unterstützt.

Ich hätte dieses Buch nicht schreiben können ohne die unschätzbar wertvollen Rückmeldungen, die ich von Freunden, Familienmitgliedern und Kollegen erhalten habe: Erica Apollo, Chris und Lou Armstrong-D'Jangles, Rana Halprin, Ruthanna Hopper Khalighi, Jahan Khalighi (der außerdem alle Schaubilder für mich vorgezeichnet hat), Rachel Kaplan, Jaime Nisenbaum und Elisabeth Osgood. Mein Mann Khosrow Khalighi hat mir durch sein Feedback geholfen, geduldig meine Hand gehalten und mich immer wieder zum Lachen gebracht.

Mein spiritueller Lehrer Oscar Ichazo, Gründer der Arica School of Knowledge, hat mir seit über 25 Jahren wertvolle Lehren und Inspiration vermittelt. Meine Dankbarkeit für seine außergewöhnliche Arbeit läßt sich nicht in Worte fassen.

Einleitung

Mein erster Kontakt mit der Expressive Arts Therapy geht auf meine Kindheit zurück, als ich Schülerin meiner Mutter war, der Tänzerin Anna Halprin. Bereits in den fünfziger Jahren ließ sie sich immer mehr von den alltäglichen Fragen und Problemen des Lebens inspirieren. Grundlage für Bewegung, Tanz, Performance und Gruppenrituale waren die persönlichen Themen ihrer Mitarbeiter. 1978 gründeten Anna Halprin und ich das Tamalpa Institute. Dort entwickelte ich das Trainingsprogramm für Expressive Arts Therapy, die in diesem Buch beschrieben wird.

Meinen ersten Tanzunterricht erhielt ich in den fünfziger und sechziger Jahren in einer Art künstlerischer Experimentierwerkstatt. Ich wuchs in einem höchst unkonventionellen alternativen Milieu auf. Als junge Erwachsene spürte ich das dringende Bedürfnis, der Unruhe und Haltlosigkeit des Künstlerdaseins etwas entgegenzusetzen und mehr Stabilität in mein Leben zu bringen. Ich wollte in persönlicher und beruflicher Hinsicht eine Brücke zwischen künstlerischem Tun und bewußter Lebensweise schlagen. Sowohl in meinem eigenen Leben als auch bei anderen Menschen sah ich eine Kluft zwischen den außergewöhnlichen Erfahrungen, die im Tanzstudio gemacht wurden, und dem Leben, das außerhalb des Tanzstudios geführt wurde. Und so war es mir in den Jahren zwischen 1975 und 1990 in meiner Arbeit ein wichtiges Anliegen, diese Kluft zu schließen.

Ich fragte mich: Wie können Bewegung, Kunst und Performance nicht nur künstlerisch interessant und inspirierend, sondern auch heilsam für die Seele und zwischenmenschliche Beziehungen sein und generell das psychische Wohlbefinden fördern? Ich suchte nach Strukturen, mit deren Hilfe die kreativen Erfahrungen und Erkenntnisse, die aus den künstlerischen Recherchen erwuchsen, im täglichen Leben verankert werden konnten.

Im Lauf der Jahre wurde ich immer wieder von Kursteilnehmern gebeten, die Prinzipien und Denkmodelle festzuhalten, auf denen mein Ansatz der Expressive Arts Therapy beruht. Ich denke, daß diese Bitte zu einer Zeit, in der die Expressive Arts Therapy in Ausbildung und beruflicher Anwendung noch ganz am Anfang stand, im Grunde ein Hilferuf war. Wie können wir anderen mitteilen, was wir erleben und was wir bei dieser Arbeit eigentlich tun? Wie können wir es beschreiben? Mein erster Versuch dazu entstand 1987 in Form eines Handbuchs für Kursteilnehmer mit dem Titel *Coming Alive*. Es enthielt in einer Kurzfassung die Inhalte meines Unterrichts am Tamalpa Institute und wurde zwei Jahre später veröffentlicht.

In den achtziger Jahren haben wir Praktizierende dieser Methode immer wieder versucht, mit Hilfe entsprechender Theoriemodelle, Begrifflichkeiten und Anwendungsverfahren die geheimnisvollen Wege zu beschreiben, auf denen Kunst zu Erkenntnis und Heilung führen kann. Wir rangen damit, unseren Lernprozeß in eine beschreibende Sprache zu übertragen, die unsere Erfahrung mit Kunst als Prozeß der Veränderung angemessen vermittelt. Außerdem wollten wir die philosophischen und theoretischen Grundlagen dieser Arbeit festhalten und damit einen neuen Therapieansatz begründen. Da sich diese Methode in einem ständigen Prozeß der Entwicklung und Definition befindet, muß eine Sprache gefunden werden, in der verständlich gemacht werden kann, wie die Kunst neue Wege zur Veränderung aufzeigt.

Viele Jahre sträubte ich mich dagegen, ein Buch zu schreiben. Das lag vor allem daran, daß ich diese beschreibende Sprache noch suchte. Inzwischen ist mein Verständnis der Methode gewachsen. Damit ist auch mein Interesse daran erwacht, das in Worte zu fassen, was eigentlich nur in der lebendigen Erfahrung der Arbeit selbst erfaßt werden kann. Mein Buch ist zum einen für Menschen geschrieben, die Kreativität und Kunst für ihr persönliches Wachstum und zur Selbsthilfe nutzen möchten, zum anderen für Menschen, die Kunst im therapeutischen oder pädagogischen Bereich, im Gesundheitsbereich oder bei Gemeinschaftsprojekten einsetzen möchten.

Ich hoffe, in diesem Buch eine einfache theoretische Grundlage zu vermitteln, die die Leser an meiner Denkweise und meinem Verständnis der Expressive Arts Therapy teilhaben läßt und ihnen praktische Modelle für die Anwendung bietet. Außerdem kann dieses Buch als Anleitung zur Arbeit an persönlichen Themen oder zur Arbeit in Einzelsitzungen, Kursen und Workshops verwendet werden. Ich hoffe, es ermutigt dazu, für sich selbst und in Kursen Erfahrungen mit der Expressive Arts Therapy zu sammeln, denn nur so wird diese erlebbar.

Dieses Buch enthält viele Anleitungen, wie einzelne Schritte allein, mit anderen oder in einer Gruppe erfolgen können. Ich möchte jedoch darauf hinweisen, daß die Expressive Arts Therapy eine tiefgehende, weitreichende und komplexe Methode ist. Sie lohnt eine lebenslange Beschäftigung. Wie bei jeder Methode, die der Heilung und Veränderung dient und bei der es um verkörpertes Wissen geht, ist es unerläßlich, unter der Anleitung von Lehrern und Therapeuten zu arbeiten und weitere Möglichkeiten intensiver Auseinandersetzung zu suchen.

Ich habe mich dafür entschieden, Berufs- und andere Bezeichnungen von Personen in der weiblichen Form zu geben. Damit möchte ich männliche Leser keinesfalls ausschließen.

Möge die Expressive Arts Therapy Ihnen dabei helfen, kunstvoll zu leben und kunstvolles Leben in die Welt zu tragen.

KAPITEL 1
Bewegung als Metapher

> Buddha hat gesagt: »Das ganze Universum, ihr Mönche, liegt in diesem Körper und Geist.«
> *Ayya Khema*[1]

Mein Ansatz der Expressive Arts Therapy beruht auf einer Sichtweise des Körpers und seiner primären Sprache, der Bewegung, die davon ausgeht, daß der Körper ein Spiegel dessen ist, was wir als Menschen sind. Wir vereinen in uns eine Vielfalt physiologischer und anatomischer Funktionen und emotionaler Reaktionen, wir können kognitiv und bildhaft denken, wir haben eine Seele und einen Geist. Unsere Erfahrungen und unsere Fähigkeiten, die destruktive und kreative Eindrücke, Impulse und Sehnsüchte hinterlassen haben, sind die treibenden Kräfte in unserem Leben.

Die Struktur unseres physischen Körpers drückt aus, wer wir sind. Wir können auch jeden Körperteil und jede Körperfunktion für sich betrachten und die dazugehörige metaphorische Aussage zu verstehen versuchen. Es ist der Körper, der uns unsere Lebenserfahrungen ermöglicht. Wenn wir also unsere Aufmerksamkeit auf Empfindungen, Haltungen, Gesten, Emotionen und Gedanken richten, sollten wir als Zugang dazu den Körper und seine Sprache im Bewegungsausdruck wählen. Der Bewegungsapparat gibt uns eine charakteristische Körperhaltung und bietet unseren Organen und unserem Nervensystem ein schützendes Zuhause. All unsere belastenden Erfahrungen sind in unserem Körper gespeichert und wirken auf ihn ein. Dies führt oft zu Störung und Ungleichgewicht, was sich in unserem emotionalen und mentalen Zustand widerspiegelt. Unser Körper enthält unsere Lebensgeschichte, so, wie er Knochen, Muskeln, Organe, Nerven und Blut enthält.

Im Zentrum meines Ansatzes steht: In der Bewegung kommen wir mit unserer gesamten Lebenserfahrung in Kontakt und aktivieren sie in der Gegenwart. Da Bewegung das wichtigste Ausdrucksmittel des Körpers ist, führt uns Bewegung zu tiefen Gefühlen und Erinnerungen. Unsere Bewegungsweise offenbart auch einschränkende und stereotype Muster. Was auch immer in unserem Körper wohnt – Verzweiflung, Verwirrung, Angst, Ärger, Freude –, wird auftauchen, wenn wir tanzen. So wird Tanzen ein Mittel zur Erkenntnis und zur Veränderung, wenn wir dies bewußt erleben und als bedeutungsvollen Ausdruck verstehen. Wenn wir kreativ und aufmerksam tanzen, können wir alles untersuchen, was an die Oberfläche kommt. Wir können damit experimentieren und uns selbst auf neue Weise erleben. Indem wir das Unbewußte in unsere Bewegung einfließen lassen, sehen wir alles, was uns zuvor nicht bewußt war, klarer.

In der Expressive Arts Therapy lernen Menschen, wie sie in Kontakt mit den Botschaften ihres Körpers kommen und diese einordnen. Wir kultivieren nicht nur unser Bewußtsein und die Fähigkeit, unser Innenleben als Zeugen zu beobachten, sondern wir können durch Ausdruck in der Bewegung auf alles, was auftaucht, bewußt reagieren und es kreativ verarbeiten. Indem wir die tiefsten Schichten unseres physischen, emotionalen und mentalen Körpers aufsuchen, können wir uns selbst von einem Teil unserer Konditionierungen und unserer Geschichte befreien. So wird Bewegung zur Metapher für den Umgang mit unserem bisherigen Leben.

Es gibt viele profunde und effiziente Verfahren zur Arbeit mit Körper und Bewegung. Wir arbeiten aus einer künstlerischen Perspektive mit Bewegung als Metapher und nutzen dabei die Prinzipien der Kreativität und des künstlerischen Schaffens. »Rohstoff« unserer Arbeit sind die Probleme und Sorgen, die sich zeigen und zum Ausdruck kommen, wenn wir tanzen, malen und miteinander sprechen. Wir arbeiten assoziativ und kreativ, erweitern unseren normalen Bewegungsspielraum und unsere vertrauten Denkgewohnheiten und entwickeln dadurch neue Möglichkeiten, die uns zu einem umfassenderen Verständnis unserer selbst führen.

Dabei tauchen wir vollständig ins Erleben des Augenblicks ein und überlassen uns dem Empfinden, dem Gefühl, dem Bild oder dem Gedanken. Unser tägliches Leben ist unsere Muse, die uns zum Tanzen, Dichten, Malen oder Schauspielen aufruft. Wir warten ohne Vorbehalte und Urteile und heißen alles willkommen, was in uns zum Vorschein kommt. Wie eine Künstlerpersönlichkeit kultivieren wir die Bereitschaft, zu kämpfen, uns auszuliefern, etwas auseinanderzunehmen, es wieder zusammenzusetzen, nicht zu wissen, unsere

Erwartungen loszulassen, Risiken einzugehen, die andere Seite der Dinge zu sehen und den Schatten ebenso anzunehmen, wie wir das Licht herbeisehnen und feiern. Wir ringen und spielen mit unseren persönlichen Themen, bis sich ein Durchbruch ereignet und sich für uns eine neue Seinsweise herauskristallisiert.

Diese suchende Haltung führt zu einer kreativen Konfrontation mit uns und unserem Leben. Möglicherweise verunsichert es uns, wenn unsere alten Denk- und Verhaltensweisen herausgefordert werden. Vielleicht erleben wir eine Phase, in der wir die eingefahrenen Bahnen verlassen, aber noch keine neuen Wege gefunden haben. Doch in unserer Kreativität liegen Leidenschaft und Hoffnung, die uns inspirieren, eine neue Haltung herauszubilden, wie eine Tänzerin, die an ihrer Bewegung feilt, oder eine Malerin, die daran arbeitet, eine Vision zu verwirklichen.

So kann etwa ein Tanz zu einem Gestaltungsraum werden, in dem wir eine sichere Projektionsfläche für unsere Reaktionen finden und manch verstörende Lebenssituation noch einmal durchleben können. Durch diesen dynamischen Umgang mit Kreativität werden Gefühle und Erfahrungen transformiert. Bei der Improvisation können wir Neues ausprobieren, Entdeckungen machen, Risiken eingehen und etwas wiederholen, wenn es sich nicht richtig anfühlt. Das Tanzstudio bietet uns den Ort, an dem wir albern, mutig, gemein oder wütend sein, Dinge zerreißen und alles wieder zusammenfügen, Liebe machen und Krieg führen können. Wir können Gefühle ausdrücken, die losgelassen werden müssen, uns mit Dämonen aus der Vergangenheit oder Gegenwart konfrontieren oder einfach die Freude spüren, wenn Körper, Psyche und Geist miteinander in Einklang sind. Wir schaffen neue Modelle des Lernens, Wissens und Ausdrucks.

So nährt unser Leben unsere Kunst und macht sie authentisch, und unsere Kunst zeigt uns Bilder davon, wer wir waren, wer wir sind und wer wir werden können. So, wie wir durch Kunst zu unserer Integrität finden – nämlich indem wir unserem Körper, unseren Bewegungen und unseren Gefühlen eine Form geben –, können wir mit etwas Zeit und Übung auch eine kreativere Beziehung zu uns selbst und anderen entwickeln.

Unser Arbeiten mit dem kreativen Prozeß und Kunst unterscheidet sich sehr von der Arbeit einer Künstlerpersönlichkeit, die sich um der

Kunst willen in die Kunst vertieft, um dem Publikum eine Botschaft zu übermitteln. Wir arbeiten metaphorisch mit Kunst. Es geht uns darum, unsere körperlichen und seelischen Voraussetzungen zu erkennen, zu reflektieren und zu verändern. Die Kunst und der kreative Prozeß helfen uns dabei, einen Umgang mit leidvollen Erfahrungen zu finden. Dabei richten wir unsere Aufmerksamkeit auf den Prozeß selbst und die dabei entstehenden Erkenntnisse, nicht auf das Ergebnis.

Wir nutzen künstlerische Prinzipien und Methoden, um Bewußtheit, Einsicht und Veränderungen zum Guten hin zu erreichen. Dazu brauchen wir einen Rahmen für unsere Erfahrungen, ein Bezugssystem, in das wir den therapeutischen Wert einordnen können. Nur so ist unsere Lernerfahrung nachhaltig.

Der Rahmen, innerhalb dessen wir praktizieren, muß die Verbindung zwischen Leben und Kunst, vielmehr die metaphorische Beziehung zwischen unserem künstlerischen Tun und unseren Lebensumständen, stärken. Mit dem richtigen Rahmen und der richtigen Struktur kann die Kunsterfahrung zu einer therapeutischen Lernerfahrung werden, in der Kunst eine verändernde und heilende Rolle innehat.

Wer in der Expressive Arts Therapy tätig ist, muß nicht nur die Prinzipien von Kunst und Kreativität verstehen und bereit sein, damit zu arbeiten, sondern braucht dafür auch ein philosophisches, theoretisches und praktisches Bezugssystem. Wir müssen unser Verständnis der metaphorischen Qualitäten von Körperempfindungen, Körperausdruck, Bildern und Worten verinnerlicht haben. Bewegung als Metapher zu verstehen vermittelt uns Wissen über den Körper und zeigt uns auf vielfältige Weise, wie Bewegung unser Sein widerspiegelt.

Wir gehen von folgenden Ideen und Grundlagen aus:

- Unser Körper ist die Grundlage für Bewußtheit.
- Es besteht ein Zusammenhang und ein Austausch zwischen Körper, Emotionen und Gedanken.
- Körperempfindungen, Haltungen und Gesten spiegeln unsere Geschichte und unser gegenwärtiges Leben wider.
- Wenn wir mit expressiver Bewegung und Tanz arbeiten, zeigen sich die Themen und Muster unseres Lebens.

- Wenn wir die Stimme in die Bewegung einbringen, geben wir unseren Gefühlen und Geschichten eine Stimme.
- Wenn wir künstlerisch arbeiten (egal ob an einem Tanz, einem Bild, einem Gedicht oder einer Performance), arbeiten wir zugleich an einem Lebensthema.
- Die Symbole, die wir in unserer künstlerischen Arbeit schaffen, enthalten wichtige Botschaften, die für unsere Lebensumstände gelten.
- Die Art unseres künstlerischen Arbeitens lehrt uns etwas darüber, wie wir zu uns, zu anderen und zur Welt in Beziehung stehen.
- Wenn wir in unserer Kunst positive Visionen ausleben, schaffen wir Bilder und Modelle, die für unser Leben eine wegweisende Kraft haben können.
- Während wir lernen, mit kreativen Prinzipien und dem künstlerischen Prozeß zu arbeiten, werden wir immer mehr fähig, das Gelernte auf alle Aspekte unserer selbst anzuwenden, auch auf die Herausforderungen in unserem Leben.

Durch Bewegung und verschiedene Formen künstlerischen Ausdrucks (Malen, Gedichteschreiben, Musizieren, Singen) können wir die Themen unseres Lebens ans Licht bringen, bislang Verborgenes aufdekken und alte Geschichten auf neue Weise erzählen. Die Leidenschaft und die Kreativität, die wir in der Kunst erleben, helfen uns, mit unserem Leid zu leben und im kreativen Umgang damit Befreiung zu finden. Ein solcher Prozeß konfrontiert uns symbolisch mit Dämonen aus unserer Gegenwart und unserer Vergangenheit. Wenn sich unsere Körperhaltung ändert, ändert sich auch unsere Haltung im Leben. Wenn wir unseren Ärger im Tanz ausdrücken, sehen wir ihn klarer und finden einen konstruktiveren Ausdruck dafür. Wenn wir physisch, emotional und mental ausgeglichener werden, kommen wir der Verwirklichung unseres menschlichen Potentials näher. Man könnte also sagen, daß ein gut gelebtes Leben das Ziel dieser Arbeit ist. In einem gut gelebten Leben tritt der innere Zusammenhang zwischen Kunst, Psychologie und Spiritualität zutage. Diesen wesentlichen Zusammenhang möchte ich in meiner Beschreibung von Theorie, Methodik und Praxis der Expressive Arts Therapy deutlich machen.

Insbesondere beschäftige ich mich mit den Kernfragen, die dafür sorgen, daß aus dieser Methode eine gelebte Praxis wird und so eine Brücke zwischen unserer Kunst und unserem täglichen Leben geschlagen wird:

- Was geschieht in meinem Körper?
- Was verlangt nach einer Veränderung?
- Auf welche Weise trägt mein Körper meine Lebensgeschichte in sich?
- Was offenbaren meine Bewegungen über mein Leben?
- Wie kann mir meine künstlerische Arbeit dabei helfen, meinen Umgang mit beunruhigenden Aspekten meines Lebens zu gestalten und zu verändern?
- Wie kann ich authentisch und bewegt leben?

In Kapitel 2 (»Mein Weg«) spreche ich darüber, wie die Arbeit aus meinen persönlichen Kämpfen und Bedürfnissen entstand. Die Kapitel 3 bis 7 behandeln den historischen Kontext und diejenigen Richtungen in Psychologie, Psychosomatik, Tanz und Moderne/Postmoderne, die die Entwicklung der Expressive Arts Therapy beeinflußt haben.

Anschließend kehre ich zu den Kernfragen zurück und behandle vor allem die praktische Ausübung der Arbeit. In Kapitel 8 (»Kreativität, Kunst und Therapie«) geht es um die psychologische Bedeutung und die heilende Kraft künstlerischer Prozesse. In Kapitel 9 (»Modelle und Methoden für die Praxis«) beschreibe ich die grundlegenden theoretischen Modelle dieser Arbeit: Der psychokinetische Imaginationsprozeß wird als künstlerische Methode dargestellt, in der wir verschiedene künstlerische Ausdrucksformen miteinander kombinieren. Darauf folgen praktische Übungen. In Kapitel 10 (»Metaphern für Körperteile«) stelle ich ein vollständiges System zur Arbeit mit dem physischen Körper und den ihm zugeordneten Metaphern vor. Zu jedem Körperteil sind Übungen aufgeführt. Kapitel 11 (»Kunstvoll leben mit dem verletzten Selbst«) zeigt, wie die Arbeit in einem therapeutischen Rahmen angewendet werden kann, der alle Theorien und Modelle dieser Methode beinhaltet. In Kapitel 12 schildere ich zwei Fallbeispiele, die einen Eindruck davon vermitteln, wie die Arbeit in Einzelsitzungen angewendet werden kann.

Im Schlußkapitel (»Kunst als heilende Kraft in der Welt«) stelle ich das Verfahren der Expressive Arts Therapy in einen größeren Kontext und verweise auf die heilsame Kraft der Kunst in der Welt.

KAPITEL 2
Mein Weg

> Das allein lernte ich bisher, dass dem Menschen sein Bösestes nöthig ist zu seinem Besten [...].
> *Friedrich Nietzsche*[1]

Mein eigenes Leben war der Nährboden für die Expressive Arts Therapy. Darum ist mein Ansatz phänomenologisch, das heißt, er basiert auf subjektiver, gelebter Erfahrung. Zur Phänomenologie sagt etwa Stephen Levine – unter Bezug auf Edmund Husserls Rat, unser Denken von dem leiten zu lassen, was sich uns durch unsere Lebenserfahrung offenbart –, daß wir dazu mit dem, was wir verstehen möchten, in eine dialogische Beziehung treten sollten, in der nicht nur unser Untersuchungsgegenstand, sondern auch wir selbst zum Thema würden[2]. Ich habe die Strukturen und Theorien meines Ansatzes genau aus dieser Art von Untersuchung und Fragestellung entwickelt.

Meine persönlichen Kämpfe führten mich zu einigen Schlüsselfragen: Wie können wir wieder ganz werden, wenn wir innerlich zerbrochen sind? Wie können wir verleugnete und ungesunde Selbstanteile in einen kreativen Dialog bringen, der Heilung ermöglicht? Auch wenn manche meinen, daß es für eine Therapeutin oder eine Lehrerin riskant ist, die eigene Geschichte preiszugeben, möchte ich hier den Hintergrund, vor dem meine Arbeit entstanden ist, offenlegen. Ich tue dies in der Hoffnung, andere Menschen zu ermutigen, den Wert ihrer eigenen Geschichte zu erkennen und in der Kunst die Inspiration zu suchen, die uns hilft, mit unserem Leid zu leben und es zu transformieren. Genährt durch diesen Geist, möchte ich in einem kurzen autobiographischen Abriß Einblick in mein eigenes Leiden geben.

Früher sagte ich immer, ich fühlte mich wie in eine Zirkusfamilie hineingeboren. Es war, als hätte ich den Großteil meiner Kindheit in einem Zirkuszelt verbracht, in einer unwirklichen, traumhaften Umgebung von ganz eigener Schönheit. Später wurde mir klar, daß das Gefühl, in diese Art von Leben hineingeboren worden zu sein, genauso dazu beitrug, daß meine Arbeit zu meiner Berufung wurde, wie die seltsamen, farbenprächtigen Umstände meines Familienlebens als Kind. Denn während andere Kinder davon träumten, wegzulaufen und zum Zirkus zu gehen, träumte ich davon, wegzulaufen und mich »den normalen Leuten« anzuschließen.

Von frühester Kindheit an bekam ich Tanzunterricht und war umgeben von der avantgardistischen Kunstszene. Meine Eltern waren, jeder in seinem Bereich, Pioniere und Persönlichkeiten des öffentlichen Lebens. Ich vermute, daß die Motivation und die Begeisterung, die beide für ihre Arbeit hatten, sie einerseits zusammenschweißte und andererseits bei uns zu Hause eine hochexplosive Atmosphäre des Wettstreits und der Leistungsorientierung entstehen ließ.

Meine Familie war untypisch: Einerseits war sie beeinflußt von unbändig experimentellen, radikalen, innovativen intellektuellen und künstlerischen Bestrebungen, andererseits war sie gebunden an konventionelle jüdische Erwartungen und Glaubenshaltungen, Rollenklischees und familiäre Neurosen. Diese beiden gegensätzlichen Gesichter meiner Familie und der Spagat zwischen Privatleben und öffentlicher Rolle führten zu starken Spannungen und Irritationen, die unser interessantes Milieu negativ beeinflußten.

Als Kind schien ich ein natürliches Gespür für Schauspiel und künstlerische Betätigung zu haben. Im Alter von sechs Jahren begann ich, mit dem Tanzensemble meiner Mutter aufzutreten. Mein Vater baute ein Studio und ein sogenanntes Tanzdeck, damit meine Mutter mit meiner Schwester und mir zu Hause sein konnte, während sie arbeitete. Das Ergebnis war, daß meine Schwester und ich zu Hause waren im Arbeitsumfeld meiner Mutter.

Meine Schwester erzählte, daß sie die Taschen von Schülern und Kollegen meiner Mutter, die sie als unwillkommene Eindringlinge empfand, nach kleinen Leckereien und Schätzen durchstöberte. Ich war extrovertierter und schloß mich der Gruppe einfach an. In meinen Erinnerungen tanzte ich so ziemlich jeden Tag. Wenn man in eine »Zirkusfamilie« hineingeboren wird, gehen alle wie selbstverständlich davon aus, daß man selbst auch aufs Trapez möchte. Und ein Kind als Akrobat macht einen Trapezakt ja auch sehr viel aufregender.

In keiner Familie ist es leicht, das Gute vom Schlechten zu unterscheiden. Meine Familie ist da keine Ausnahme, trotz oder wegen ihrer vielen Facetten und ihrer Einbindung in die Welt der Kunst. Meine Mutter ist eine hingebungsvolle und außergewöhnliche Lehrerin und hat immer fest an die Kraft der Imagination geglaubt. Sie band uns auf jede denkbare Weise in ihr Leben als Tänzerin ein. Sie gründete ein Kindertanzensemble, das sie unterrichtete, solange wir im entsprechenden Alter waren, und nahm uns als Darstellerinnen auf eine Europatour mit.

Mein Vater war ein passionierter Landschaftsarchitekt und prägte uns mit seiner Liebe zur Natur und seinem außergewöhnlichen Intellekt. Jedes Jahr wanderten wir durch die bergige Wildnis der Sierra Nevada und zelteten an der herrlichen kalifornischen Küste. Wir reisten durch Europa und nahmen die Ansichten unseres Vaters zu Design, Ästhetik, Geschichte und Kultur in uns auf. Zwar waren meine Eltern so sehr an ihrer Arbeit interessiert, daß andere Aspekte in unserer Erziehung zu kurz kamen, doch ihre Interessen waren für uns zweifellos faszinierend und bereichernd.

Als wir Kinder älter waren, wurden täglich Proben und Workshops abgehalten, und es herrschte ein ständiges Kommen und Gehen von Schülern, befreundeten Künstlern und Mitarbeitern meiner Mutter. Happenings, Rituale, Nacktheit, offen gelebte Sinnlichkeit und kathartische Gefühlsausbrüche waren für uns ganz gewöhnlich; unser tägliches Leben war erfüllt vom avantgardistisch-experimentellen Geist der sechziger Jahre. In künstlerischer Hinsicht wurde so ziemlich jede alte Struktur auf den Prüfstand gestellt, von unten nach oben gekehrt und umgestaltet. Es gab jedoch eine große Diskrepanz zwischen dem, was im Studio oder Workshop erlaubt war und offen unterstützt wurde, und dem, was zu Hause stattfand und erwartet wurde. Als Kinder und Teenager war es uns fast unmöglich, diese Diskrepanz zu verstehen.

Mit der Zeit wurde mir das Leben unter Erwachsenen vertrauter als der Umgang mit anderen Kindern. Als ich das Teenageralter erreichte, war ich bereits mit dem San Francisco Dancers' Workshop auf Tournee gegangen. Meine ganze Kindheit hindurch arbeitete ich eng mit Erwachsenen zusammen, von denen die meisten recht gut dem Klischee vom verrückten Künstler entsprachen. Ich trat nackt auf der Bühne auf, als ich gerade in die Pubertät kam. Ich wurde im wörtlichen und übertragenen Sinn allen möglichen Erwachsenensituationen ausgesetzt, bevor ich die Chance hatte, ein stabiles Selbstgefühl zu entwickeln. Oft fand ich mich in sehr kompromittierenden Situationen wieder, die mich heillos überforderten. Wenn ich daran zurückdenke, finde ich es bemerkenswert, daß ich die Pubertät relativ unversehrt überstanden habe, so ungeschützt und regelrecht ausgeliefert, wie ich war. Aber es prägte sich ein Muster aus, das sich erst in meinem frühen Erwachsenenalter zeigte und dann destruktive Formen annahm.

Ich war verwirrt und zornig über die Widersprüche zwischen Privatleben und öffentlichem Leben, die in meiner Familie herrschten. Ich war daran gewöhnt, von Erwachsenen sexualisiert und zum Objekt gemacht zu werden, als sei ich eine Marionette. Ich lebte in einem Umfeld, in der es jederzeit zu heftigen Ausbrüchen kommen konnte. Grenzen waren keineswegs klar, ob nun zwischen den Bedürfnissen des Kinds und der Erwachsenen, zwischen Wirklichkeit und Phantasie oder zwischen Ausagieren und gesundem Verhalten. Mit dem Eintritt ins Erwachsenenalter machte sich allmählich eine tiefsitzende Unsicherheit bemerkbar, die ich jedoch vorerst hinter meiner Maske als Rebellin und Performerin verbergen konnte.

San Francisco war in den sechziger Jahren ein Nährboden für experimentelle und innovative Bestrebungen in Musik, Theater und Literatur. Als frühes Mitglied der Szene war ich bei Happenings der Beat Generation und Auftritten des Improvisationsensembles The Committee dabei. Ich stand zusammen mit dem San Francisco Dancers' Workshop für einen Dokumentarfilm über das Avantgardetheater in Amerika vor der Kamera. Ende der sechziger Jahren kam der italienische Filmregisseur Michelangelo Antonioni zu Recherchen und Vorbereitungen für einen Film über Amerika in die USA. Er suchte in der Kunstszene der Westküste nach Material und Darstellern und hatte die Dokumentation über den San Francisco Dancers' Workshop gesehen. Ich war unfähig, zwischen Kunst und Leben zu unterscheiden, und so war es bezeichnend, daß mich das Schicksal traf, von Antonioni »entdeckt« und für seinen Film *Zabriskie Point* als Darstellerin ausgewählt zu werden.

Der Begriff »entdeckt« sagt viel aus, impliziert er doch, daß man nicht existent ist, bis einen jemand findet und in Szene setzt. Das paßte genau zu meinem Bild vom Leben. Daß ich als Schauspielerin nach Hollywood ging, beschleunigte meinen sich anbahnenden inneren

Zusammenbruch. Hollywood mit seiner Mischung aus Widersprüchen und unzähligen Charakteren, die an die bunte Truppe bei uns zu Hause erinnerten, und ohne eine echte Verbindung zwischen Kunst und Leben ähnelte in gewisser Weise der Atmosphäre meines Elternhauses. Im Gegensatz zu meinem Zuhause gab es aber hier keine Liebe, die für den nötigen Ausgleich gesorgt hätte.

Als ich ins Erwachsenenalter kam, hatte ich schon zu viele Entwicklungsstufen übersprungen. Zwar hatte ich eine großartige Ausbildung als Tänzerin und Künstlerin erhalten, doch meine Persönlichkeit war in keiner Weise gefestigt. In der Welt, in die ich nun eintrat, waren starke Selbstgrenzen und eine starke Persönlichkeitsstruktur erforderlich – und beides fehlte mir. Ich hatte zwar wie eine Künstlerin gelebt und war in jungen Jahren viel gereist, war aber in bezug auf die Dinge des Lebens ziemlich unerfahren. Ich hatte ein Muster entwickelt, das darin bestand, die Rolle des jeweiligen Stücks oder der jeweiligen Geschichte anzunehmen und zu versuchen, denjenigen, den ich jeweils für den Regisseur hielt, zu beeindrucken. Dieses Muster bestimmte mein Leben, als ich in den Zwanzigern war.

Während meiner Jahre in Hollywood begegnete ich dem Mann, der mein erster Ehemann werden sollte. Er war Schauspieler und Regisseur und wie ich alternativer Künstler und Rebell. Unsere Beziehung spiegelte mein Elternhaus wider. Sie war geprägt von gemeinsamen künstlerischen und politischen Werten und vom explosiven Aufeinandertreffen zweier künstlerisch veranlagter, hochsensibler und instabiler Menschen. Mein erster Ehemann war damals Alkoholiker, drogenabhängig und neigte zu gewalttätigen Ausbrüchen. In meinem ganz persönlichen Theaterstück war er das Biest und ich die Schöne, war er Hades und ich Persephone. Meine Instabilität kam daher, daß ich zwischen meiner öffentlichen Rolle und meinem Privatleben gespalten war und dazu neigte, meine Rolle der extrem narzißtischen Künstlerin und die alles überragende Kunst wichtiger zu nehmen als mich selbst.

Als Reaktion auf das fortdauernde mentale, emotionale und physische Trauma geriet ich in einen Zustand, in dem ich von meinen Emotionen und meinem Körper abgespalten war. Wie viele traumatisierte Personen lebte ich in einem ständigen Zustand von Angst, Starre und Schock. Doch das, was mich zur Selbstzerstörung trieb, ließ mit der Geburt meines ersten Kindes von mir ab. Ich verließ meinen Mann.

Meine Persönlichkeitssuche begann aus absoluter Notwendigkeit und als Antwort auf meine Krise.

Ich mußte noch einmal ganz von vorn anfangen. Ich machte meine Herkunft dafür verantwortlich und sagte mir, daß die Kunst zu gefährlich für mich sei und das Künstlerdasein mich in Schwierigkeiten gebracht habe. In gewisser Weise stimmte das auch. Und so schlug ich einen anderen Weg ein. Ich stürzte mich mit wilder Entschlossenheit in eine Therapie. In den sechziger Jahren hatte der San Francisco Dancers' Workshop mit Fritz Perls, dem Begründer der Gestalttherapie, zusammengearbeitet. Als Teenager war ich mit seiner Arbeit in Kontakt gekommen und eine Zeitlang seine Klientin gewesen. Zu diesen Wurzeln kehrte ich nun zurück.

1973 begann ich eine individuelle Therapie, in der ich den gestalttherapeutischen Ansatz und einen somatischen, körperzentrierten Ansatz miteinander kombinierte. Paradoxerweise schützten mich die vielen Jahre des Tanztrainings in keiner Weise vor der Zerrissenheit und Körperfremde, die ich nun durchlebte. Es schien mir besonders wichtig, eine intensive Therapieform zu wählen, die mir helfen würde, das Empfinden für meinen physischen Körper wiederzugewinnen und Körper, Geist und Emotionen wieder miteinander zu verbinden. Die Gestalttherapie, die auf nonverbalen Formen des Ausdrucks und auf Rollenspiel beruht, fühlte sich vertraut an und stellte einen wichtigen Schritt in meiner Entwicklung dar, mir psychischer Prozesse gewahr zu werden, größere Bewußtheit zu erlangen und Dinge durchzuarbeiten. Die Beziehung zu meinem Therapeuten war meine erste Beziehung, in der eine erwachsene Person meine Erfahrung und meine Selbstsuche in den Mittelpunkt stellte. Dies sollte der Schlüssel für meine Heilung werden.

Aus meiner Hingabe an diesen neuen Weg – den ersten in meinem Leben, den ich bewußt für mein Wohlbefinden eingeschlagen hatte – entstand der Traum, eine bessere Verbindung zwischen Kunst und Psychologie zu finden. 1975 begann ich ein Psychologiestudium. In den ersten Jahren meiner beruflichen Tätigkeit spiegelte sich meine Reaktion auf meine verletzenden Erfahrungen in meiner Arbeit wider. Im Lauf der Jahre erweiterte sich mein Spektrum, denn ich schöpfte Weisheit aus meiner Geschichte und aus der Geschichte meiner Schüler und Klienten. Diese Weisheit konnte ich in meine Arbeit einfließen lassen. Heute spiegelt meine Arbeit die vielen Möglichkeiten wider, über unsere Geschichte hinauszuwachsen und Neuland zu betreten.

Diese Arbeit wurde zu meinem Erbe, meiner Nemesis, meiner Berufung. In der jahrzehntelangen Beschäftigung mit meinen Verstrikkungen habe ich in dem unendlichen Raum, der sich hier eröffnete, die Arbeit und das Lernfeld meines Lebens gefunden.

Von meiner Geschichte zu meiner Arbeit

Vor einigen Jahren stellte mir die buddhistische Nonne Ayya Khema in einem Interview zwei herausfordernde Fragen: Was hat dich an diesen Punkt gebracht? Was lernst du gerade? Ich habe den Eindruck, daß ich mich in den letzten 25 Jahren immer auf die eine oder andere Weise mit diesen Fragen auseinandergesetzt habe. In meinen Zwanzigern, als ich an mir selbst zu arbeiten begann, wollte ich verstehen, was mich so sehr verletzt hatte und wie ich mich ändern könnte. Diese Fragen begleiteten mich überall, in der Therapie, im Tanzstudio, beim Tanzen, beim Malen und beim Schreiben von Gedichten. Damals dachte ich, ich würde mich ein oder zwei Jahre damit beschäftigen, mein Problem in den Griff bekommen und dann endlich ein »gutes« Leben führen können.

Mit der Zeit mußte ich feststellen, daß ich mich auf einer lebenslangen Suche befand, und das erfüllte mich zeitweise mit Furcht und Schrekken. Eines der Signale, die mich zu meinen ursprünglichen Erfahrungen als Künstlerin zurückführten, war die Entdeckung, daß die Kunst mir in dem langsamen und oft schmerzvollen Prozeß aus Konfrontation, Veränderung und Wachstum Halt und Inspiration schenkte.

Die Expressive Arts Therapy, wie ich sie unterrichte, ist aus den Entdeckungen entstanden, die ich als Künstlerin in meinem eigenen therapeutischen Prozeß gemacht habe. Bewegung und Kunst sind Mittel, die Menschen helfen können, langsam und behutsam wieder Kontakt zu ihrem Körper und ihren Gefühlen aufzunehmen. Bewegung ist die Medizin, die uns hilft, eine intensive Begegnung mit unserer Geschichte und unserem Leiden auszuhalten. Durch Akte des kreativen Ausdrucks verwandeln wir Leiden in eine verkörperte Lern- und-Veränderungs-Erfahrung. Indem wir etwas in der Bewegung darstellen, finden wir eine Sprache für den Umgang mit Konflikten. Die Symbole unserer Kunst sprechen ebenso *für* uns, wie sie *zu* uns sprechen. Das Schreiben von Gedichten hilft uns, den Sinn hinter den Dingen zu erfassen, und gibt allen Bedürfnissen, die mitgeteilt werden möchten, eine kraftvolle Stimme. Das Tanzstudio bietet uns einen sicheren Hafen, in dem die Kunst unser Verbündeter und unser Fürsprecher ist.

Wie meine Lebensgeschichte auf eindrucksvolle Weise gezeigt hat, können alles empirische Wissen, alle künstlerische Erfahrung und alle Ausbildung nicht verhindern, daß die Integration der künstlerischen Erfahrung ins tägliche Leben oft eine entmutigende Herausforderung ist. Letztendlich kann das, was im Tanzstudio und in unserem Leben geschieht, nur in dem Maße therapeutisch und transformierend wirken, in dem es uns gelingt, eine Brücke zwischen Leben und Kunst zu schlagen und aufrechtzuerhalten. Meine eigenen Kämpfe damit hatten mich in dieser Hinsicht aufmerksam und sensibel werden lassen, so daß ich mir in meiner Eigenschaft als Lehrerin und Therapeutin Gedanken dazu machte, welche Fähigkeiten man für diesen Prozeß braucht.

Ich verfolgte die Schritte zurück, die ich gegangen bin, und überlegte, was für mich funktioniert hatte und was nicht. Ich begann, meine Arbeit an fünf Zielsetzungen auszurichten:

1. Menschen zu helfen, Sensibilität für ihren Körper und ihre Imagination zu entwickeln und die Bandbreite ihres Bewegungsausdrucks zu erweitern.
2. Menschen an die metaphorischen Verbindungen zwischen physischer Erfahrung, Emotion, Imagination und Lebensthemen heranzuführen.
3. Physische, emotionale und mentale Erfahrungen im Kontext der Lebensumstände durchzuarbeiten und zu integrieren.
4. Eine Brücke zwischen künstlerischem Ausdruck und psychologischer Entwicklung zu schlagen.
5. Die Lernerfahrung im Tanzstudio oder in der Therapiesitzung ins tägliche Leben zu integrieren.

In meinem Leben hatte ich einen tiefgehenden Verlust der Selbstwahrnehmung erlitten und eine Zerrissenheit erlebt, die es mir unmöglich machte, angemessen auf meine Lebensumstände zu reagieren. Deshalb war es mir wichtig, nicht vorauszusetzen, daß alle Menschen bewußt wahrnehmen können, was in ihrem Körper, in ihren Emotionen und in ihren Gedanken vor sich geht. Vor allem ging es mir darum, die drei Bereiche von Erfahrung und Ausdruck – den physischen, den emotionalen und den mentalen Bereich – bewußt voneinander zu trennen, um alles Vorhandene oder Fehlende erkennen und gründlich erforschen zu können. Ich leitete daraus ein Modell ab, das ich als die drei Awareness-Response-Ebenen bezeichnete. Mit diesem Modell wollte ich eine bewußtere Wahrnehmung jeder Ebene möglich machen, um die Beziehungen und kreativen Dialoge zwischen der physischen, emotionalen und mentalen Erfahrungsebene zu erschließen und zu stärken. Das Modell der drei Awareness-Response-Ebenen beschreibe ich ausführlich in Kapitel 9.

Dieser Ansatz der Expressive Arts Therapy beinhaltet die Arbeit mit dem Schatten, die Konfrontation mit uns selbst und mit den Mustern und Verhaltensweisen, die uns in bestimmte Lebenssituationen bringen. Wir setzen Bewegung, Malen und Poesie als Katalysatoren für diese Konfrontationen ein. Kunst – das habe ich selbst erlebt – schafft einen Raum, in dem wir uns von Konflikten distanzieren können. Diese absichtsvolle Distanzierung bedeutet nicht, daß wir uns von den Themen abschneiden, an denen wir arbeiten müssen, sondern ermöglicht es uns vielmehr, bewußt in Dialog damit zu treten.

Doch es reicht nicht aus, uns künstlerisch mit unseren Themen auseinanderzusetzen. Wir müssen uns vergegenwärtigen, was in uns und um uns herum geschieht. So kultivieren wir die Fähigkeit, uns selbst zu beobachten und neue Entscheidungen zu treffen.

Eine tragfähige Veränderung braucht Zeit und erfordert mehr als Kunst an sich oder den schöpferischen Prozeß allein. Wir erreichen eine echte und tragfähige Veränderung, indem wir mit den erkannten Themen therapeutisch arbeiten. Durch beständige Praxis und Reflexion können wir neue Eindrücke festigen und außerhalb des Tanzstudios anwenden. In Kapitel 9 erläutere ich den Verlauf der Therapie in fünf Schritten oder Phasen: Identifikation, Konfrontation, Loslassen, Veränderung und Wachstum. In meiner persönlichen Arbeit mit den einzelnen Körperteilen stieß ich auf Themen, die mit den Schwierigkeiten zusammenhingen, die ich im Leben hatte. Aus dieser

Untersuchung heraus entstand eine Art Körpermythologie. Als ich zu unterrichten begann, stellte ich fest, daß die Themen, die ich für mich selbst erkannt hatte, auch anderen als Metaphern dienten und ihnen halfen, Zugang zu den persönlichen Themen zu erlangen, die sie am genauesten erforschen wollten oder mußten. Bei der Arbeit mit immer nur einem Körperteil und an den Beziehungen zwischen den Körperteilen kommt es zu Begegnungen mit unterschiedlichen Aspekten unserer Erfahrungen. Es ist, als hätte jeder Körperteil einen bestimmten Teil einer Geschichte zu erzählen und als würden die Körperteile zusammen Duette, Chorgesänge oder ganze Symphonien zu Gehör bringen. So enthüllen wir nach und nach ein Gesamtbild unseres Lebens. Unsere Körperteile und unsere Tänze dienen als Archetypen für unsere Lebensgeschichte, als Vorlagen für unseren persönlichen Mythos. Dieses Modell erläutere ich in Kapitel 10.

Angesichts der Schwierigkeiten, die ich im Hin und Her zwischen der Welt der Kunst und der Welt meiner privaten Beziehungen empfand, war es für mich entscheidend, einen Weg zu finden, wie die Expressive Arts Therapy in eine sorgfältige Betrachtung verletzter Anteile oder verletzender Erfahrungen integriert werden könnte. Zu diesem Aspekt gehört eine Untersuchung des Anteils in uns selbst, der verletzt ist, und damit des Orts, an dem uns das Leiden besonders fest umklammert hält. In Kapitel 11 stelle ich ein Modell vor, wie wir mit dem Schatten künstlerisch arbeiten können, indem wir bewußte Dialoge zwischen den Anteilen entwickeln, die Leid, Selbstwahrnehmung, Kreativität und psychologische Erkenntnis repräsentieren.

Daß ich so früh in die Welt der Kunst eingetaucht bin, hat mich in gewissem Sinn destabilisiert. In meiner therapeutischen Arbeit habe ich deshalb eine große Sensibilität für diese Gefahr entwickelt. Künstlerische Arbeit ist provokativ und experimentell und kann Unvorhersehbares hervorrufen. Daher ist es entscheidend, daß alles, was auf der physischen, emotionalen und mentalen Ebene hervorgerufen wird, stabilisiert und integriert wird. Der Fokus auf Stabilisierung und Integration ist zentraler Bestandteil meiner Arbeitsethik.

Ich habe meine eigene Geschichte bei der Entwicklung meiner Arbeit mit der Expressive Arts Therapy als Ressource eingesetzt. Meine Geschichte wirkt sich auf das aus, was ich als Lehrerin und Therapeutin in die praktische Arbeit einbringe. Wenn wir zusammen arbeiten, nutzen meine Klienten und Schüler ihre Lebensgeschichte als Thema, mit dem wir uns künstlerisch auseinandersetzen. Zusammen erforschen wir Person und Persönlichkeit, indem wir auf die Botschaften des Körpers und der Imagination hören.

Die Sprache des Selbst und der Seele spricht zu uns in den Motiven unserer Bilder, Tänze und Gedichte. Wenn wir herausfinden, wie wir auf diese Botschaften hören und uns von ihnen verändern lassen können, und es wagen, uns mit unserem persönlichen und dem kollektiven Schatten auseinanderzusetzen, können wir die alten Geschichten hinter uns lassen und Raum für neue Geschichten schaffen. Ich habe meinen Schatten zuerst verleugnet und mich ihm dann gestellt. Dieser Prozeß hat mir gezeigt, daß Kunst, die aus echten und zwingenden Umständen unseres Lebens entsteht und mit ihnen verbunden bleibt, Licht ins Dunkel bringen kann. Wenn dies geschieht, läßt sich sagen, daß unsere Kunst Heilkraft hat. In der Zusammenführung von Kunst und Therapie können wir versuchen, unsere innere Zerrissenheit zu heilen. Und vielleicht werden dadurch wir selbst und das Leben, das wir gestalten, zu unserem größten Kunstwerk.

KAPITEL 3
Historischer Kontext

> Im Wasser ist der Fisch durstig.«
> Ich muß lachen, wenn ich's hör'!
> Im eigenen Heim bleibt die Suche unerkannt,
> Betrübt wanderst du auf der Suche von Wald zu Wald.
> Ohne Selbsterkenntnis ist diese Welt Verblendung,
> Wozu nach Mathura oder Kashi pilgern?
> *Kabir*[1]

Nach dem Einblick in meine eigene Geschichte, aus der meine Arbeit mit der Expressive Arts Therapy entstanden ist, möchte ich nun über das Persönliche hinausgehen und den philosophischen und theoretischen Hintergrund darstellen. Daß die Körpererfahrung als Wissensquelle verlorenging, läßt sich im größeren historischen Kontext genauso wie in unseren individuellen Schwierigkeiten erkennen.

Im Anschluß daran spreche ich grundlegende Ideen einiger wegweisender Denker, Denkschulen und Ansätze an, die anfänglich mein Herangehen an die Expressive Arts Therapy beeinflußt haben – ohne dabei den Anspruch auf eine gründliche Untersuchung zu erheben. Meine Absicht besteht vor allem darin, all jenen, die mit diesen Konzepten nicht vertraut sind, einen allgemeinen Überblick über die kulturelle Entwicklung zu geben, die mein Denken geprägt hat.

Jede Denkbewegung positioniert sich im Verhältnis zu wesentlichen philosophischen Fragen. Drei dieser Fragen sollten Sie beim Lesen im Hinterkopf behalten. Sie werden sie in den Fragestellungen und Antworten wiedererkennen, die sich durch die verschiedenen Ansätze und Denkschulen in diesem Überblick ziehen. Wie können wir Spannungen und Konflikte zwischen widerstreitenden Kräften im Individuum und in der Gesellschaft verstehen und untersuchen? Wie können diese Kräfte auf kreative und produktive Weise miteinander versöhnt werden? Welche Rolle spielen Körper, Emotionen und Phantasie dabei? Diese Fragen werden Ihnen später wiederbegegnen, wenn ich die praktische Anwendung der Expressive Arts Therapy darstelle.

Der Überblick folgt der Bewegung, die vom Körper und von der Kunst als Ort der Erfahrung wegführt, die ganzheitliche Perspektive zugunsten einer mechanistischen Sicht aufgibt und dann zu einer Betrachtung der menschlichen Ausdrucksfähigkeit und ihrer Verbindung zur Kreativität zurückkehrt. Er zeigt die Entwicklung und die Neubewertung auf, durch die Kunst und Psychotherapie wieder zusammengeführt werden.

Historische Wurzeln

Menschen haben immer danach gestrebt, sich in Beziehung zu ihrer natürlichen und sozialen Umgebung und in Beziehung zu sich selbst zu verstehen und auszudrücken. In diesem Bestreben zeigt sich das Bedürfnis, menschliches Leid zu lindern, die grundlegenden Fragen unserer Existenz zu beantworten sowie Harmonie und Ganzheit wiederherzustellen. In früheren Zeiten fand diese Suche ihren Ausdruck in den Künsten, in Heilverfahren und in Ritualen. Seit Tausenden von Jahren stehen Therapie, Heilung, Kunst und das Heilige miteinander in Verbindung.

Traditionell waren die Schamanen eines Stamms für die psychischen Bedürfnisse ihrer Gemeinschaft verantwortlich. Joost Meerloo hat festgestellt, daß sich aus dem Spiel mit rhythmischen Gesangs- und Bewegungselementen ein religiöses Ritual entwickelte, das die Menschheit von der Angst vor Getrenntheit und Tod befreien sollte, und daß der Tanz des Medizinmanns, Priesters oder Schamanen zu den ältesten Formen von Medizin und Psychotherapie gehört, in denen das gemeinsame Hochgefühl und der gemeinsame Abbau von Spannungen physisches und geistiges Leid der Menschen in einen neuen Weg zur Gesundheit verwandeln konnte[2].

In früheren Zeiten waren Heilung und künstlerischer Ausdruck fester Bestandteil des Alltagslebens. Jahrhundertelang waren in allen Kulturen Rituale eine Kunstform, die dazu genutzt wurde, spirituelle Kräfte zu wecken, sich lebensbedrohlichen Herausforderungen zu stellen, die Kraft des Lebens zu feiern sowie Weisheit, Wissen und kulturelles Brauchtum an die Nachkommen weiterzugeben.

Die Bedürfnisse der einzelnen waren in die kollektive Erfahrung eingebunden und fanden Ausdruck in der Malerei, im Erzählen von Geschichten und Träumen und im Tanz. Kunst war für das Funktionieren der einzelnen und der Gruppe unentbehrlich und diente als Sprache, mit der alle Lebensaspekte ausgedrückt und gewürdigt wurden. Kunst spielte eine wesentliche Rolle bei der Einbindung des einzelnen, der Familie und der Gruppe in das große Ganze – von Zeremonien, die den Übergang in Leben, Tod, Eheleben und Krieg begleiteten, bis hin zur Behandlung von Krankheiten und zur Interaktion mit den Kräften der Natur. Kunst diente außerdem dem Gebet und dem Kontakt mit dem Göttlichen.

In der arabischen Kultur setzten die großen Sufi-Meister Geschichten, Poesie und Tanz als Mittel für Unterweisung und spirituelle Praxis ein. Die japanische Kultur ist reich an Beispielen, wie Kunst in allen Bereichen des Lebens eine Rolle spielen kann, etwa in der Medizin, im Theater, bei der Gartenarbeit, in Architektur, Sexualität, Spiritualität und Kriegführung. Griechische Philosophen wie Platon formulierten die Ausübung der Künste im Rahmen der philosophischen Suche nach Wahrheit und Sinn. Platon verbannte in *Politeia* die Dichter aus der Stadt, weil sie ihrer Kunst nur eine dekorative Funktion zugestehen wollten und sie nicht an den echten, tiefen Fragestellungen der menschlichen Existenz ausrichteten. Angesichts seines nahenden Todes kehrte Sokrates zur Dichtkunst zuruck, um letzte Betrachtungen anzustellen und letzte Unterweisungen zu geben.

Beeinflußt von der kartesianischen Trennung zwischen Körper und Geist, zwischen Menschheit und Natur und zwischen objektiver und subjektiver Realität, unterwarf sich die westliche Zivilisation jahrhundertelang einem dualistischen Denken. Auch wenn Philosophen und Mystiker weiterhin Pfade der Weisheit einschlugen, die das Bewußtsein und den Geist schulten, verengte sich das allgemeine Verständnis vom Menschsein. Es wurde weitgehend Klerikern, Wissenschaftlern und Ärzten überlassen, die eine mechanistische Sicht der menschlichen Existenz pflegten. Die herrschenden Wertesysteme spiegelten die Entfremdung zwischen Körper, Emotionen und Geist wider. Alles, was mit den Sinnen, mit Heilung und mit Volkskunst zusammenhing, wurde als Aberglaube, Ketzerei oder Machwerk ungebildeter, primitiver Menschen betrachtet. Die Kunst fiel unter die Kontrolle der Reichen und Mächtigen, die sie für die Darstellung der herrschenden Machtstrukturen und zur oberflächlichen Unterhaltung, als Ventil für Sinnlichkeit und als Ausgleich für den Mangel an Erfüllung und freiem Ausdruck nutzten. Die Glaubenssysteme von Wissenschaft, Medizin, Kunst und Religion unterteilten menschliche Bedürfnisse und menschliches Wissen in gesonderte Bereiche und entzogen dem Körper seine Berechtigung als Ort der Erfahrung.

Das Menschheitsgeschichte ist gekennzeichnet von der fortschreitenden Trennung zwischen Körper, Geist und Seele und von den Versuchen, diese Spaltungen zu erkennen und zu heilen. Opfer dieser Spaltung waren unter anderem die Kunst und der Platz, den sie in unserem Leben einnimmt. Anders als unsere Vorfahren beschränkten wir uns in der Neuzeit darauf, künstlerischen Ausdruck als Verantwortung und Privileg einiger Auserwählter zu betrachten. In dem Maße, in dem der Körper durch das dualistische Denken entrechtet wurde, wurde Kunst immer mehr als Spezialgebiet professioneller Künstler betrachtet. Wir übertrugen diesen die Aufgabe, unseren kollektiven Schatten aufzuzeigen, unsere sozialen Mißstände und unsere Bedürfnisse durch Kunst zu erforschen und ihnen Bedeutung zu verleihen. Eine der Aufgaben von Künstlern bestand darin, die Gesellschaft mit beunruhigenden Dilemmas zu konfrontieren und die Aufmerksamkeit auf nicht ausgedrückte kollektive Bedürfnisse zu lenken. Die heilende Kraft der Kunst ging jedoch in großem Ausmaß verloren. Kunst ist heute zum Großteil zu einer vermarktbaren Ware unter vielen geworden. Sie richtet sich nach den Kriterien der Unterhaltungsbranche, unterliegt Modeerscheinungen und dient der Manipulation, anstatt das Bewußtsein zu steigern und soziale Mißstände zu beheben.

Einerseits sehen wir unseren Materialismus in den Kunstwerken und Künstlern unserer Zeit gespiegelt. Andererseits fordert Kunst uns dazu auf, mit der Welt zu ringen, und kann unsere höchsten Bestrebungen wachrufen. Beides ermöglicht uns einen Blick auf unsere Widersprüche und auf die Welt, die wir erschaffen.

Die fehlenden Möglichkeiten für die kreative Arbeit mit Konflikten, Störungen und Krankheiten ist ein stetig zunehmendes Problem, dem wir uns im Kontext der postmodernen Zeit stellen müssen. In der Kunst können wir zum Beispiel das wichtige psychologische und soziale Bedürfnis befriedigen, Aggression symbolisch auszudrücken, statt sie tatsächlich auszuleben. Der Prozeß des künstlerischen Tuns und des symbolischen Ausdrucks lenkt destruktive Energien und Impulse um und hilft uns, Konflikte kreativ anzugehen und zu bewältigen sowie unsere Wahrnehmung des Problems zu verändern. Dieser Prozeß der »Dezentrierung« bringt uns weg von gewohnten Positionen und Erfahrungen, indem er unsere Wahrnehmung verändert und uns neue Möglichkeiten eröffnet. Kunst als Objekt und als kreativer Prozeß nimmt die Energie und den zugrundeliegenden Konflikt auf, so daß wir ihn auf konstruktive, erkenntnisreiche und lebensbejahende Weise bewußt ansehen, mit ihm in Dialog treten und ihn transformieren können. Vor diesem Hintergrund sollte Kunst wieder in unser privates und gesellschaftliches Leben integriert werden.

Im frühen 20. Jahrhundert begannen Vordenker unterschiedlicher Richtungen, die ganzheitliche Perspektive unserer Vorfahren aufzugreifen und neu zu definieren. Damit eröffneten sie uns wieder einen Zugang zur kreativen Bestimmung und zur heilsamen, bildenden und bewußtseinssteigernden Kraft der Kunst.

Die Suche nach verkörpertem Leben und ganzheitlichem Denken in einer hochtechnisierten Welt fordert von uns, die alten Weisheiten mit dem Wissen, den Fähigkeiten und den Herausforderungen der heutigen Zeit zusammenzubringen. Die gegenseitige Beeinflussung zwischen den an dieser Suche beteiligten Feldern hat Erkenntnisse zutage gefördert, die die jahrhundertealte Spaltung zwischen den Prinzipien der Psychologie, der Kunst, der Medizin, der Pädagogik, der Politik und der Spiritualität in Frage stellen und zu neuen, interdisziplinären Ansätzen führen. Die Verbindung zwischen Kunst und Heilung, eines der neuen Paradigmen, hat ihre theoretischen Wurzeln in wichtigen Teilgebieten und Strömungen der Psychologie.

KAPITEL 4
Psychologie

> Die gesündeste Form von Projektion ist Kunst.
> *Fritz Perls*[1]

Die Psychologie als Wissenschaft vereint viele Teilgebiete, Strömungen und praktische Ansätze; in meinem allgemeinen Überblick will ich mich auf solche Schulen beschränken, die meinen Ansatz der Expressive Arts Therapy unmittelbar beeinflußt haben.

Psychoanalyse und Neopsychoanalyse

Sigmund Freud (1856–1939) legte in seiner bahnbrechenden Arbeit die Grundlagen für die Psychoanalyse, die im frühen und mittleren 20. Jahrhundert einige radikale Kehrtwenden erfuhr. Nach dem Studium der Biologie, Physik und Chemie gelangte Freud über die Neurologie zur Psychologie. Seine Arbeit verweist zum Teil auf diese naturwissenschaftliche Grundlage, etwa in der Betrachtung von Persönlichkeitsstörungen in Zusammenhang mit neurologischen Problemen oder in seinem auf der Physiologie des Reflexbogens basierenden Modell des menschlichen Geistes. Wichtig für die Expressive Arts Therapy sind vor allem diejenigen Ansätze Freuds, die über das rein medizinische Modell hinausgehen, nämlich die Definition des Unbewußten sowie die Methoden der freien Assoziation und der Traumdeutung zum Bearbeiten unbewußter Themen. Sie stellen eine wichtige Erweiterung der zu linearen, auf Ursache und Wirkung beruhenden Diagnose und Behandlung psychischer Störungen dar.

Freud definierte die Anteile des Selbst oder der Persönlichkeitsstruktur in seinem bekannten Modell aus Es, Ich und Über-Ich. Nach Freud ist das Es ein fester Bestandteil der menschlichen Konstitution, das in der Struktur der Instinkte und Triebe begründet ist. Das Ich beschreibt er als die Instanz, die die willkürliche Bewegung steuert und die Aufgabe der Selbsterhaltung nach unserer Wahrnehmung der Realität übernimmt. Das Über-Ich versteht er als oberste, von externen Autoritätsfiguren geprägte Kontrollinstanz. Für Freud führen in der Erinnerung gespeicherte Erfahrungen zu Mustern von Anpassung, Modifizierung und Kontrolle, die dem Individuum den Kontakt mit der Welt ermöglichen.

Von besonderem Interesse für uns ist ein Gedanke von Paul Antze, der die Auffassung vertritt, daß Freud Erinnerungen als einflußreiche Szenen, die sich im Bereich der frühen Kindheit abspielten, gesehen habe[2]. Antze zeigt zudem auf, daß Freud in seinem späteren Werk Erinnerungen weniger traumabezogen, sondern eher in bezug auf ihre Auswirkungen auf das Erwachsenenleben gesehen hat. Freuds Metapher vom analytischen Prozeß als »archäologische Ausgrabung« ist für alle Ansätze weiterhin relevant, die die kreative Auseinandersetzung mit Erinnerungen zur Aufarbeitung von Störungen des täglichen Lebens nutzen.

Alfred Adler (1870–1937) würdigte Freuds Entwicklung einer dynamischen Psychologie. Auch wenn er Freuds Theorie der Traumdeutung würdigte, unterscheidet sich Adlers Ansatz in entscheidenden Punkten von demjenigen Freuds. Während Freud die Rolle der psychosexuellen Entwicklung betont, konzentriert sich Adler auf die Auswirkungen von Kindheitserfahrungen, die der subjektiven Wahrnehmung des Kinds hinsichtlich seiner Familienkonstellation und seines Kampfs um Anerkennung und Zugehörigkeit entspringen. Adler führte eine ganzheitliche Sicht der Person als eines kreativen, verantwortlichen und im Werden begriffenen Individuums ein, das in der Lage ist, Selbstverwirklichung anzustreben.

Adlers Ansatz geht davon aus, daß die Unfähigkeit, sich in dieser Hinsicht weiterzuentwickeln, zu einem Gefühl der Niederlage führt. Aufgabe des therapeutischen Prozesses ist es demnach, Kreativität und Entscheidungsfähigkeit zu fördern. Bei Adler sind das Unbewußte und das Bewußte keine Gegensätze, sondern Hilfsmittel für das Individuum, einen neuen Lebensstil zu entwickeln und sich Lebensaufgaben zu stellen, die Veränderung und Wachstum ermöglichen. Dementsprechend besteht bei Adler die Frage nicht darin, auf welche Weise der Körper den Geist beeinflußt oder umgekehrt, sondern darin, wie das Individuum Körper und Geist zum Verfolgen seiner Lebensziele einsetzt.

Adler definierte Konflikt als eine Art von Bewegung. Ein Konflikt ist demnach ein Dilemma, bei dem eine Person einen Schritt vor- und einen Schritt zurückgeht und an einen toten Punkt gelangt, an dem es weder vor- noch zurückgeht. Wird dem Individuum geholfen, seine Reaktionen auf dieses Dilemma zu sehen, zu verstehen und damit umzugehen, wird seine Fähigkeit zur Selbstverwirklichung aktiviert. Adler glaubte an die Bedeutung des Individuums für die Gemeinschaft; das Ringen des Individuums um Selbstverwirklichung muß nach Adler daher im Kontext seiner kulturellen Umgebung gesehen werden. Für Adler war die Fähigkeit des Individuums, an der Gemeinschaft teilzuhaben und etwas zur Gemeinschaft beizutragen, für das Individuum in psychologischer und spiritueller Hinsicht von größter Bedeutung. Nietzsches Konzept vom Willen zur Macht sah Adler als das normale Streben des Menschen nach Kompetenz.

Wie Adler distanzierte sich Carl Gustav Jung (1875–1961) von Freud und entwickelte ein anderes Modell des Unbewußten, in dem Selbstanteile entweder harmonisch zusammenwirken oder in Konflikt miteinander stehen. Der Schatten umfaßt nach der Psychologie Jungs alle »dunklen« Aspekte des Selbst, die wir am wenigsten anerkennen möchten. Der Schatten ist uns nicht bewußt und drückt sich durch Projektion aus. Die Anima, nach Jung die unbewußten Anteile des weiblichen Archetyps im Mann, und der Animus, die unbewußten Anteile des männlichen Archetyps in der Frau, offenbaren sich in Projektionen und werfen dabei ein Licht auf das Unbewußte.

Für Jung hat das Unbewußte sowohl destruktives als auch kreatives Potential: Das Spiel zwischen diesen beiden Potentialen kann sowohl eine Quelle von Störungen sein als auch ein Mittel, größere Bewußtheit und Transzendenz zu erlangen, wenn wir in der Lage sind, die Projektion zu erkennen. Bei Jung sind daher das Bewußte und das Unbewußte gleichwertig. Wird das eine vom anderen unterdrückt oder geschädigt, können wir keine Ganzheit erreichen. Jungs Konzept der transzendenten Funktion zeigt auf, daß es notwendig ist, Gegensätze zu vereinen.

Die Archetypen, die Jung in der Tradition von Platons Ideenwelt sah, betrachtete er als unbewußte kollektive Energien und Bilder. Durch Mythen und Mythenbildung sowie durch Träume (auf der persönlichen Ebene) gelangt das kollektive Unbewußte (die universellen Themen) ins Bewußtsein und wird zu einer Quelle der Erkenntnis. Jungs Theorien trugen dazu bei, das Studium des menschlichen

Bewußtseins und der menschlichen Persönlichkeit aus dem Zwiespalt des Entweder-Oder zu befreien, da sie die Integration niederer und höherer Aspekte der menschlichen Natur und Persönlichkeit proklamierten.

Jung war der Ansicht, daß das Individuum seelische Vorgänge eher durch Archetypen, Mythen, Symbole und Träume als durch die Erforschung unterdrückter Erinnerungen bearbeiten kann. Während Freud der Ansicht war, daß Träume der Schlupfwinkel des Unbewußten und der niederen Impulse sind, sah Jung den positiven Wert der Träume in ihrer Funktion, auf metaphorische Weise die Kämpfe des Lebens durchzuspielen. Für Jung sind Symbole und Träume nicht bloß Ausdruck der unterdrückten oder verborgenen Aspekte des Selbst, sondern auch Wegweiser zu neuen Erkenntnissen und Lebenszielen.

Jung stellte die praktische Anwendung der Psychologie in einen neuen Kontext: Sie sollte nicht nur schwer gestörten und dysfunktionalen Menschen, sondern auch Menschen mit ernsthaftem Interesse an der Selbsterforschung zur Verfügung stehen. Sein Verfahren der aktiven Imagination diente dazu, eine Brücke zwischen bewußten und unbewußten Themen zu schlagen. Seine Arbeit mit aktiver Imagination durch die Erforschung von Träumen, Symbolen, Archetypen und Mythen war ein früher Beitrag zur Entwicklung einer Kombination von Psychologie und Kunst. In seinen frühen Schriften beschreibt Jung die Anwendung verschiedener künstlerischer Ausdrucksmittel, wie Körperbewegung, Malen und Schreiben, als Möglichkeiten zum Arbeiten mit Bildern und Symbolen. Er schlug zum Beispiel vor, die Abbildung eines Mandalas in Tanz umzusetzen, und war der Ansicht, daß die symbolische Darstellung mit körperlichen Mitteln effizienter ist als allein die aktive Imagination.

Karen Horney (1885–1952) war sehr von Freud und Adler beeinflußt. Als Mitglied der »loyalen Opposition« innerhalb der psychoanalytischen Gemeinschaft gelangte Horney zu einer neuen Sichtweise der weiblichen Psyche. Sie war der Ansicht, daß die menschliche Fähigkeit zu lebenslanger Veränderung Grundlage therapeutischer Bestrebungen sein muß, und erforschte Persönlichkeitskonzepte anhand der Struktur des falschen oder idealisierten Selbst, das von Erwartungen und Werten unserer soziokulturellen Umgebung bestimmt wird.

Horney entwickelte ein auf gegenläufigen Bestrebungen und Beziehungstendenzen basierendes Modell mit drei Grundhaltungen: die Bewegung zu anderen hin, die gegen andere gerichtete Bewegung und die Bewegung von anderen weg. Horneys Klassifizierung neurotischer Bedürfnisse ist faszinierend, zum einen aufgrund ihrer Tiefe und zum anderen, weil sie über eine Definition des »Anormalen« oder »Mangelhaften« hinausgeht und das Vorhandensein grundlegender innerer Triebkräfte postuliert, die in den meisten Menschen wirken.

Erich Fromm (1900–1980), wie Horney von Adler beeinflußt, arbeitete daran, dem Menschen gerechter zu werden, indem er die auf das Individuum einwirkenden sozialen und kulturellen Kräfte einbezog. Er bezeichnete seine Denkschule als humanistische Psychoanalyse. Fromm war der Ansicht, daß die größte verhaltensmotivierende Kraft nicht in der Libido, sondern in den Grundbedingungen der menschlichen Existenz zu finden ist. Fromm untersuchte die Spannung zwischen inneren Widersprüchen und Konflikten und dem Streben nach Harmonie.

Nach Fromm ist das wichtigste menschliche Bedürfnis das Bedürfnis nach Zugehörigkeit, das wiederum eng verbunden ist mit Kreativität und dem Überwinden von Passivität. Er sieht das Ringen des Individuums im Spannungsfeld zwischen Freiheit und Unterwerfung, und zwar nicht nur aus der Perspektive der persönlichen, sondern auch der soziopolitischen Geschichte. Seine humanistische Psychologie beschäftigt sich mit der Fähigkeit von Mensch und Gesellschaft, oft schmerzvolle Weiterentwicklungen zu akzeptieren und Rückentwicklungen zu widerstehen. Diese produktive Ausrichtung sah Fromm interessanterweise am besten in produktiver Arbeit, insbesondere in künstlerischer, verkörpert.

Existenz- und phänomenologische Psychologie

Viele psychologische Richtungen betrachten William James (1842–1910) als ihren Begründer. Er rückte die Vielfalt menschlicher Erfahrung als Grundlage für das Verständnis des Menschen in den Vordergrund und erkannte nicht nur die Sinneswahrnehmung, sondern auch emotionale, intuitive, imaginative und spirituelle Erfahrungen als gültig an. James beeinflußte die vom Philosophen Edmund

Husserl (1859–1938) begründete phänomenologische Bewegung und prägte einen wahrhaft ganzheitlichen und interdisziplinären Ansatz, in dem Ethik, Ästhetik, Mystik, Pädagogik und Bewußtheit für das Studium der Psyche gleichermaßen wichtig sind.

Otto Rank (1884–1939), ein Schüler Freuds, der dessen Arbeit fortsetzte, trug Wesentliches zur phänomenologisch-existentiellen psychologischen Richtung bei. Rank hatte sich intensiv mit Mythologie und Kunst beschäftigt und daraus einen neuen Ansatz entwickelt, der die lebensgeschichtlichen Erfahrungen berücksichtigte. Er betonte die Bedeutung, der Klientin im gegenwärtigen Moment zu begegnen und den gegenwärtigen Moment zu erleben. In dieser Hinsicht kann er als Vorreiter der Gestalttherapie und der expressiven Kunsttherapie betrachtet werden.

Ranks Grundthese ist, daß das menschliche Bewußtsein von zwei Urängsten getrieben ist, nämlich der Angst vor dem Leben und der Angst vor dem Tod. Diese Ängste hängen für ihn mit der Angst des Menschen vor Einsamkeit einerseits und Bindung andererseits zusammen. Sosehr wir von diesen gegensätzlichen Ängsten getrieben sind, sind wir nach Rank auch vom Wunsch nach Unabhängigkeit und Abenteuer sowie vom Wunsch nach Sicherheit und Ordnung getrieben. Die Therapie hilft, eine Art Balance zwischen diesen gegensätzlichen Ängsten und Wünschen zu erreichen und sich aus ihrem Klammergriff zu befreien.

Aus diesem existentialistischen Ansatz entwickelten sich drei Zweige. Die Existenzpsychologie, bei der das soziale, spirituelle und philosophische Wachstum im Vordergrund steht, wurde von Medard Boss (1903–1990) und Ludwig Binswanger (1881–1966) entwickelt. Die integrative Psychologie geht auf Rollo May (1909–1994) zurück. Die humanistische Psychologie wurde von Carl Rogers (1902–1987), der ab 1928 bis in die siebziger Jahre hinein tätig war, Abraham Maslow (1908–1970) und Fritz Perls (1893–1970) entwickelt. Während in der Existenzpsychologie die philosophischen, spirituellen und sozialen Aspekte persönlichen Wachstums im Vordergrund stehen, betont die humanistische Psychologie individuelles Wachstum und das positive Potential zur Veränderung durch kreative Begegnung.

Ludwig Binswanger und Medard Boss gründeten ihren Ansatz auf Heideggers Philosophie vom Dasein, der grundlegenden Natur des menschlichen Seins in der Welt. Das Modell von Binswanger und Boss beschreibt drei Dimensionen der Welt: Umwelt, die Welt der biologischen Funktionen und der physischen Umgebung; Mitwelt, die Welt der gegenseitigen Beziehungen mit anderen Menschen; Eigenwelt, die subjektive Welt des Selbst. Diese drei Dimensionen sind immer vorhanden. Wenn eine Art, in der Welt zu sein, zugunsten der anderen beiden bevorzugt wird, führt dies zu einem Verlust von Bewußtheit und Präsenz. Das Modell besagt auch, daß in der Therapie alle drei Arten des Daseins in der Welt sowie ihre Beziehungen untereinander berücksichtigt werden müssen, damit ein vollständiges Bild vom Individuum in der Welt entsteht.

Aus der Existenzpsychologie entstand die integrative Psychologie, die im Werk von Rollo May repräsentiert ist. Die Kernaussagen der integrativen Psychologie lauten:

1. Der Mensch befindet sich im Spannungsfeld von Freiheit und Begrenztheit. Freiheit zeichnet sich aus durch Willen, Kreativität und Ausdrucksfähigkeit, Begrenztheit durch naturgegebene und soziale Zwänge und Verletzbarkeit.
2. Die Furcht vor Freiheit oder Begrenztheit (in der Regel durch erlittene Traumata) führt zu Fehlfunktionen oder extremen Gegenreaktionen (zum Beispiel Unterdrückung oder Impulsivität) auf einem der beiden Pole.
3. Die Konfrontation mit den Polen oder die Integration der Pole fördert einen dynamischeren, gesünderen Lebensentwurf. Dieser zeigt sich in größerem Einfühlungsvermögen, gesteigerter Flexibilität und größerer Wahlfreiheit.

May sah die Auseinandersetzung mit Krisen in einem positiven Licht, da sie ihm zufolge die Möglichkeit zu Wachstum beinhaltet. Er erforschte Mythen, Kreativität, Willenskraft (als Mut, dem Leben voll und ganz zu begegnen) und Liebe im Kontext der menschlichen Fähigkeit zur Selbstverwirklichung. In Anlehnung an ein Modell aus dem Altgriechischen benutzte May den Begriff *daimon*, um eine kreative, destruktive und spirituelle Dimension auszudrücken. Danach trägt »der Dämon« die Möglichkeit zu allen drei Dimensionen in sich. Nach May brauchen wir für ein vollständiges Leben die Fähigkeit, dem Dämonischen zu begegnen und uns kreativ damit auseinanderzusetzen. Der therapeutische Prozeß kann seiner Ansicht nach dabei helfen, die Energien dieser dämonischen Kräfte zu integrieren. Die Rolle der Therapeutin besteht nach May darin, die Klientin zu unterstützen, um Bewußtheit zu erlangen, und diese in ein Bewußtsein vom Ich und von der Welt umzuwandeln. Dadurch entwickelt sich die Fähigkeit, das persönliche Schicksal zu gestalten.

Der phänomenologische Ansatz schöpft aus der Philosophie von Søren Kierkegaard (1813–1855), Friedrich Nietzsche (1844–1900), Edmund Husserl und Martin Heidegger (1889–1976). Die Philosophen und Psychologen dieser Richtung waren der Ansicht, daß im Mittelpunkt der Betrachtung nicht bloß die Erfahrung einer bestimmten Person stehen muß, sondern auch die Person, die die Erfahrung macht. Diese Perspektive ließ den psychologischen Reduktionismus hinter sich, der nur beobachtbares Verhalten und äußere Umstände betrachtet, und bahnte einen Weg für die Erforschung der inneren Erfahrung von Gefühlen, Imagination und Bedeutung. Hier ging es vor allem um die Natur des Daseins selbst, um das Bedürfnis nach Synthese und Integration von Polaritäten, wie in Kierkegaards Charakterisierung des Selbst zwischen Endlichkeit und Unendlichkeit oder in Nietzsches apollinischem und dionysischem Bewußtsein (Maß und Ordnung versus Rauschhaftigkeit und Ungehemmtheit). Im Vordergrund des Interesses stand die Frage, wie sich das Leben durch die Entwicklung von Empfänglichkeit und echter Ausdruckskraft dynamisch und authentisch gestalten lassen kann. Husserl faßte diese Denkweise in einer neuen Richtung zusammen, der Phänomenologie.

Bei phänomenologischen Ansätzen geht es darum, in die Erfahrung einzutauchen. Diese wird nicht als »Realität als solche« definiert, sondern als die Wirklichkeitserfahrung, die eine Person macht – das, was eine Person in einem bestimmten Moment denkt, fühlt, spürt und sich vorstellt. Die Vertreter der humanistischen Psychologie sahen es als weiteren wichtigen Schritt im therapeutischen Prozeß an, daß gefühlte Erfahrung vollständig vor anderen Menschen ausgedrückt wird.

Dies ist von besonderer Bedeutung für Bewegungs- und Kunsttherapien, die in der phänomenologischen Philosophie begründet und aus der humanistischen Psychologie entstanden sind. Wesentlich für den therapeutischen Prozeß ist es, Schwierigkeiten als Möglichkeit für kreative Auseinandersetzung und Veränderung zu sehen und zugleich die eigene Ausdruckskraft vollständig zu entwickeln und persönliche Erfahrung durch das Kunstwerk oder die künstlerische Darstellung anderen mitzuteilen.

Humanistische Psychologie

Die humanistische Psychologie erwuchs aus der Arbeit von Kurt Goldstein (1878–1965), Abraham Maslow (1908–1970), Carl Rogers und Fritz Perls. Aufbauend auf der Philosophie von James und Husserl sowie auf der Existenzpsychologie, führte die humanistische Psychologie Begriffe wie Ganzheit, Selbstverwirklichung, Kongruenz, Grundbedürfnisse, Hier und Jetzt, Grenzen und Experiment in das psychotherapeutische Vokabular ein. Das humanistische Denken brachte die Psychotherapie den »normalen Menschen« nahe, die auf der Suche nach tieferem psychologischem Verständnis, Bewußtheit und Wachstum waren.

Kurt Goldstein entwickelte – beeinflußt von der Psychologie Adlers und Jan Smuts (1870–1950), der den Begriff Holismus prägte – einen ganzheitlichen Ansatz, nach dem jeder Teil nur in Beziehung zum gesamten Organismus verstanden werden kann. Nach Goldstein muß jede Erschütterung oder Störung, die einen Teil des Organismus (oder des Lebens einer Person) betrifft, innerhalb des Gesamtkontexts der Person untersucht werden. Dieses Konzept stellte einen ganz anderen Weg für die Psychologie dar als die damals in Medizin und Psychiatrie gängige Orientierung an Symptomen. Es war ein Vorbote der neuen Denkweise, daß letztlich alles von allem beeinflußt wird und mit allem zusammenhängt.

Die humanistische Psychologie führte in Weiterentwicklung des phänomenologisch-existentiellen Ansatzes einen Perspektivwechsel in der Psychotherapie herbei: weg von einer rein pathologischen Betrachtung, hin zur Erforschung des menschlichen Potentials. Bei der Erforschung des menschlichen Potentials ging es darum, die optimalen Bedingungen für Kreativität und Wachstum zu ermitteln, Modelle zur Untersuchung der voll funktionsfähigen Person zu entwickeln und Methoden zur Beschreibung der Dynamik zwischen dem Ganzen und seinen Teilen zu schaffen. Die humanistische Psychologie erklärte, daß sich die Psychotherapie nicht allein auf die Behandlung geistig kranker oder krisenbelasteter Menschen beschränken, sondern sich auch für »normale« Menschen mit dem Bedürfnis nach einer gesünderen Lebensführung öffnen sollte.

Aus einer humanistischen Perspektive wandte sich Abraham Maslow gegen die Freudsche Psychologie, die für ihn die »kranke Seite der Psychotherapie« verkörperte, und setzte sich statt dessen für die Suche nach der »gesunden Seite« der Psychologie ein[3]. Nach Maslow ergeben sich Persönlichkeitsprobleme aus der Zerschlagung der wahren inneren Natur einer Person; eigentlich müßte, so Maslow, die Diskrepanz zwischen der tatsächlichen und der potentiellen Person untersucht werden. Er rief zu einer radikal neuen Denkweise in der Psychologie auf, die den Menschen so betrachtet, wie er ist, wie er sein könnte und wie er sein will, und damit zu einem Integrationsprozeß, der die Freuden und die Qualen des menschlichen Daseins einbezieht.

Carl Rogers, der Begründer der Gesprächspsychotherapie, führte eine ganz neue Sicht der Beziehung zwischen Therapeutin und Klientin ein. Er war der Ansicht, daß die Therapeutin eine Beziehung zur Klientin schaffen muß, die auf Wärme, bedingungsloser positiver Zuwendung und Fürsorge basiert. Diese Qualitäten sah er als entscheidend für den Therapieerfolg an; sie dienen zugleich als Modell für jede Art zwischenmenschlicher Beziehung. Eine weitere zentrale Qualität der Therapie nach Rogers ist die Empathie. Die Therapeutin soll die Erfahrung der Klientin samt allen emotionalen Inhalten und Bedeutungen aus deren eigenem Bezugsrahmen heraus verstehen. Rogers vertrat die Konzepte der hilfreichen Beziehung und des empathischen Zuhörens, die seiner Ansicht nach nicht nur auf die Beziehung zwischen Therapeutin und Klientin, sondern auch auf Beziehungen zwischen Eltern und Kindern, Lehrern und Schülern, Ehepartnern – überhaupt auf jede Art von Beziehung – anwendbar sind, in der Entwicklung und Selbstausdruck eine Rolle spielen.

In der Therapie nach Rogers gibt es keine Diagnosewerkzeuge. Bestimmte Dinge wie Selbstwert, Selbstachtung und das dem Menschen wesenhafte Streben nach Weiterentwicklung werden als Grundlage des therapeutischen Prozesses betrachtet. Rogers sah die Ursache für seelische Belastungen und Einschränkungen des authentischen

Selbstausdrucks in der Inkongruenz zwischen den natürlichen Kräften der Selbstverwirklichung und der mangelnden Fähigkeit, diese in selbstbewußtes Denken und Handeln umzusetzen. Mit dem Begriff »Ort der Bewertung« beschrieb Rogers das Bedürfnis des Individuums, den Bewertungsprozeß im Selbst zu verankern, anstatt ihn von den Wahrnehmungen und Werten anderer bestimmen zu lassen.

Für Rogers geht es in der Psychotherapie darum, die Fähigkeiten eines potentiell kompetenten Individuums zu fördern[4]. Aktives Zuhören zur Förderung des Selbstausdrucks und die von Rogers betonten Ich-Botschaften sind mittlerweile ein weitverbreitetes Mittel zur Konfliktlösung in Beziehungen, Familien und Gruppen.

Gestaltpsychologie

Aus der Gestaltpsychologie stammt eine Vielzahl von Theorien, die die Grundlage für Theorie und Praxis der Expressive Arts Therapy bilden. Das grundlegende Konzept der Gestaltpsychologie besagt, daß »das Ausdrucksverhalten seine Bedeutung unmittelbar in der Wahrnehmung enthüllt«[5]. Das in diesem Ansatz zentrale Prinzip des Isomorphismus besagt, daß sich Prozesse, die in einer Ausdrucksform stattfinden – in einem beliebigen Ausdrucksmittel oder auf einer der Ausdrucksebenen der Person (physisch, emotional oder mental) –, in ihrer Struktur in allen Ausdrucksformen ähneln werden.

Im Sinn der Körper-Geist-Beziehung bedeutet dies, daß körperlicher Ausdruck emotionalen und mentalen Zuständen entspricht. Wenn etwa Bewegung im tänzerischen Ausdruck bestimmte Emotionen und Ideen ausdrückt, ist der kreative Akt der expressiven Gestaltung von Bewegung zugleich ein psychologischer und ein kinästhetischer Prozeß. Die Körperhaltung teilt uns etwas über das emotionale und mentale Leben des Körpers mit sowie über seine Vergangenheit und Gegenwart. Darin zeigen sich die Bedeutung der metaphorischen Wirklichkeit und die Schlüsselrolle der Kunst insgesamt als Ausdrucksmittel. Kunst macht immer etwas aus dem Leben der schöpferischen Person sichtbar und öffnet zugleich den Betrachtenden die Augen für sich selbst. In der Therapie entfaltet sich im Lauf des partnerschaftlichen Dialogs zwischen Klientin und Therapeutin die Bedeutung des Kunstwerks: wie es gefühlt, wahrgenommen und verstanden wird.

Aus der Gestaltpsychologie stammt auch die von William James und Erich Fromm formulierte Feldtheorie, nämlich das Prinzip von Beziehung und Wechselwirkung zwischen den Teilen und dem Ganzen. Die Feldtheorie besagt, daß jeder Einfluß auf einen Teilaspekt der Person sich auf die ganze Person auswirkt und daß die Reintegration solcher Teilaspekte zu einer Neuorganisation des Ganzen führt. Zusammen unterstützen das Konzept des Isomorphismus und die Feldtheorie unser Verständnis von Sinneserfahrung, Sinneswahrnehmung und Ausdrucksfähigkeit, wenn es in der Arbeit mit verschiedenen künstlerischen Ausdrucksmitteln um die Exploration psychischer Vorgänge geht.

Gestaltpsychologen haben aufgezeigt, daß eine sensorische Reaktion auf das Umfeld und auf andere ein bedeutsames und wertvolles projektives Ereignis ist – eine Spiegelung von Gefühlen, Assoziationen, subjektiven Reaktionen und metaphorischen Interpretationen. In der Gestaltpsychologie wird ebenso wie in der Expressive Arts Therapy der Zeugenschaft großen Wert beigemessen, sowohl in bezug auf eigene Prozesse als auch in bezug auf Prozesse anderer. Diese Konzepte betrachten wir ausführlicher in Kapitel 9, wenn ich mich mit den Modellen und Methoden befasse; dort geht es um die Beziehung zwischen Sinneswahrnehmung und künstlerischen Ausdrucksmitteln sowie um die künstlerische Zeugenschaft.

Gestalttherapie

Fritz Perls begründete die Gestalttherapie zusammen mit seiner Frau Laura Perls, einer ehemaligen Tänzerin, und mit Paul Goodman. Perls kam von der Psychoanalyse. Er war unmittelbar von der Gestaltpsychologie sowie von Karen Horney und Wilhelm Reich (1897–1957) beeinflußt. Perls hatte in Deutschland studiert und praktiziert und als Assistent von Kurt Goldstein gearbeitet, emigrierte in die USA und entwickelte dort eine handlungsorientierte Therapieform, die auf kreativem Ausdruck basiert. Ich kam in den sechziger Jahren zum ersten Mal mit seiner Arbeit in Berührung (1964 war Perls ans Esalen

Institute in Kalifornien gegangen). Perls praktizierte seine experimentelle Therapie vor allem in Gruppen- und Workshop-Settings, die es ihm ermöglichten, kreative Interaktionen und die Bedeutung des sozialen Umfelds und des Beziehungsnetzes für den therapeutischen Prozeß zu nutzen. Meine Erfahrung als Gestaltklientin und meine Ausbildung in Gestalttherapie beeinflußten anfangs meinen Ansatz der Expressive Arts Therapy.

Das Ziel der Gestalttherapie besteht darin, Bewußtheit und Erkenntnis zu fördern, so daß sich Klienten bewußt werden, was sie tun und wie sie es tun. Sie werden dann angeleitet, im Rollenspiel neue Möglichkeiten zur Veränderung zu erforschen. Für Perls verkörperten sich die Prinzipien des Isomorphismus und der Feldtheorie im Erleben früherer Erfahrungen und Erinnerungen im Hier und Jetzt. Diese Therapieform ähnelt oft einem Theaterstück. Zum aufgeführten »Theaterstück« können eine Reihe von Charakteren gehören, zum Beispiel Mutter, Vater, Geschwister und Selbstanteile, die mit Hilfe von Sinneswahrnehmungen, Emotionen, Imaginationen und Texten, in denen die verschiedenen Teile im Rollenspiel gegeneinander antreten und miteinander sprechen, erforscht und ausgedrückt werden. Die Begegnung wird von einer dritten Person moderiert, die in der Lage ist, das Gesamtbild oder die Gestalt wahrzunehmen und die verschiedenen Teile in einer Art Lösung zusammenzuführen.

Zur Gestalttherapie gehören die Arbeit mit Körperwahrnehmung und Dialog sowie die Deutung von Erfahrungen mit Hilfe nonverbaler Ausdrucksformen, Tanz beispielsweise. In der Gestalttherapie werden das Experimentieren, der Prozeß und die Entdeckung über die Interpretation und das Endergebnis gestellt. Perls setzte gestalttherapeutische Experimentiertechniken, wie Rollenspiel, Bewegung und Dialog, für die Arbeit mit emotional aufgeladenen Situationen und Beziehungen ein. Er war der Ansicht, daß alle störenden Einflüsse aus der Vergangenheit in der Gegenwart noch einmal durchlebt werden müssen, damit wir sie fühlen, ihren Einfluß auf unser Leben verstehen und eine Lösung für unser gegenwärtiges Sein finden können.

Perls lenkte die Aufmerksamkeit seiner Klienten auf die Körperhaltung, den Klang der Stimme, Gesten und Körperempfindungen. Experimente und Dialoge wurden entwickelt, um Kontakt zu einer Situation oder Erinnerung herzustellen, darauf zu reagieren und damit zu arbeiten. Perls legte Wert darauf, mit dem Bewußtsein in der Gegenwart zu bleiben, um sich selbst bewußter wahrzunehmen, und mit Problemen experimentell statt analytisch zu arbeiten.

Nehmen wir zum Beispiel an, daß eine Klientin zu frieren und zu zittern anfängt, wenn sie an die Beziehung zu ihrer Mutter denkt. In der Gestalttherapie würde man vorschlagen, daß sie beim Zittern bleibt, es zu einer größeren Bewegung entwickelt und zu ihrer Mutter aus dieser Erfahrung des Zitterns heraus spricht. Das Zittern könnte sie zu einem anderen Gefühl leiten, zum Beispiel zur Furcht vor ihrer Mutter. Dann könnte man sie die verängstigte Tochter und die herumkommandierende Mutter in Bewegungen und Worten darstellen lassen.

In seinem Persönlichkeitsmodell erforschte Perls auch die Dyade Topdog/Underdog. Der Topdog weist dominierende, autoritäre Eigenschaften auf, während der Underdog eher schwach und hilflos ist. Der gestalttherapeutische Ansatz ruft dazu auf, sich mit den gegensätzlichen Aspekten des Topdog und des Underdog auseinanderzusetzen und sie zu integrieren. Perls setzte in seiner Arbeit die sogenannte Technik des leeren Stuhls ein, bei der die Klientin diese beiden Aspekte in Worten und Gesten darstellt.

Zu Perls Persönlichkeitstheorie gehört das Konzept der Mensch-Umwelt-Interdependenz, das den menschlichen Entwicklungsprozeß als einen gleichermaßen inneren wie zwischenmenschlichen Prozeß sieht. Nach Perls dienen Grenzen sowohl dazu, uns zu differenzieren, als auch dazu, mit anderen in Kontakt treten. Er gebrauchte die Metapher des geistigen Stoffwechsels als Beschreibung für den Prozeß, durch den wir Lebenserfahrungen, wie Ideen, Orte und Beziehungen, in uns aufnehmen. Je nachdem, ob unsere Grenze gesund oder ungesund ist, unterstützt oder unterbricht sie unsere Fähigkeit, zu verdauen und zu assimilieren, was wir aus der Umwelt in uns aufnehmen. Grenzstörungen erschweren oder verzerren die Fähigkeit zu Kontaktaufnahme und Bewußtheit.

Perls definierte die Dynamik von Kontaktstörungen anhand von fünf Kategorien: Konfluenz (Verschmelzung mit anderen), Retroflexion (sich selbst antun, was man eigentlich anderen antun möchte), Introjektion (»Dinge als Ganzes schlucken«, etwa durch Nachahmung oder durch Orientierung an dem Wie-man-sein-sollte), Projektion (die Verwechslung von Selbst und anderem, das Verlagern der eigenen

Erfahrung aus dem Selbst) und Deflexion (Vermeidung und Ausweichen). In der Gestalttherapie geht es darum, die Topdog/Underdog-Dynamik sowie Tendenzen, die auf bestimmte Merkmale von Kontaktstörungen hinweisen, sichtbar zu machen. Diese werden dann im Dialog und in Bewegungsexperimenten bearbeitet.

Psychosynthese

Die Psychosynthese wurde von dem italienischen Psychiater Roberto Assagioli (1888–1974) entwickelt. Er war ein Pionier der transpersonalen Psychotherapie, die einen Schritt weiter geht als die humanistische Psychologie, indem sie die spirituelle Dimension explizit mit einbezieht. Die Psychosynthese beeinflusste Mitte der achtziger Jahre meine therapeutische Ausrichtung. Auf der Basis von Psychoanalyse, Jungscher Psychologie, Existenzpsychologie, Buddhismus, Yoga und esoterischen Praktiken entwickelte Assagioli ein umfängliches Bild des Selbst mitsamt seinen kreativen und spirituellen Aspekten, die er als die einenden Kräfte im Individuum und in der Gesellschaft sah.

Assagioli arbeitete als Psychiater anfangs im klinischen Bereich an der Behandlung akuter Fälle von Psychose. Drei Konzepte waren entscheidend für seinen Ansatz. Das erste Konzept beschäftigt sich mit dem, was er als das Erwachen und die Entwicklung des Willens beschreibt, der menschlichen Fähigkeit, widersprüchliche Triebe und Impulse in einer kreativen und verantwortungsbewußten Handlung harmonisch zusammenzuführen. Beim zweiten Konzept geht es um die Umwandlung und Neuausrichtung biopsychischer Energien, insbesondere sexueller, aggressiver und kämpferischer Neigungen. Das dritte Konzept schließlich umfaßt das Erwecken und das Freisetzen der spirituellen Energie des höheren Unbewußten, die einen transformativen Einfluß auf die Persönlichkeit ausübt. In einer ausdrucksstarken Metapher vergleicht Assagioli dieses Freisetzen mit der atomaren Energie, »die latent in der Materie vorhanden ist«[6].

Assagioli beschreibt in seinem Modell die verschiedenen Ebenen des Selbst als Energie, die die Bewußtseinsbereiche – Unbewußtes, Unterbewußtes, Bewußtes und Überbewußtes – durchströmt. Ist der Energiestrom in einem dieser Bewußtseinsbereiche eingeschränkt, unterbrochen oder unausgewogen oder wird einer dieser Bereiche mit Energie überversorgt, führt dies nach Assagioli zu psychischen Störungen.

Assagiolis Modell der Persönlichkeitsstruktur setzt sich aus dem sogenannten Kern-Selbst, den Teilpersönlichkeiten, dem Überbewußten und dem transpersonalen Selbst zusammen. Nach Assagioli besteht das Individuum aus vielen Teilen (den Teilpersönlichkeiten). Krankheit wird als eine Manifestation der Konflikte zwischen diesen Teilen definiert, als Dominanz bestimmter Teilpersönlichkeiten oder mangelnde Entwicklung »gesunder« Teile, die einen regulierenden Einfluß ausüben können.

Auch Assagioli vertrat das Konzept, daß sich die ganze Person in der Begegnung mit ihren Teilen erschließen läßt und daß die Teile miteinander in Beziehung gebracht werden müssen, um Ganzheit zu erreichen. Die Zersplitterung in Teilpersönlichkeiten entsteht nach Assagioli aus äußeren Einflüssen auf die Person. Diese Einflüsse führen dazu, daß vom Kern-Selbst Teile abgespalten werden. Je nach Art und Ausmaß dieses Einflusses bewegen sich diese Teilpersönlichkeiten vom Kern-Selbst weg oder zum Kern-Selbst hin. Sie können separate Konstellationen bilden, die verschiedene unbewußte Impulse, Tendenzen und Merkmale der Person enthalten.

Indem man sich der einzelnen Teile bewußt wird, mit ihnen in Dialog tritt und sie untereinander kommunizieren läßt, können schwache Teile unterstützt und gestärkt werden, kann dominanten Teilen Kraft entzogen werden und können neue, gesunde Teile entwickelt werden. Der Prozeß der Bewußtmachung und des Dialogs führt zu einer Integration. Dieses Persönlichkeitsmodell bietet Raum für eine sehr viel größere Anzahl an »Rollen« einer Person als das Topdog/Underdog-Modell der Gestalttherapie. Es würdigt außerdem die Arbeit mit höheren Bewußtseinsbereichen. Ein solcher Prozeß der Bewußtwerdung, wie er durch den Einsatz des kreativen Willens im aktiven Körperausdruck und durch das Zusammenführen und Harmonisieren konflikthafter Teile in Gang kommt, stellt nach Assagioli nicht nur die ursprüngliche Ganzheit der Person wieder her, sondern führt sie auch an die Schwelle zum »großen Mysterium«.

Assagioli entwickelte eine Methode, in der kreativer Dialog und Ausdruck sowie Wahrnehmungs- und Ausdrucksübungen miteinander kombiniert werden. Diese Methode hilft Klienten, die Identifikation mit ihren Teilpersönlichkeiten zu erkennen, sich von dieser Identifikation zu lösen und die Teilpersönlichkeiten zu integrieren, so daß ein geeintes Selbstgefühl entsteht. In der Psychosynthese kommen künstlerische Ausdrucksmittel zur Entwicklung von Bewußtheit und als Grundlage für Dialog und Ausdruck viel umfassender zum Einsatz als in der Gestalttherapie. Der Einsatz unterschiedlicher künstlerischer Ausdrucksmittel zu therapeutischen Zwecken ist kennzeichnend für die Psychosynthese.

So reichte bei Assagioli das Repertoire künstlerischer Techniken zu therapeutischen Zwecken von Bewegung, Visualisierung, aktiver Imagination, Rollenspiel und kreativem Schreiben bis hin zum Einsatz von Musik und Gerüchen zur Stimulierung psychoemotionaler Reaktionen. Dabei ging es ihm stets darum, sensorische Reaktionen, Bilder, Träume, Symbole und Teilpersönlichkeiten als Spiegelungen der Bewußtseinsbereiche und Bestandteile der Lebensgeschichte kreativ und imaginativ zu erforschen. Die Therapeutin wird als Begleiterin gesehen, deren Aufgabe es ist, zusammen mit der Klientin auf Entdeckungsreise zu gehen, wobei sie in den frühen Phasen der Therapie eine aktivere Rolle übernimmt und dann allmählich zur Rolle einer Zeugin übergeht, um im Fortgang der Therapie ein eigenmotiviertes inneres Wachstum zu fördern.

Dieser Überblick über die psychologischen Richtungen zeigt eine Entwicklung hin zu einer Synthese von Kunst und Psychotherapie. In den weiteren Kapiteln des zweiten Teils erläutere ich, wie Körper und Bewegung eine immer wichtigere Rolle dabei spielen.

KAPITEL 5
Somatopsychologie

> Irgendwie ist mein Körper wie der der Erde, der mit all seinen Gebirgen, Tälern, Flußbetten und unebener Topographie ihre Geschichte und Entstehung auf die gleiche Weise erzählt, wie mein Körper der Geschichte der Prüfungen und kreativen Veränderungen meines Lebens Ausdruck verleiht.
> *Ken Dychtwald*[1]

Wilhelm Reich ist es zu verdanken, daß der Körper wieder zu einem Bestandteil psychologischer Denkmodelle und Persönlichkeitstheorien wurde. Er sah den Körper nicht aus einer mechanistischen Perspektive und seine Teile und Funktionen nicht als voneinander getrennte Erscheinungsformen, sondern als genaues Abbild psychischer Vorgänge und kosmischer Energien. Reich erforschte stockende und frei fließende Energie nicht allein mit Blick auf psychische Vorgänge, sondern vor allem mit dem Ziel, die Energie der Bewußtheit freizusetzen und so umfassende Heilung zu ermöglichen.

Reichs ganzheitliches Körperkonzept besagt, daß die gesamte Geschichte eines Menschen aus seiner Körperstruktur und aus der Funktionsweise seines Organismus abzulesen ist. Nach Reich führen traumatische Lebensereignisse zu Muskelkontraktionen im Organismus, die den Fluß der sogenannten Orgonenergie, der allem Leben zugrundeliegenden uranfänglichen kosmischen Energie, behindern. Diese Abwehrmechanismen bezeichnete Reich als Charakterpanzer. Er arbeitete eine Methode zur Freisetzung der darin gebundenen biophysischen Emotionen aus.

Reich entwickelte die Orgasmustheorie, die sexuelle Instinkte und Funktionen aus einer gänzlich neuen, umfassenderen Perspektive betrachtete, indem sie das Festhalten und Loslassen psychospiritueller Energie mit einbezog. Bei seinem Versuch, die eigentliche Natur des von ihm so bezeichneten Lebendigen zu erfassen, kam Reich zu Theorien, die aus unterschiedlichsten Fachgebieten schöpften, wie Biophysik, Psychologie, Ethik, Soziologie und Mystik.

Reichs akribische Darstellung seiner Theorien und Techniken zum emotionalen und geistigen Leben des physischen Körpers wirkten auf die Entwicklung der Somatopsychologie und übten einen starken Einfluß auf die körperorientierten Therapiekonzepte von Alexander Lowen (1910–2008) und John Pierrakos (1921–2001; Bioenergetik), Moshe Feldenkrais (1904–1984; Bewußtheit durch Bewegung), Ida Rolf (1896–1979; strukturelle Integration), Charlotte Selver (1901–2003; Sensory Awareness) und Randolph Stone (1890–1981; Polarity-Therapie) aus.

Heute findet im Bereich der körperbasierten Psychologie ein zeitgemäßes therapeutisches Rahmenwerk Anwendung, in dem intellektuelle, physische und psychoemotionale Mittel zur Unterstützung von Konflikterforschung und -lösung kombiniert zum Einsatz kommen. Körperorientierte Therapeuten sehen Körper und Geist nicht mehr als getrennt an, sondern halten psychische Veränderung für untrennbar mit dem Körper verbunden.

Auf Grundlage der Arbeit von Reich entstand eine Reihe körperorientierter Therapien, wie etwa die von Pierrakos und Lowen entwickelte Bioenergetik. Moshe Feldenkrais kam aus derselben Tradition, verfolgte aber eine andere Linie, die sich ab den vierziger Jahren auf Bewußtheit durch Bewegung konzentrierte: Er nannte seinen Ansatz funktionale Integration. Hier steht die Beziehung zwischen dem physischen Körper und der emotionalen, mentalen und verhaltensmäßigen Ausstattung eines Menschen im Mittelpunkt. Vereinfacht gesagt werden Sein und Werden eines Individuums nach Feldenkrais immer und unmittelbar vom Wechselspiel der physischen, emotionalen und mentalen Ebene bestimmt.

Für Feldenkrais ist der Aufbau eines gesunden, tragfähigen Selbstbilds eng mit dem gesamten Nervensystem und über dieses mit der Muskel- und Gelenktätigkeit sowie mit dem motorischen Zentrum des Gehirns verbunden. Feldenkrais wies darauf hin, daß es uns relativ leicht fällt, uns unserer willkürlichen Muskeln bewußt zu sein, genauso, wie wir uns eher dessen bewußt sind, was wir bereits wissen, weswegen wir dazu neigen, vertraute Muster zu wiederholen. Ebenso neigen wir dazu, eine falsche Haltung beizubehalten, auch wenn dadurch der gesamte Organismus beeinträchtigt wird, und dazu, vertraute emotionale Reaktionen zu wiederholen, unabhängig davon, ob sich dadurch unsere Lage verbessert oder nicht. Diese alten Muster können wir dadurch ändern, indem wir auf der Ebene der unwillkürlichen physischen Funktionen arbeiten und uns unsere blinden Flecken bewußt machen.

Wie dieses Prinzip wirkt, zeigte Feldenkrais in seiner praktischen Arbeit auf: Er lenkte die Aufmerksamkeit seiner Klienten auf die Funktionsweise des Atems sowie auf spontane und zwanghafte Handlungen, falsche und richtige Haltungen und auf die Verbindung zwischen Körper und Geist. Er entwickelte eine breitgefächerte Theorie vom Menschen, die auch Liebe, Motivation, Verhalten, Erziehung, Physiologie und Sozialverhalten umfaßte. Er interessierte sich für die Funktionsweise des Nervensystems, die Energie von Organen, Haltung und Muskelspannung und die Prinzipien der Ausrichtung und des Handelns in Bewegung, und er legte dar, daß Veränderungen durch die Erforschung der gewohnheitsmäßigen Reaktionsmuster des Körpers gefördert werden.

Feldenkrais entwickelte eine Zuordnung von Emotionen und Glaubensvorstellungen sowie bestimmten Arten von Spannungen in bestimmten Körperteilen. Er war der Ansicht, daß der Körper ein Spiegel der gesamten Lebenserfahrung einer Person ist, und zwar nicht nur in der Art und Weise, wie er empfunden und wahrgenommen wird, sondern auch in den Haltungen und Bewegungen. Durch das »Lesen« der »Körperlandkarte« und durch eine Veränderung der Muster verändert sich nach Feldenkrais auch die Art, wie eine Person das Leben erfährt, wie sie sich bewegt und wie sie handelt.

Die gegenseitige Beeinflussung der verschiedenen Richtungen, die sich in der zweiten Hälfte des 20. Jahrhunderts intensivierte, führte dazu, daß die Arbeit von Reich, Feldenkrais und anderen Pionieren in Psychologie und körperorientierter Therapie einen großen Einfluß auf Künstler und insbesondere auf Tänzer hatte.

KAPITEL 6
Tanz

> Alles, was ich beim Tanzen weiß, möchte ich auch im Alltag wissen, wenn ich nicht tanze.
> *Pernille Overo (Schülerin am Tamalpa Institute)*

Um die Bedeutung des Tanzes für die Entwicklung der Expressive Arts Therapy zu verstehen, sollten wir auch hier den größeren historischen Kontext betrachten. In Stammeskulturen diente Tanz dazu, zwischen der weltlichen und der spirituellen Sphäre zu vermitteln, das Individuum in die Gemeinschaft zu integrieren, die Verbindung zwischen Mensch und Natur widerzuspiegeln und zu stärken sowie durch die rituelle Darstellung von Mythen wichtige Ereignisse zu begehen und Herausforderungen zu begegnen. Später wandelte sich die Funktion des Tanzes, hin zur Repräsentation und zur Unterhaltung. Aufgrund einer deterministischen Weltsicht diente etwa das Ballett dazu, durch formalisierte Tanzschritte eine festgelegte, formelle Interpretation der Wirklichkeit darzustellen.

Mit dem Aufkommen des Modern Dance zu Beginn des 20. Jahrhunderts erfuhr der Bühnentanz radikale Veränderungen. Es entstanden neue Bewegungsansätze, die die klassische Ausrichtung in Frage stellten. Die im vorigen Kapitel skizzierten Entwicklungen der Psychologie, die unsere Vorstellung von der Trennung von Körper und Geist revidierten und uns die Bedeutung des gesamten Umfangs menschlichen Ausdrucks bewußtmachten, zeigten sich auch in den um die Wende vom 19. zum 20. Jahrhundert herum entstehenden neuen Ansätzen im Tanz.

Im Mittelpunkt stand eine umfassende Erforschung von Tanz und Bewegung als eindrucksvolles Mittel kreativen Selbstausdrucks und als Psychotherapieform. Pioniere dieser Bewegung begannen, Konzepte zum therapeutischen Einsatz von Tanz für Körper und Geist zu formulieren, und untersuchten die Verbindungen zwischen expressiver Bewegung und psychologischem Inhalt, um zu einem authentischen Ausdruck zu gelangen. Tanzlehrer betrachteten Bewegung als eine Art verkörpertes Lernen.

Anthropologen machten ihre Zeitgenossen auf die kulturelle Bedeutung tänzerisch ausgedrückter Mythen und Rituale aufmerksam. Frühe Wegbereiter dieser neuen Denkweise waren François Delsarte (1811–1871) und James George Frazer (1854–1941). Delsarte war ein französischer Opernsänger, der nach dem Verlust seiner Singstimme sein Interesse am Theater auf die Beobachtung unbewußter Bewegung richtete. Er entwickelte für Schauspieler ein System natürlicher ausdrucksvoller Gesten, das oberflächlichen theatralischen Ausdruck ersetzen sollte. Mit der Veröffentlichung seines Buchs *The Golden Bough* im Jahr 1890 führte Frazer eine anthropologische Sicht auf den Tanz ein, indem er unter anderem seine Forschungen zur Rolle des rituellen Tanzes in primitiven Kulturen heranzog. Sein Buch trug seinen Teil dazu bei, daß Mythen, Magie und Spiritualität im modernen Tanz wieder einen Platz erhielten.

Zu den ersten Vertretern des Modern Dance, die sich von diesen Neuerungen beeinflussen ließen, gehörten Isadora Duncan (1877–1927), Ruth Saint-Denis (1879–1968), Mary Wigman (1886–1973) und Martha Graham (1894–1991). Sie arbeiteten mit der Vorstellung vom frei tanzenden Körper, der Emotionen in Verbindung mit Mythen, Ritualen und Spiritualität ausdrückt. Manche Künstler fanden es wichtig, durch Tanz das Publikum wachzurütteln und herauszufordern. Tänzer erkundeten, wie Bewegung dazu genutzt werden konnte, Unbewußtes aufzudecken, Alltagsverhalten zu interpretieren und allgemein Veränderung zu fördern. Mary Wigmans Arbeit in Deutschland zielte darauf ab, Tanz auf wesentliche Bewegungen zu reduzieren und Emotionen möglichst intensiv auszudrücken. Isadora Duncan und Martha Graham fanden im griechischen Theater Inspirationen für die Entwicklung einer gefühlsbetonen Bewegungssprache, die sich mit Archetypen und Mythen verband. Ruth Saint-Denis interessierte sich für Ideengut und Mythen östlicher Kulturen und esoterischer Lehren. Sie alle versuchten, die Erforschung persönlicher Gefühle und universeller Themen in den Tanz einfließen zu lassen.

Lehrer wie Rudolf von Laban (1879–1958), Margaret H'Doubler (1889–1982), Mabel Elsworth Todd (1880–1956) und Irmgard Bartenieff (1900–1981) entwickelten Methoden für den pädagogischen Einsatz von Bewegung und Tanz. Diese Pioniere faßten Bewegung und Tanz als Wissenschaft und Kunst zugleich auf, indem sie die

Beziehungen zwischen Struktur, Funktion und Emotion in der Bewegung untersuchten. Bewegung und Tanz sahen sie als kreativen Lernprozeß an, der es ermöglicht, sich und die Welt zu verstehen und sich auszudrücken. Für diese Lehrer spielten die in Bewegung und Tanz ausgedrückten inneren Vorgänge, Emotionen, Empfindungen und Entwicklungsschritte einer Person eine ebenso große Rolle wie die Ästhetik des Tanzes.

Margaret H'Doubler, die an der University of Wisconsin lehrte, war eine revolutionäre Denkerin, die uns Dimensionen des Tanzes erkennen ließ, die weit über Sport, Hobby oder Unterhaltung hinausgingen. Sie gründete ihren Ansatz auf die Erforschung der wahren Natur des Tanzes, die, wie sie glaubte, die künstlerischen Fähigkeiten des Menschen und den tatsächlichen Wert seines Selbstausdrucks durch kreative Tätigkeit[1] zutage fördere. Ihre Schriften über den Tanz und seine Bedeutung als Weg vertieften Lernens und kreativen Gefühlsausdrucks und als seelischer Entwicklungsweg sind bemerkenswert und sehr inspirierend. Sie war selbst keine Tänzerin, sondern Tanzpädagogin. Sie arbeitete mit Kindern wie mit Studenten, von denen sie viele als Mentorin begleitete, darunter auch Anna Halprin (geb. 1920), die später selbst zu einer Pionierin neuer Ansätze in Performance, Tanzpädagogik und Tanztherapie werden sollte.

Rudolf von Laban entwickelte ein System zur Analyse und Notation von Bewegung. Die Dynamik von Bewegung beschrieb er anhand der vier Faktoren Raum, Masse, Zeit und Fluß. Labans Modell der Bewegungsanalyse bediente sich einer Terminologie, die auch von Tanztherapeuten zur Beschreibung ihrer Arbeit eingesetzt werden konnte. Sein Schüler Warren Lamb (geb. 1923) fügte Labans Modell noch das Konzept der Form hinzu, das dazu dient, die Gestalt eines Körpers im Raum zu beschreiben. Lamb definierte Form anhand von drei Faktoren: Fluß (die Veränderungen in der Beziehung zwischen Körperteilen, die sich zueinander hin oder voneinander weg bewegen), Richtung (die Wege der Bewegung im Raum) und Form (die Gestaltung oder Ausformung der Bewegung). Das von Laban und Lamb entwickelte Antrieb/Form-Modell wurde im Bereich der Tanztherapie zu einem allgemein gängigen Bezugssystem.

Irmgard Bartenieff integrierte das Antrieb/Form-Modell in ihre Arbeit als Physiotherapeutin und entwickelte dann einen eigenen

Ansatz mit dem Schwerpunkt auf der Verbindung zwischen struktureller, funktionaler und expressiver Bewegung. Sie sah Körperbewegung als komplexes integriertes Ganzes, das widerspiegelt, inwieweit eine Person Körpergefühl und Emotionen integrieren kann und in welcher Beziehung sie zu ihrem Umfeld und zu anderen steht.

Die Entwicklung der Tanztherapie

Die Tanztherapie entwickelte sich aus der Auseinandersetzung mit dem vorherrschenden Konzept von der Funktion des Tanzes. Beeinflußt von der sich wandelnden Kultur des frühen 20. Jahrhunderts, schöpfte die Tanztherapie aus den Theorien der Psychologen Adler (Aggression als positive Triebkraft, die zum Erreichen von Unabhängigkeit und Eigenständigkeit dient), Jung (aktive Imagination, Symbole, Mythen und Wert des Unbewußten), Reich (psychosomatischer Ausdruck), Perls (nonverbaler Ausdruck), May, Rogers und Maslow (kreative Motivation und menschliches Potential) und Jacob Levy Moreno (1889–1974; das Psychodrama unter Einbezug von Gruppeninteraktionen und Stegreifdialogen). All diese Ansatze und Methoden legen besonderen Wert auf die Beziehung zwischen Körper und Psyche und betonen die positiven und kreativen Aspekte des Unbewußten und der Imagination.

Die Tanztherapie gehörte dem stetig wachsenden Bereich nonverbaler, nichtanalytischer und nichtdiagnostischer Heilungsansätze an, in denen die Körper-Geist-Beziehung und der kreative Ausdruck als wesentlich für den therapeutischen Prozeß betrachtet werden. Mit dem Schwerpunkt auf der Beziehung zwischen der inneren Bewegung (Empfindung, Gefühl, innere Bilder) und der sich im Tanz ausdrükkenden äußeren Bewegung vertritt die Tanztherapie die Idee, daß Bewegung emotionale Zustände widerspiegelt und zu psychologischer Erkenntnis sowie Verhaltensänderungen führen kann.

Die Tänzerinnen Marian Chace (1896–1970), Blanche Evan (1909–1982), Liljan Espenak (1905–1988), Mary Starks Whitehouse (1911–1979) und Trudi Schoop (1903–1999) gehören zu den Wegbereitern der Tanztherapie. Jede von ihnen entwickelte einen eigenen Ansatz. Sie setzten zum Beispiel Tanz therapeutisch in Krankenhäusern ein, unterrichteten kreativen Tanz oder arbeiteten als Bewegungstherapeutin. Durch die theoretische Ausformulierung brachten sie die Tanztherapie weiter; zusammen mit ihren Schülern riefen sie Studiengänge ins Leben, leiteten Ausbildungen und setzten Tanztherapie in Einzelsitzungen ein.

Marian Chace beschrieb den therapeutischen Einsatz von Tanz und Bewegung anhand der folgenden Hauptkategorien: Körperaktion, Entwicklung der Motilität der Skelettmuskulatur, Beobachten von Körperteilen, Atemmustern und Anspannungen, die den Gefühlsausdruck beeinträchtigen (mit dem Ziel, emotionale Reaktionen zu entwickeln, die die Person auf Veränderungserfahrungen vorbereitet), Symbolbildung (ein Vorgang, bei dem Metaphorik, Phantasie und Erinnerungen in Körperausdruck umgesetzt werden), Entstehen einer therapeutischen Beziehung (die Art und Weise, wie die Therapeutin oder Lehrerin den Ausdruck der Klientin oder Schülerin wahrnimmt und durch eigene Bewegungsinteraktionen sowie stimmlich oder verbal spiegelt und beantwortet), rhythmische Beziehung innerhalb einer Gruppe (Anleitung zur oder Verstärkung der rhythmischen Aktion in der Gruppe, durch die sich chaotische oder verworrene Elemente zu aussagekräftigen Tanzstücken entwickeln).

Blanche Evan nannte ihre Arbeit »creative dance as therapy«: kreativer Tanz als Therapie. Aus der Überzeugung heraus, daß das nicht in Worte Faßbare durch Bewegung ausgedrückt werden kann, spezialisierte sie sich schon früh auf kreativen Tanz mit Kindern. Sie war der Auffassung, daß Tanztherapie nicht allein psychisch Kranken, sondern einer größeren Bevölkerungsgruppe, dem »ganz normalen Stadtneurotiker«, zugänglich gemacht werden sollte. Wie bei Chace folgt Evans Methodik ihrer Sicht der primären therapeutischen Funktionen von Bewegung: funktionale Veränderung (einschließlich Haltungsarbeit, Koordination, Organisation der Körperteile und Rhythmik) und Improvisation (bei der das Individuum durch Handlungen die physische Entsprechung der Psyche erfahren kann).

Zur Improvisation nach Evan gehören Projektionstechniken, die mit Phantasie und Bildern arbeiten (beispielsweise sich bewegen, als wäre man eine Farbe, oder einen Konflikt in der Bewegung darstellen), Sensibilisierung und Mobilisierung des körperlichen Bewegungspotentials zur Erweiterung des Ausdrucksrepertoires einer Person sowie Improvisation »aus der Tiefe«, bei der eine Struktur zur Erforschung eines bestimmten Themas oder Problems geschaffen wird.

Mary Starks Whitehouse arbeitete vor allem in Einzelsitzungen mit gesunden Erwachsenen. Sie nannte ihren Ansatz zunächst »Bewegung aus der Tiefe« (»movement in depth«), später wurde er als Authentische Bewegung (»authentic movement«) bezeichnet. Als Wendepunkt bezeichnete sie den Tag, an dem ihr bewußt wurde, daß sie nicht Tanz, sondern Menschen unterrichtet. Für Whitehouse stand nicht eine bestimmte Theorie oder Philosophie im Vordergrund, sondern das Innenleben der sich bewegenden Person. Aus ihrer Sicht war Bewegung eher eine Möglichkeit, Bewußtheit zu fördern, als eine Möglichkeit, etwas auszuagieren. Sie ließ sich von der Jungschen Psychoanalyse inspirieren und sah in Bewegung vor allem einen Weg, Unbewußtes aufzudecken; sie richtete ihr Augenmerk auf Empfindungen und Bilder. Wie Jung war sie der Ansicht, daß aus der Tiefe kommende, von innen geleitete Bewegung zu einer Erfahrung des Transzendenten führen kann.

Für Whitehouse ist der Körper der physische Aspekt der Persönlichkeit und Bewegung die sichtbar gewordene Persönlichkeit[2]. Ihr Ansatz konzentriert sich auf die Entwicklung des kinästhetischen Gewahrseins, um Bewegungsausdruck mit Emotionen und subjektiven Reaktionen zu verknüpfen. Die Therapie basiert nach Whitehouse auf ebendieser Verbindung zwischen innerer Bewegung und authentisch ausgedrückter äußerer Bewegung. Um diese Art der Bewegungserfahrung zu erreichen, so Whitehouse, müssen alle stilisierten, vorgegebenen Bewegungs- und Denkmuster aufgegeben und muß man auf einer sehr inneren Ebene arbeiten, um sich der tieferen Empfindungen und Bilder bewußt zu werden.

Ein Eckpfeiler ihrer Arbeit war das Konzept der Polarität, die sich ihrer Ansicht nach in allen Aspekten des Lebens zeigt. Bewegung war für sie im wörtlichen und im übertragenen Sinn ein wirkungsvolles Mittel für die Arbeit mit Gegensätzen. Authentische Bewegung möchte in erster Linie Unbewußtes bewußt machen. Von daher orientiert sich dieser Ansatz an der aktiven Imagination und der Individuationstheorie nach Jung sowie an seiner Unterscheidung zwischen dem egozentrierten Selbst und dem Selbst, das in Verbindung zum Transpersonalen steht.

Einen innovativen Beitrag leistete Whitehouse im Bereich der therapeutischen Intervention. Wenn sie Bewegung beobachtete, interpretierte sie das Gesehene nicht und schrieb ihm keine bestimmte Bedeutung zu, sondern gab der tanzenden Person vielmehr ein Feedback darüber, was sie als Zeugin gesehen hatte, oder stellte ihr Fragen dazu, wohin die Bewegung sie führte. Das Gespräch zwischen den Bewegungsimprovisationen sah sie als wichtiges Mittel zur Reflexion der Bewegungserfahrung.

Authentische Bewegung fördert weniger die bloße Katharsis als die innere Begegnung. Deshalb wird mit nichtstilisierter, natürlicher Bewegung gearbeitet, bei der häufig die Augen geschlossen bleiben, während die Zeugin »den Raum hält«, indem sie einfach in einer nichtinvasiven, weniger handlungsorientierten Weise da ist. In ihrem Essay *The Tao of the Body* (1958) zeigt sich die esoterische Qualität ihres Denkens und ihres Ansatzes.

Janet Adler und Joan Chodorow, beide Schülerinnen von Mary Starks Whitehouse, entwickelten ihre Arbeit weiter und erweiterten den ursprünglichen Ansatz der Authentischen Bewegung.

Trudi Schoop leistete einen einzigartigen Beitrag zur Entwicklung der Tanztherapie, indem sie ihre Erfahrung als Bühnenkünstlerin in die Entwicklung des Konzepts der Externalisierung von Konflikten einfließen ließ. Wie Whitehouse war Schoop der Ansicht, daß der Mensch im Spannungsfeld gegensätzlicher Kräfte lebt. Bewegung und Tanz sah sie als Mittel, unterdrückte und widerstreitende Emotionen freizusetzen. Schoop setzte Improvisation und Performance als Werkzeuge ein, indem sie ihre Klienten dazu anleitete, die Darstellung von Emotionen in Haltung und Bewegung zu übertreiben und diese Extreme sowie unterschiedliche Teile ihrer Selbst wie ein Ensemble von Charakteren zu präsentieren. Mit ihrem einzigartigen Sinn für Schauspiel und Humor gelang es ihr, eine sichere Atmosphäre des freien Spiels und der kreativen Distanz zu schaffen. Schoop war der Ansicht, daß Menschen, die sich einmal im Tanz durch solch kreative Konfrontation und Auseinandersetzung mit ihrer eigenen begrenzten Wirklichkeit verbunden haben, im Tanz ebenso einen Weg finden können, sich mit der größeren, unbegrenzten Lebensenergie des Universums zu verbinden.

Die Tanzherapie arbeitet zwar mit eigenen Prinzipien, Theorien und Modellen, weist aber viele Parallelen zur Praxis der Expressive Arts

Therapy auf. Beide Therapieformen fußen auf Prinzipien, die sich aus einem künstlerischen, physiologischen und psychologischen Verständnis von Körper und Bewegung ergeben. Die Expressive Arts Therapy zeichnet sich aber dadurch aus, daß sie aktiv damit arbeitet, »innere« Empfindungen, Gefühle und Bilder in »äußere« Aktion umzusetzen. Dabei kommt das gesamte künstlerische Spektrum zum Einsatz: Bewegung und Tanz, Schauspiel, Stimme, Malen, das Schreiben von Gedichten und andere Formen des Schreibens, Rituale und Performances. Das Besondere an der Expressive Arts Therapy ist ferner, daß sie den kreativen Prozeß als psychologischen Spiegel betont und eine eigene Form des interaktiven Dialogs zwischen der tanzenden Person und der Zeugin und zwischen der einzelnen Person und der Gruppe sowie ein eigenes Konzept für die Arbeit mit Themen und Metaphern entwickelt hat.

Postmoderner Tanz

Anna Halprin wird oft als erste postmoderne Tänzerin bezeichnet. Sie studierte an der University of Wisconsin bei der Tanzpädagogin Margaret H'Doubler. Geprägt von Moshe Feldenkrais und Fritz Perls, von den ästhetischen Prinzipien des Bauhauses und vom Gedankengut ihrer Lehrer John Dewey und Rudolf Arnheim sowie von der gestalterischen Arbeit ihres Ehemanns Lawrence Halprin, wurde Anna Halprin zu einer Schlüsselfigur der Avantgarde der Westküste.

Als Tänzerin, Performancekünstlerin und Pädagogin entwickelte sie zeitgleich mit der Entwicklung der Tanztherapie einen einzigartigen Ansatz, in dem Tanz als heilende Kunst betrachtet wird. Ganz im Sinn ihrer Mentorin H'Doubler erforschte Halprin die natürliche Körperbewegung entsprechend den organischen Grundgegebenheiten. Ihr Herangehen an Bewegung basiert zum einen auf einer wissenschaftlichen, zum anderen auf einer ästhetischen Perspektive von Körper und Bewegung. Wie Whitehouse hat sie immer darauf bestanden, daß es ihr um einen Ansatz und nicht um eine Methode geht, und damit ihre Entschlossenheit bezeugt, das konventionelle Tanzverständnis zu überwinden und die Kreativität selbst als gestalterischen Prozeß in den Mittelpunkt zu stellen. In ihrer Arbeit geht es um nichtstilisierte

Bewegung in Verbindung mit kinästhetischem Gewahrsein und um die inneren Bilder oder die Geschichte der Tänzerin.

Schon in jungen Jahren ließ Anna Halprin die Tänzer nicht nur im Tanzstudio und auf der Bühne, sondern auch in der Natur oder mitten in der Stadt tanzen. Sie arbeitete mit Künstlern verschiedener Disziplinen zusammen und entwickelte einen der ersten intermodalen Ansätze. Immer auf der Suche nach dem Wesentlichen, konzentrierte sie sich auf Fragen und Anliegen ihrer Zeit und Kultur. In ihren Performances wandte sie sich Mythen und Ritualen zu, wobei die von ihr gestalteten Mythen in der Gegenwart wurzelten.

Anna Halprin hob in ihren Tanzstücken die traditionelle Trennung zwischen Bühne und Zuschauerraum und damit zwischen Künstlern und Publikum auf. Ihre Bühne waren auch der Zuschauerraum, das Theaterfoyer und sogar die Straße. So, wie sie die Begrenzungen der stilisierten Tanzsprache, die Grenzen zwischen dem bekleideten und dem unbekleideten Körper, zwischen Tanzstudio und alltäglicher Umgebung, zwischen Rassen und Kulturen sowie zwischen Künstlern und künstlerischen Ausdrucksmitteln durchbrochen hat, durchbrach sie auch die Grenzen zwischen Aufführenden und Publikum, indem sie das Publikum an ihren Performances beteiligte. Sie arbeitete viel mit Laien aus unterschiedlichen Kulturen und Ethnien sowie mit Musikern, Malern, Lichtkünstlern, Schauspielern und Psychologen.

Im Lauf der Zeit verschob sich Anna Halprins Schwerpunkt von Performances zu Workshops und Lehrtätigkeiten. Als bei ihr 1971 Krebs diagnostiziert wurde, verlagerte sich ihr Interesse erneut. Sie ging nun dazu über, Tanz als Mittel zur Selbstheilung sowie Gemeinschaftsrituale zur heilsamen Bewältigung gesellschaftlicher Herausforderungen zu erforschen. Insgesamt hat sich Anna Halprins Arbeit seit den frühen fünfziger Jahren parallel zu den Entwicklungen der Tanztherapie und zu den Künstlern der radikalen Avantgarde entwickelt.

KAPITEL 7
Moderne, Postmoderne und Avantgarde

Alles ist im Fluß.
Heraklit

Um den Einfluß von Moderne und Postmoderne auf die Entstehung der Expressive Arts Therapy zu verstehen, müssen wir auch hier den größeren historischen Kontext betrachten. Die Moderne führte zu einer Abkehr von der Aufklärung, dem Zeitalter der Vernunft. Die Denker des 18. Jahrhunderts wollten die Menschheit im Namen des Fortschritts durch die Entlarvung von Mythen und Aberglauben von ihrem Leid befreien. Die damaligen Werte basierten auf Wissenschaft, Logik und mechanistischem Denken.

Denker der Moderne stellten die autoritären Machtstrukturen des 18. Jahrhunderts und die Vorherrschaft von Kirche und Staat in Frage. Als Nietzsche erklärte, »Gott ist tot«, und damit die christliche Moral in Frage stellte, meinte er die korrupten und elitären Machtstrukturen, die im Namen des Fortschritts geherrscht hatten. Seiner Meinung nach haben diese Machtstrukturen die breite Masse ihrer Ausdrucksfähigkeit, Kreativität und Sinnlichkeit beraubt. Er prognostizierte eine Leere als Folge der Abkehr von den maßgebenden Mythen und Traditionen.

Die Vertreter der Moderne beschäftigten sich mit der Frage nach dem Platz der Wahrheit, wenn schon nicht in der von Kirche, Staat und Wissenschaft proklamierten Ordnung. Was könnte nach dem Zusammenbruch institutioneller Autorität die Quelle für Inspiration, Hoffnung und gemeinsame Werte sein? Sie versuchten, die Leere mit Neuinterpretationen der Mythen zu füllen, die inmitten von Chaos, drohendem Nihilismus und Anarchie grundlegende Werte vermitteln sollten. Die Künstler der Moderne suchten nach Werten, die in einer Welt ohne klar definierten moralischen Mittelpunkt Bestand haben könnten. In der ersten Hälfte des 20. Jahrhunderts entwickelten sich im Bereich der Kunst explosionsartig neue Trends; gefragt war alles, was »neu« war.

Bildende Künstler wie Pablo Picasso und Jackson Pollock und Schriftsteller wie James Joyce und T. S. Eliot schworen allen Konventionen ab und experimentierten mit Farben, Bildern und Worten. Sie versuchten, die Dinge auf ihre wesentlichen Bestandteile zu reduzieren und die »innere Wahrheit« jenseits des äußeren Scheins zu ergründen. Elemente wie Licht (Impressionismus), Linie und Form (Paul Klee, Wassily Kandinsky, Pablo Picasso) sowie Farbe in ihrer Strahlkraft, Beschaffenheit und Bewegung (Jackson Pollock) gewannen an Bedeutung. Die Surrealisten arbeiteten mit dem Prinzip nonlinearer Nebeneinanderstellung und mit traumgleichen Bildern, die eine andere Realität darstellen sollten, oft an der Grenze zum Alptraumhaften oder Jenseitigen. Mit Hilfe von Techniken wie dem automatischen Schaffensprozeß zielte man darauf ab, das Bewußtsein auszuschalten und aus dem Unbewußten heraus zu arbeiten, im Versuch, den künstlerischen Prozeß »von selbst« geschehen oder fließen zu lassen. Shaun McNiff beschreibt den Surrealismus als einen Aufruf zur Teilhabe der gesamten Gesellschaft an der Auflösung der Trennlinien zwischen Kunst und Leben und sieht diese Kunstrichtung als einen der Vorläufer für die Art, wie Malerei in manchen Kunsttherapien eingesetzt wird[1].

In Literatur und Dichtkunst begann man, freie Assoziationen und den Bewußtseinsstrom einzusetzen (T. S. Eliot, Virginia Woolf und James Joyce). Antike Mythen wurden innerhalb von zeitgenössischen Rahmenhandlungen neu formuliert (D. H. Lawrence, William Butler Yeats, James Joyce). Der Komponist John Cage experimentierte mit zufälligen Klängen und Stille. Der Künstler Marcel Duchamp definierte Kunst als das, was der Künstler zu Kunst erklärt. Neue ästhetische Konzepte entstanden, die Kunst um der Kunst willen proklamierten.

Eine neue Ästhetik in der Architektur, vertreten insbesondere durch die Bauhaus-Schule, prangerte verspielte, ornamentale Stile an und propagierte die Schönheit des Wesentlichen. Der Funktionalismus mit der Betonung von Licht und klaren Linien sowie dem Fokus auf Materialien wie Stahl, Glas, Beton und Holz kam auf. In dieser neuen Ästhetik sollte die Form der Funktion folgen. Design sollte eine Erfahrung der »reinen« Natur der Dinge ermöglichen und widerspiegeln.

Die Naturerfahrung rückte in den Mittelpunkt. Stadtparks wurden angelegt, und Wohnhäuser wurden harmonisch in die Landschaft eingebettet. Veranden und Terrassen bildeten den Übergang zwischen Innen- und Außenraum. Wenn die Menschen schon nicht mehr in der

Natur leben konnten, so sollte die neue Architektur wenigstens die Natur wieder zu den Menschen bringen. Frank Lloyd Wright setzte sich für eine organische Architektur ein: Natürlichkeit sollte Vorrang haben vor Ornamentalem. Wohngebäude, in denen sich die asymmetrischen Formen der Natur spiegelten, sollten Menschen wieder ein organisches Wohnen ermöglichen.

Denker wie John Dewey und Rudolf Arnheim begannen, Ästhetik fachübergreifend zu betrachten, und gingen dabei über rein künstlerische Belange hinaus. Arnheim stellte fest, daß die Grundüberzeugung der Kunsterzieher im 20. Jahrhundert in der radikalen Abkehr von bisherigen Kunstauffassungen liegt. Er war der Ansicht, daß Kunst nicht das Privileg einiger weniger, sondern eine natürliche Tätigkeit jedes Menschen ist, daß eine authentische Kultur weniger von seltenen Genies als vom kreativen Leben der Durchschnittsbevölkerung abhängt und daß Kunst ein unverzichtbares Werkzeug für den Umgang mit den Aufgaben des Daseins ist.

Die neue Ästhetik stellte die Beziehung zwischen Sinneserfahrung, Bedeutung und einer neuen Interpretation von Schönheit in den Mittelpunkt. Damit löste sie sich von formalen Vorstellungen. Statt dessen fragte sie: Wie fühlt sich etwas an? Wie wird die Phantasie angeregt? Die neuen Denker definierten Kunst neu: Kunst sollte nicht nur dekorativ oder unterhaltsam sein, sondern einem größeren Zweck dienen. Sie sahen eine enge Verbindung zwischen Kunst und den Grundbedürfnissen des Menschen. Durch Anwendung dieses Kunstbegriffs in Psychologie, Pädagogik, Philosophie und bei unterschiedlichsten gesellschaftlichen Anliegen bildete sich eine neue Philosophie der Ästhetik heraus. Dies war insbesondere deshalb von Bedeutung, weil ein Großteil der modernen Kunst mit der Betonung auf persönlicher, subjektiver Erfahrung im wesentlichen selbstbezogen war und damit die Trennlinie zwischen der unteren und mittleren Schicht der Gesellschaft und der Elite noch stärker hervortreten ließ.

Die Postmoderne war geprägt von einer Fülle neuer Trends und Stile in der Kunst. Der Anspruch der postmodernen Welt war es, Unterschiede zu integrieren und mit ihnen zu leben. Denker und Künstler der Postmoderne tauchten ins Alltagsgeschehen und die Normalität ihrer Kultur ein und versuchten diese widerzuspiegeln. In den sechziger Jahren entwickelten Künstler den Kunstbegriff von

Marcel Duchamp weiter, indem sie ihn auf die Erforschung des »normalen Alltagslebens« anwendeten.

Es wurden Kunstereignisse inszeniert, die sogenannten Happenings, die nicht in Studios, Theatern und Galerien stattfanden, sondern mitten im täglichen Leben. Das Publikum bestand aus zufälligen Passanten, und als künstlerisches Material diente alles, was man dabeihatte oder zufällig fand. Auf diese Weise wurden die Künstler selbst zum Medium in Interaktion mit dem Material, das aus trivialen und gewöhnlichen Alltagsobjekten bestand.

In der Performancekunst der Avantgarde standen der Prozeß und das Geschehen im Augenblick der künstlerischen Begegnung im Mittelpunkt. Bei der Improvisation ging es darum, sich in das Unbekannte hineinzuwerfen und mit dem Element des völlig Unerwarteten oder Zufälligen zu arbeiten. Die Künstler der Avantgarde versuchten, die üblichen Grenzen zwischen Künstler und Publikum, zwischen Kunstwerk und Alltag, zu durchbrechen. Kunst war das, worauf der Künstler hinwies, und Publikum waren alle, die im Setting des Künstlers auftauchten. So wurde Kunst in die Öffentlichkeit gebracht, und ahnungslose Passanten wurden in künstlerische Erfahrungen einbezogen.

Die Avantgardebewegung brachte eine Vielfalt an Kunstwerken in Musik, Theater, Tanz und Malerei hervor. Alle Elemente künstlerischen Tuns wurden neu gemischt und auf überraschende Weise neu kombiniert. Künstler experimentierten mit Mischtechniken und schufen multimediale Kunstwerke und Kunstereignisse. So arbeiteten Tänzer eng mit Musikern, Dichtern, Schauspielern und Malern zusammen.

Allan Kaprow (1927–2006), der den Begriff »Happening« prägte, machte einmal in Zusammenarbeit mit Anna Halprins San Francisco Dancers' Workshop das Bankenviertel der kalifornischen Stadt zur Bühne. Die Tänzer bewegten sich inmitten von Anzugträgern mit Aktentaschen, Müttern mit Kindern und anderen Passanten; sie liefen, gingen in Zeitlupe, taten so, als würden sie den Verkehr regeln, kletterten über Autos, standen neben einem Stopzeichen still oder imitierten die Bewegungen der Passanten.

Die Postmoderne dekonstruierte die dominierenden Erzählstrukturen und wandte sich populären Erzählformen zu. Sie verband Gegensätze in neuen, eklektischen Mischformen. Harmonie und

Ausgewogenheit waren nach postmoderner Vorstellung in der unharmonischen und dissonanten Schönheit miteinander in Beziehung gebrachter Gegensätze zu finden. Postmoderne Werte bildeten sich am Schnittpunkt zwischen Vergangenheit und Gegenwart heraus, im Nebeneinander vielfältiger Bedeutungen und Erfahrungen. Das Konzept eines gemeinsamen Referenzpunkts, anhand dessen Erfahrungen definiert werden, wurde als exklusiv und marginalisierend betrachtet. Die »allgemein verbindliche Realität« wurde zugunsten einer Hinwendung zum nichthierarchischen, freien Spiel der Gegensätze in Frage gestellt. Dabei war das Wie der Beziehungen zwischen den Dingen wichtiger als das Warum.

Querverbindungen

Durch diese Experimente und die politischen und kulturellen Reaktionen auf den Gedanken, Mehrdimensionalität und Diversität bei Einzelpersonen und Gruppen anzuerkennen, wurde das Konzept vom Netz des Lebens, in dem viele Einzelteile miteinander verbunden sind, und vom freien Spiel der Gegensätze wieder aktuell. Die Tendenz, Vergangenheit und Gegenwart sowie individuelle und kollektive Geschichten zusammenzubringen und persönlicher Wahrnehmung, Diversität und metaphorischer Bedeutung alltäglicher Ereignisse größeren Wert beizumessen, führte dazu, daß in Therapie, Pädagogik, Gruppenleitung, Gesundheitsvorsorge und Kunst neue Ansätze akzeptiert wurden. Neue Konzepte von Interdependenz, die alles Lebendige in einem großen Netz miteinander verbunden sahen, führten Umweltschutz und Spiritualität wieder in die Mitte der Gesellschaft und schufen Brücken zu Kunst, Pädagogik und Wissenschaft.

In der Pädagogik entwickelten zum Beispiel Maria Montessori (1870–1952) und Rudolf Steiner (1861–1925) nichtlineare Lernmethoden, die auf der Entwicklung der Sinneswahrnehmung, auf künstlerischem Ausdruck und auf der Arbeit mit individuellen Lernbedürfnissen beruhten. An vielen Orten entstanden alternative Schulen, die ein immer breiteres Altersspektrum abdecken konnten.

Man besann sich auf eine alternative Medizin, die in vielen Kreisen im Vergleich zum mechanistischen Ansatz mit seinem Schwerpunkt auf der Diagnose und Behandlung von Symptomen als gleichwertig oder sogar überlegen betrachtet wurde. So kamen ältere Behandlungsformen wie die Akupunktur und fast vergessene wie die Homöopathie und die Naturheilkunde, die Chiropraktik und verschiedene Formen der Kräuterheilkunde wieder zum Einsatz. Heute ist die alternative Medizin weit verbreitet. Bei der Behandlung von Krankheiten kann die ganze Person mit ihrer physischen, emotionalen, mentalen und spirituellen Ebene berücksichtigt werden. Innerhalb dieses Paradigmas bedeutet Heilung, den natürlichen inneren Energiefluß freizusetzen. Eine Behandlung bringt Gifte an die Oberfläche und löst Energieblockaden, um alle Teile der Person wieder in Balance und Harmonie zu bringen.

In der Wissenschaft wie auch in Kunst, Psychologie und Pädagogik vollzog sich ebenfalls die Ablösung von der mechanistischen Weltsicht des 18. Jahrhunderts. Philosophen untersuchten das Wesen der letzten Wirklichkeit, Psychologen das Wesen der Persönlichkeit und Künstler das Wesen des Ausdrucksmittels und der Ausdrucksfähigkeit, während die »neuen« Wissenschaftler das Wesen der Materie untersuchten.

Einsteins Relativitätstheorie (1905 und 1916) stellte die Newtonsche Weltsicht in Frage, die alle Phänomene auf die Bewegung materieller, unveränderlicher Atome reduzierte und die Natur mit einer Maschine verglich, und führte die Wissenschaft zu einem Konzept zurück, das die der Natur innewohnende Harmonie einbezog. Einstein beschrieb Masse als eine mit Aktivitäten und Prozessen verbundene Form dynamischer Energie. Wie er entdeckte, sind Teilchen keine statischen Objekte, sondern immer in einer Bewegung zu etwas hin (Anziehung) oder von etwas weg (Abstoßung) begriffen, wie in einem Tanz der Gegensätze.

Die moderne Wissenschaft hat erkannt, daß alle Materie aus ein und derselben Energie besteht. Ihr Kern ist Bewegung, die den allgegenwärtigen Gesetzen von Kreativität, von Chaos und Ordnung, Anziehung und Abstoßung, Trägheit und Veränderung unterliegt.

Sogenannte Fraktale – Muster, die in mathematischen Gleichungen, lebenden Pflanzen und Zellstrukturen beobachtet werden konnten, wobei ein Objekt aus mehreren verkleinerten Kopien seiner selbst besteht – zeigen ein komplexes Netz aus Formen und Farben, das Kunstwerken ähnelt und Querverbindungen zwischen unterschiedlichen Lebenswelten vermuten läßt. Das Fraktalkonzept veränderte in der Wissenschaft die allgemeine Wahrnehmung für Muster auf allen Ebenen.

Die Quantenmechanik beschreibt mittlerweile Materie auf der subatomaren Ebene als einen Tanz der Teilchen und Wellen, der ebenfalls den Gesetzmäßigkeiten der Chaostheorie unterliegt. Die Chaostheorie beschreibt für dynamische Systeme einen Prozeß, in dem Ungleichgewicht und damit auch Chaos erzeugt wird, dem aber zwingend ein Prozeß der Selbstorganisation folgt. Die Beschreibung dieses Prozesses läßt sich ohne weiteres auf psychologische oder künstlerische Prozesse übertragen. Auch hier müssen wir zunächst eine Phase der Zerrissenheit, Auflösung und Verzweiflung durchleben, bevor es dann, wenn wir uns in der richtigen Umgebung befinden und die nötigen Impulse erhalten, unvermeidbar zu einem Prozeß der Neuorganisation und Transformation kommt.

Physiker begannen, die Erde und das Universum mit Begriffen wie Energie, Rhythmus, Bewegung und Kreativität zu beschreiben, und führten den Begriff des universellen Bewußtseins ein, das sich seiner selbst bewußt wird. So wurden die Verbindungen zwischen den Gesetzmäßigkeiten der Naturwissenschaften und denen der Psychologie, der Kunst und der Spiritualität wiederhergestellt, die bereits von den griechischen Philosophen und den östlichen Mystikern erkannt worden waren.

Die sechziger und die frühen siebziger Jahre waren eine Zeit des Experimentierens und des Erforschens. Künstler, Psychologen, Pädagogen, Philosophen und Wissenschaftler begannen, sich zur Erforschung interdisziplinärer Themen zusammenzuschließen, und gewannen dabei immer umfassendere und tiefergehende Erkenntnisse. Da vielen von ihnen die zeitgleichen Entdeckungen in anderen Feldern unbekannt gewesen waren, brachte diese zweite Renaissance unglaubliche Innovationen mit sich. In der Kunst entstanden sogenannte Mixed-media-Projekte, und die Wissensgebiete und Vordenker beeinflußten sich gegenseitig.

Die Entstehung der Expressive Arts Therapy

Mitte der siebziger Jahre entstand die Expressive Arts Therapy als Teil der Bewegung, die von der Moderne zur Postmoderne führte. Auf den Grundlagen der phänomenologischen Philosophen und Psychologen sowie mit Hilfe alter, moderner und postmoderner Kunstpraktiken führten die Begründer und Mitwirkenden dieses neuen Gebiets das Gedankengut, die Experimentierfreude und den Innovationsgeist europäischer und amerikanischer Prägung zusammen. Die Expressive Arts Therapy ist jedoch nicht einfach nur eine Ansammlung alter, passend gemachter Theorien und auch kein Mischmasch verschiedener künstlerischer Methoden. Diese »neue Schule« bringt vielmehr westliche und östliche Tradition sowie die uralten Heilkünste direkt in den Kontext unserer Gegenwartskultur.

Die Expressive Arts Therapy stellt einen radikalen Ansatz dar, der Kunst und Psychologie vereint und Klienten zu körperlich erlebten Lernerfahrungen und zur Erweiterung ihrer Ausdrucksfähigkeit führt. Sie arbeitet intermodal und sieht im Miteinander von Imagination und sensorischer Ausdrucksfähigkeit einen Weg, Bewußtheit, Kreativität und Veränderung zu fördern. Das Wechselspiel zwischen psychologischen und künstlerischen Prozessen ist die Grundlage, um Störungen sowie neue Wege zu Erkenntnis, Veränderung und Heilung zu erforschen.

Shaun McNiff und Paolo Knill eröffneten 1974 an der Lesley University in Cambridge (Massachusetts) das erste Hochschulinstitut für Expressive Arts Therapy. Zur selben Zeit entwickelte ich am Tamalpa Institute in Kalifornien einen eigenen Ansatz für die Expressive Arts Therapy. In den neunziger Jahren rief Jack S. Weller am California Institute of Integral Studies (CIIS) in San Francisco den zweiten universitären Studiengang für Expressive Arts Therapy ins Leben, und die International Expressive Arts Therapy Association wurde gegründet.

Paolo Knill ist eine Schlüsselfigur der Expressive Arts Therapy und war wesentlich an ihrer Etablierung und Anerkennung beteiligt. In jungen Jahren war Knill als Naturwissenschaftler sowie als Musikwissenschaftler und Musiker erfolgreich gewesen. Außerdem gehörte er der Avantgardebewegung an. Diesen mehrdimensionalen, experimentellen Hintergrund brachte er in seine Arbeit als Künstler, Lehrer und Therapeut mit ein.

Veränderungsprozesse geschehen nach Knills Auffassung bereits allein durch künstlerisches Tun und das daraus entstehende Werk. Knill versucht nicht, Kunst in die Psychotherapie zu integrieren, sondern formuliert vielmehr Philosophie, Theorie und Praxis der Expressive Arts Therapy auf Grundlage der Kunst. Dargelegt sind Knills Gedanken in seinem Buch *Minstrels of the Soul* (1995) sowie in zahlreichen Artikeln, die unter anderem im Fachmagazin *Poiesis* erschienen sind. Knills Konzeption könnte ich hier nur oberflächlich zusammenfassen, daher verweise ich auf Knills eigene Publikationen. Einige seiner Ideen möchte ich jedoch kurz erwähnen.

Ausgehend von der Arbeit des Musikers und Pädagogen Wolfgang Roscher in den fünfziger Jahren, spricht Knill von der Bedeutung der neuen Polyästhetik für die intermodalen Techniken der Expressive Arts Therapy. Ein wichtiges und zentrales Modell Knills ist die sogenannte Kristallisationstheorie. Sie besagt, daß jedes künstlerische Ausdrucksmittel psychisches Material mit optimaler Klarheit und gefühlter und gedanklicher Präzision zutage fördern kann. Im Zusammenhang mit der Polyästhetik hat er ein Modell entwickelt, das beschreibt, wie jedes Kunstmedium entsprechend seiner besonderen Kommunikationsmodalität den Prozeß der Kristallisation fördert. Der sogenannte intermodale Transfer, ein von Knill geprägter Ausdruck, bezeichnet den Wechsel von einem künstlerischen Ausdrucksmittel zu einem anderen, der dazu dient, Fokussierung, emotionale Klarheit und Imagination zu fördern. Nach Knill unterstützt der intermodale Transfer die Kristallisation, da er dazu beiträgt, psychisches Material (Bilder, Gefühle und Bedeutungen) zu intensivieren und zu verdeutlichen.

Knill beschreibt den künstlerischen Prozeß auch als ein Mittel zur Dezentrierung. In der Dezentrierung gewinnen Menschen Abstand zu ihren Themen und Lebenserfahrungen, können sie in einem neuen Licht sehen und deshalb neue Möglichkeiten und Lösungen finden. Mit dem Ausdruck »alternative Welterfahrung« beschreibt er den Prozeß, der meines Erachtens die Grundlage für den Einsatz von Kunst in der Therapie ist: Kunst kann Menschen dazu bringen, sich einen Spielraum zu erschließen und zu erweitern, der ihnen im Alltag oder in ihrer gewohnten Weise, ihre Schwierigkeiten zu sehen, nicht zugänglich ist.

Knill ist ein großer Visionär, der sich der Expressive Arts Therapy, ihrer Weiterentwicklung und ihrem Geist gemeinschaftlichen Arbeitens stets verpflichtet gefühlt hat. Er ist auch der Gründer eines weltweiten Netzwerks von Ausbildungsstätten in diesem Bereich. Bei jährlich abgehaltenen Symposien in Europa und Nordamerika können Studierende an Meisterklassen und an einem Kunstfestival teilnehmen und vielfältige Ansätze für die Arbeit der Expressive Arts Therapy kennenlernen. Mit der Gründung der European Graduate School im Jahr 1995 schuf Knill eine Institution, an der im Sommer Lehrende und Studierende der angeschlossenen Institute und Universitäten aus der ganzen Welt zum intensiven Studium und zum gemeinsamen Arbeiten zusammenkommen.

Die Expressive Arts Therapy wird inzwischen unter ganz unterschiedlichen Rahmenbedingungen eingesetzt: in der Einzeltherapie, in Workshops, in Schulklassen, Ausbildungsgruppen, Künstlerwerkstätten, Kliniken, Schulen und Krankenhäusern sowie am Arbeitsplatz. Die Expressive Arts Therapy fördert die gemeinschaftliche kreative Leistung sowie die Fähigkeit zur Kommunikation und zur Lösung von Problemen. Stil und Ausrichtung von Therapeuten, Lehrern und Seminarleitern können sich sehr stark voneinander unterscheiden. Auch das Altersspektrum der Klienten ist breit gefächert und reicht von Kindern und Jugendlichen bis zu Erwachsenen. Wer Expressive Arts Therapy praktiziert, hat sich in der Regel auf eine bestimmte künstlerische Ausdrucksform spezialisiert, integriert jedoch viele künstlerische Ausdrucksformen in der Arbeit. Manche legen größeres Gewicht auf Musik, während andere sich bevorzugt mit Dichtung, Theater, Malen oder – wie hier vorgestellt – Bewegung und Tanz beschäftigen.

Die Expressive Arts Therapy ist alles andere als ein geschlossenes, festgefügtes System, sondern befindet sich in einem fortdauernden Prozeß der Entwicklung und Reifung. Dieser Prozeß speist sich aus dem Wesen der Arbeit, aus der Kultur, in der er stattfindet, und aus den Problemen und Bedürfnissen der Gesellschaft. Eine weitere Quelle der Entwicklung ist die Zusammenarbeit mit Praktizierenden verwandter Gebiete.

Neue Paradigmen

Die neuen Paradigmen des 20. und 21. Jahrhunderts versuchen, unserem Verständnis der komplexen Lebensbedingungen in der postmodernen Zeit einen neuen Rahmen zu geben. Wir müssen mit Chaos und Diversität, mit dem unvermeidbaren Entstehen neuer Ordnungen und mit der immerwährenden Bewegung des Bewußtseinsstroms mitgehen können. Damit kehren wir im Grunde zu den Prinzipien und Gesetzmäßigkeiten zurück, die das Leben von Menschen und Gemeinschaften in vorchristlicher Zeit bestimmt haben. Doch schließt sich dieser Kreis auf einer neuen Ebene; wir begegnen dabei neuen, komplexeren Herausforderungen. In Psychologie, Philosophie, Kunst, Pädagogik, Medizin und Wissenschaft rufen uns die neuen Paradigmen dazu auf, ganzheitlicher zu leben und Kunst, Wissenschaft, Psychologie und Spiritualität nicht mehr voneinander zu trennen, sondern sie durch gemeinsame Metaphern sowie universelle Prinzipien und Leitideen wieder miteinander zu verbinden.

Im 20. Jahrhundert haben wir eine beachtliche Erweiterung des Allgemeinwissens, eine Informationsexplosion sowie ein hohes Maß an Austausch und gegenseitiger Beeinflussung zwischen den Wissensgebieten erlebt. Wenn auch in einigen Fällen die Gefahr besteht, daß Tiefe und Lauterkeit eines bestimmten Systems verlorengehen, weisen doch die Bestrebungen zu einer Zusammenführung der Wissensgebiete und die daraus entstehende gegenseitige Befruchtung darauf hin, daß wir völlig umdenken müssen. Die Entwicklung unserer kreativen Intelligenz dürfen wir nicht aus Descartesscher Perspektive (»Ich denke, also bin ich«) angehen, die unsere gesamte Identität lediglich mit dem eindimensionalen Verstand gleichsetzt. Wir müssen kreative Intelligenz vielmehr als Teil des Organismus und als Teil unseres vielschichtigen Geistes im Prozeß der Bewußtwerdung verstehen.

Wir sind bisher der Tatsache, daß wir alle Teil eines großen Netzes sind, weder in unserem Denken noch in unserem Handeln gerecht geworden, und haben uns den globalen Herausforderungen bisher noch nicht gestellt. Auf unserer Suche nach Ganzheit müssen wir das gesamte Wissen zusammenführen, das auf der Suche nach dem wahren Wesen des Menschen entdeckt oder neu entdeckt wurde. Die Entstehung der Moderne führte durch die industrielle Revolution zur

Massenproduktion; die Entstehung der Postmoderne führte zu Masseninformation, zu Massenkonsum und einer Flut immer neuer Stile und Trends.

Die Postmoderne hat unserer Kultur eine neue Sicht der Wirklichkeit vermittelt. Das mechanistische, dualistische Denken mit seiner festgefügten Perspektive und seinen hierarchischen, auf Gut oder Böse, Haben oder Nichthaben, Körper oder Geist basierenden Moralvorstellungen wurde in Frage gestellt. Die Macht, die Kirche und Staat über Körper, Imagination und Geist ausübten, wurde nicht mehr akzeptiert. Im Gegenzug wurden Unterschiedlichkeit, Vielfalt und Pluralität sowie vielschichtige Interpretation von Wirklichkeitserfahrung wieder geschätzt. Doch trotz dieses entscheidenden Durchbruchs konnte die Postmoderne den Verlust der Seele in unserer Kultur nicht heilen. Wie James Hillman in seinem radikalen Manifest *Re-Visioning Psychology* (1975) aufzeigt, hat ein Jahrhundert Psychotherapie das Versprechen der Aufklärung nicht eingelöst.

Immer noch werden unsere körperlichen und seelischen Kräfte vorrangig dazu benutzt, marktfähige Güter herzustellen. Mainstream-Kunst ist leicht konsumierbare Unterhaltung, die unsere materialistischen Wünsche und Ängste befriedigt. Wenn wir mit Konflikten und Unterschieden konfrontiert werden, reagieren wir immer noch ganz ähnlich wie die Menschen im Mittelalter – mit Eroberung und Zerstörung. Wir verfügen heute über viele Hilfsmittel und Informationen und über den Zugang zu einer globalen Gemeinschaft. Dies hat aber nicht dazu geführt, daß wir unser Wissen und unsere Ressourcen miteinander teilen.

Wie werden wir auf die ständig zunehmenden Anforderungen und Bedrohungen der beschleunigten und fragmentierten Welt des 21. Jahrhunderts reagieren? Was kommt nach der Postmoderne? Könnte ein authentisches, bewußtes Leben zum nächsten kulturellen Leitbild werden?

Wenn wir unsere Seele zurückgewinnen wollen, müssen wir Körper und Imagination aus dem Griff des Konsumdenkens befreien. Wir müssen uns einer Ästhetik verpflichten, die sich nicht bloß auf die oberflächliche Schönheit all dessen bezieht, was wir besitzen oder begehren, sondern auf die Werte der inneren Welt jenseits des äußeren Anscheins. Müssen wir uns für das eine oder das andere entscheiden?

Müssen wir der materiellen Welt entsagen, um die Seele zu finden? Wenn dies der Fall sein sollte, sind wir als globale Gemeinschaft bereits verloren. Oder können wir von unserer modernen und postmodernen Entwicklungsphase profitieren? Können wir auf der Schwelle leben, an der sich innere und äußere Welt begegnen, an der Dunkelheit und Licht, Leiden und Freiheit im rechten Verhältnis zueinander verstanden und gelebt werden? Denn Seele und Geist können nur in dem lichtvollen Raum entwickelt werden, in dem sich das eine im anderen spiegelt.

Platons Formulierung *téchnê toû bíou* – die Kunst oder das Handwerk des Lebens – macht uns darauf aufmerksam, daß wir zum Leben mehr brauchen als nur die Fähigkeit, es »zu schaffen« und uns mit unserem Besitz zu identifizieren. Wir müssen vielmehr unsere Fähigkeit weiterentwickeln, am Leben *zu sein* und uns von der uns (wie die Humanisten glaubten) angeborenen Bewußtheit und Kreativität zu einem sinnvollen Dasein leiten zu lassen. Diese Sichtweise vom Leben als Handwerk und Kunst fordert uns dazu auf, unsere Lebensgestaltung als eine Kunst zu betrachten, für die wir Fertigkeiten und Fähigkeiten sowie Sensibilität, Aufmerksamkeit und Präsenz brauchen.

Wesentlich für diese Kunst des Lebens ist die Fähigkeit, voll und ganz im Moment zu leben, sich auszudrücken, eine reife Beziehung zur Vergangenheit zu entwickeln und mit den gegensätzlichen Kräften in und um uns herum zu »tanzen«. Dazu brauchen wir praktische Hilfsmittel, die uns in unserem Bestreben, zu lernen und uns zu verändern, stärken. Für Alfred Adler, Rollo May und Roberto Assagioli sind dies der kreative Mut und der Wille. Es ist jetzt unsere Aufgabe, Wege zu finden, die heiligen Traditionen und Mythen unserer Stammesvorfahren zu ehren, denn damit ehren wir unsere Wurzeln und unsere seit Urzeiten bestehende Suche nach Sinn. Außerdem ist es unsere Aufgabe, über die Bestrebungen unserer Vorfahren hinauszugehen und das Erwachen des Bewußtseins und den kreativen Ausdruck des Selbst in der Welt von heute voranzutreiben. Für ein solches Erwachen müssen wir aus dem zutiefst menschlichen Bedürfnis nach Kreativität schöpfen, das unseren Lebenswillen ausmacht und unserem Streben nach Wachstum zugrunde liegt.

Früher waren der kulturelle Ausdruck und die Weisheit von Gemeinschaften von dem Bedürfnis geprägt, mit der ganzen Schöpfung verbunden zu sein. In unserem persönlichen und kollektiven Wachstum müssen wir auch heute kreative Mittel finden, unsere grundlegenden menschlichen Bedürfnisse und Potentiale auszudrücken. In der Praxis der Expressive Arts Therapy, die ausführlich im dritten Teil behandelt wird, finden wir Werkzeuge und Leitlinien, die uns bei dieser Transformation helfen können. Je stärker unser kreatives Selbst ausgelebt und ausgedrückt wird, desto leichter finden wir mit allem, was uns ausmacht, ins Gleichgewicht. Was wir verkörpern können, können wir auch in unsere Beziehungen einbringen und in der Welt zum Ausdruck bringen. Ich möchte noch einmal auf das Gedicht von Kabir zurückkommen, mit dem wir diese Betrachtungen begonnen haben: »›Im Wasser ist der Fisch durstig!‹ Ich muß lachen, wenn ich's hör'!« – dies erinnert uns daran, daß unser seelischer Durst nicht dadurch gestillt wird, daß wir in ferne Länder reisen, sondern dadurch, daß wir in unser Inneres reisen. Wenn wir uns dann selbst gefunden haben, werden wir auch die Welt neu entdecken.

KAPITEL 8
Kreativität, Kunst und Therapie

> Den kreativen Prozeß gilt es zu erforschen, nicht als Ergebnis von Krankheit, sondern als Manifestation des höchsten Grades an emotionaler Gesundheit und als Ausdruck normaler Menschen im Akt der Selbstverwirklichung.
> *Rollo May*[1]

Es entspricht unserem allgemeinen Verständnis, daß Kunst und Kreativität zusammengehören. Wir wollen uns jedoch im folgenden mit weniger offensichtlichen Zusammenhängen befassen. Indem wir künstlerische und kreative Prozesse jenseits des Rahmens professioneller Kunstausübung in den Blick nehmen, stellen wir eine Therapieform vor, die ihre besondere Wirksamkeit aus der Verwurzelung im kreativen Prozeß gewinnt. Wir wissen, was Kreativität und Kunst miteinander zu tun haben, doch was haben Kreativität und Kunst mit Therapie zu tun?

Ganz allgemein umfaßt ein therapeutischer Prozeß alle Maßnahmen, die Menschen helfen, sich ihrer selbst bewußt zu werden und sich zu verändern. Er fordert von uns, daß wir in die Tiefe gehen, uns unserem Inneren zuwenden und vorübergehend unseren Alltag und unser lineares Denken hinter uns lassen. Bei einer solch tiefen Begegnung mit uns selbst – auch wenn sie nicht leicht herbeizuführen ist – können wir unser Leiden erforschen und die Teile von uns zurückgewinnen, die verlorengegangen sind. Auch wenn wir dazu neigen, beim Vertrauten zu bleiben und vor einer echten Suche nach der Seele zurückzuscheuen. Dies möchte ich anhand eines Beispiels aus einer sufistischen Lehrgeschichte um den weisen Narren Nasrudin veranschaulichen:

> Ein Freund sieht abends auf dem Nachhauseweg Nasrudin, wie er auf Händen und Füßen etwas unter einer Straßenlaterne sucht. »Was tust du da?« fragt der Freund. »Ich suche meine Schlüssel«, sagt Nasrudin. »Laß mich dir helfen«, entgegnet der Freund, »wo hast du sie denn verloren?« »Ach, ich habe sie irgendwo da hinten verloren«,

antwortet Nasrudin. »Warum suchst du denn dann hier danach?« fragt der Freund erstaunt. »Na«, antwortet Nasrudin, »hier ist doch mehr Licht.«

Diese scheinbar absurde Geschichte weist uns auf eine schwierige Herausforderung hin: Damit wir es wagen können, vertrauten Boden zu verlassen und unsere gewohnten Muster in Frage zu stellen, brauchen wir Werkzeuge, die uns dabei helfen, uns mit unserer kreativen Energie zu verbinden. Metaphern, die uns zu Erkenntnissen verhelfen und Wandlungsimpulse geben, können dabei eine entscheidende Rolle spielen. Denn im kreativ-künstlerischen Prozeß entsteht eine Energie, die sich mit Licht vergleichen läßt, das unseren Weg zu den dunklen Orten unserer Seele erhellt und uns neue Facetten der Wirklichkeit und neue Seinsweisen erkennen läßt. Wir werden deshalb den metaphorischen Wert betrachten, den die Kreativität, der künstlerische Prozeß und das Kunstwerk selbst für den therapeutischen Prozeß, ja sogar für jeden auf Bewußtseinsentwicklung und Selbstverwirklichung gerichteten Prozeß besitzen.

Kreativität als Lebenskraft

In ihrem Kern ist die Lebenskraft eine sich ständig bewegende schöpferische Energie. Die Bewegung der Lebensenergie ist wie der »Tanz des Lebens« und kann sich ganz unterschiedlich darstellen: Sie kann fließend und abgehackt, sanft und kraftvoll, sich ausdehnend und sich zusammenziehend, zerstreuend und sammelnd sein. Dieser Tanz der Lebensenergie ist ein Akt der Schöpfung, aus dem alle Lebensformen entstehen und sich in der Natur sowie im Bewußtsein und Handeln des Menschen manifestieren. Das kreative Spiel der Lebenskraft liegt im fließenden Wechsel zwischen Entstehen und Vergehen, Harmonie und Konflikt und gleicht somit der Beziehung zwischen gegensätzlichen Elementen.

Wir empfinden es als inspirierend, regenerierend und schön, die schöpferische Kraft der Natur zu betrachten. Denk an deinen Lieblingsort in der Natur: Ein Spaziergang dorthin belebt deinen Geist. Wenn du diesen Ort aufsuchst und ihn aufmerksam mit allen Sinnen wahrnimmst, wirst du bei jedem Besuch feststellen, daß manche Pflanzen gewachsen sind, andere nicht, daß manche Pflanzen eingegangen sind und daß sich manches durch einen bestimmten Einfluß geändert hat. Je nach Temperatur wirkt die Landschaft anders auf uns. Tag und Nacht wechseln in einem unendlichen Kreislauf.

Dieses Prinzip auf die innere Landschaft der Psyche anzuwenden und danach zu leben ist eine große Herausforderung. Was wir in der Natur fasziniert und inspiriert betrachten und wertschätzen, scheint in unserem eigenen Leben eher problematisch zu sein. Wenn wir sehen, wie Ebbe und Flut die Küste formen, verurteilen wir nicht das Meer dafür, daß es die Felsen zu Sand zermahlt. Doch wenn es um unser Leben geht, treffen wir ständig solche Werturteile. Wir widerstehen aktiv einem Geschehen, das wie eine kreative Interaktion zwischen dem Meer und den Felsen in der Landschaft unseres Lebens sein könnte, und bekommen daher auch nie den Sandstrand, an dem wir Muscheln sammeln oder in der Sonne liegen können.

Kreativität verbindet uns mit den natürlichen Prozessen, die auf der biologischen, emotionalen, mentalen und spirituellen Ebene ablaufen. Wenn wir mit der Energie dieser fundamentalen Lebenskraft, die stets in uns und um uns herum in Bewegung ist, in Berührung kommen, können wir uns wieder mit unserem angeborenen Schaffensdrang verbinden. Wir können lernen, mit Spannungen umzugehen und einengende Muster loszulassen, die den gesunden, kreativen Fluß der Lebensenergie blockieren, der Veränderung möglich macht.

Mit dem Erwachen und Erstarken dieser fundamentalen Impulse und Fähigkeiten erwacht und erstarkt auch unsere angeborene Intelligenz, die es uns ermöglicht, den kreativen Austausch zwischen scheinbaren Gegensätzen wertzuschätzen. Ein Beispiel: Eine Klientin hat Angst vor der Liebe. Sie hat aber ein Bild von einer Frau gemalt, die verliebt ist. In künstlerischen Dialogen zwischen diesen beiden Impulsen erlebt sie große Hingabe, Selbstvergessenheit und Freude.

In der Hingabe an den kreativen Prozeß spüren wir die Leidenschaft zum Leben in uns wachsen. Wir entwickeln den Mut, Risiken einzugehen, uns zu zeigen und unseren Problemen auf den Grund zu gehen und sie als Chance zu betrachten, etwas Neues zu lernen. Unser Entwicklungsprozeß mit allen damit verbundenen Themen wird zu einer aufregenden, lehrreichen und produktiven Reise. In solchen

Momenten des kreativen Flusses sind unsere Sinne geschärft und stehen uns unsere Energie und Ausdruckskraft uneingeschränkt zur Verfügung.

Oft fühlen wir uns dann mit dem höheren Selbst oder dem Göttlichen verbunden und erfahren unmittelbar die Einheit aller Dinge. Nachdem wir die kreative Lebenskraft erfahren haben, kehren wir gestärkt, mit neuen Perspektiven und neuer Weisheit in unseren Alltag mit seinen Herausforderungen zurück. Die Freisetzung dieser Energie in unserem Leben kann uns von Grund auf verändern.

Das Unbewußte und die Imagination

Auf der psychologischen Ebene verbindet uns der kreative Prozeß mit dem Unbewußten und öffnet uns für psychische Eindrücke, die uns im Alltag sonst nicht zugänglich sind. Bei der »nichtlinearen« Arbeit an unseren Themen, wie sie für den kreativen Prozeß typisch ist, kommen Inhalte des Unbewußten an die Oberfläche, die unserem analytischen Denken und zensierenden Geist sonst verborgen bleiben: Bilder, Erinnerungen, Empfindungen, Wissen und Gedanken.

Zu Rollo Mays Satz von der Kreativität als höchstem Grad an emotionaler Gesundheit möchte ich ergänzen, daß wir ohne Kreativität kein Wohlbefinden erlangen können. Ohne Kreativität verlieren wir den Zugang zum Reichtum des Unbewußten. In der westlichen Gesellschaft hat sich schon vor langer Zeit eine Haltung der Furcht und des Widerstands gegenüber dem Geheimnis des Irrationalen und der intuitiven Imagination etabliert. Auch heute noch müssen Menschen bereits in sehr jungen Jahren erleben, wie Schule, Religion, Familie und Gesellschaft die Kreativität vom Unbewußten abschneiden. Unsere Gesellschaft stellt das Ziel über den Weg und lineares Denken über Imagination. Alles, was wir tun, um die Imagination zu entwickeln und zu kultivieren, wird geringgeschätzt und höchstens als »außerschulische Aktivität« oder »Hobby« aufgefaßt.

Wenn wir den kreativen Dialog mit dem Unbewußten nicht pflegen, berauben wir uns des großen Vorrats an Energie und Chancen, den unser Innenleben zu bieten hat und der uns zu einem größeren Verständnis des Bewußten und zu mehr Ausdruckskraft verhelfen kann. Die Verbindung zwischen Imagination und Unbewußtem, die uns der kreative Prozeß erschließt, ist deshalb für alle Menschen relevant, nicht nur für Künstler.

Die Bedeutung der Kreativität für unser seelisches Gleichgewicht läßt sich auch anhand einer Metapher erklären. Stellen wir uns die Psyche als ein Gewässer vor, das durch die Kreativität in Bewegung gehalten wird. Kann das Wasser nicht mehr fließen, wird es brackig. Im Lauf der Zeit versickert das stehende Wasser in der Erde, so, wie Bewußtes ins Unbewußte absinkt. Wenn wir künstlerisch tätig werden, wird dieses Grundwasser sozusagen wieder an die Oberfläche geholt.

Wenn wir Kunst schaffen oder auf irgendeine Weise kreativ tätig werden und mit dem Unbewußten in Kontakt kommen, fühlt es sich an, als wolle Verborgenes ans Licht kommen, um gesehen, gespürt und gehört zu werden. Der kreative Prozeß verläuft nicht geradlinig, sondern eher wie eine Spirale oder eine Schlangenlinie. Manchmal scheint er nur aus Bruchstücken zu bestehen. Er ist nicht zielgerichtet, nicht auf das Ergebnis fixiert. Kreativität gleicht dem Unbewußten – sie ist wie ein Reservoir, das unterhalb der Alltagsebene verborgen ist. Wenn wir den kreativen Kanal freimachen, gewinnen wir wieder Zugang zum Unbewußten und zum intuitiven Selbst. Unser denkender Geist darf sich dann frei bewegen und stößt wie von selbst auf die Themen, die am dringlichsten sind.

In einem solchen kreativen Prozeß arbeiten das Unbewußte und die Imagination eng zusammen, jedoch in unterschiedlichen Funktionen. Das Unbewußte speichert den ganzen Reichtum unserer Seele und hat eine Eigendynamik. Angetrieben von der kreativen Lebenskraft, liefert uns die Imagination das Material, durch das wir die unbewußten Inhalte ausdrücken können. Von Künstlern weiß man, daß sie das Zusammenwirken von Imagination und Unbewußtem, das den kreativen Akt ausmacht, kultivieren.

Imagination ist der Ort, an dem das Alte und das Neue – das, was ist, und das, was sein könnte – zusammentreffen. Imagination trägt uns über den Alltag hinaus, läßt uns hinter seine Fassaden blicken und transformiert aktiv unsere Erfahrung. Die Imagination hat eine passive und eine aktive Seite. Zum einen läßt sie Bilder in uns aufsteigen und in unser Bewußtsein dringen, über die wir nachdenken können. Zum anderen unterscheidet sich die Imagination von der Phantasie darin, daß sie ausgedrückt werden möchte. Sie ist mit dem Drang verbunden, etwas sichtbar werden zu lassen. John Dewey hat dies einmal als das Vermögen beschrieben, verschiedene Bilder, Gefühle und Sinneseindrücke zu einer neuen Einheit zu verschmelzen.

Wenn wir das Unbewußte und die Imagination zusammenbringen, können wir unserem Innenleben und unseren Visionen Ausdruck verleihen. Das Unbewußte, in dem Eindrücke aus der Vergangenheit gespeichert sind, braucht die Imagination, um sich in der Außenwelt ausdrücken zu können. Die Imagination hilft uns, in unsere Innenwelt einzutauchen und ihrem Inhalt eine sichtbare Gestalt zu verleihen. Die Imagination macht uns zu kreativen Wesen.

Kreativität als Prozeß

Wenn wir das Unbewußte und die Imagination in kreative Prozesse mit einbeziehen, erleben wir uns als aktive Gestalter unseres Lebens, als Forscher, die keine Opfer der Umstände mehr sind, sondern die Antworten auf ihre Lebensgeschichte neu formulieren können. Während kreative Energie als Lebenskraft einfach da ist und fließt, ist der kreative Prozeß eine Aktivität, die wir in Gang setzen und erlernen müssen.

Der therapeutische Wert des kreativen Prozesses liegt darin, daß er unsere Willenskraft mobilisiert und unsere Entscheidungsfähigkeit schult. Jedesmal, wenn wir die Aufmerksamkeit auf das aktuelle Geschehen richten, eine bestimme Perspektive einnehmen, das Material gestalten sowie Ausdruck und Handeln den immer neuen Bedingungen anpassen sollen, treten wir in eine Entscheidungssituation, die die Willenskräfte aktiviert. Entscheidungsfähigkeit und damit die Fähigkeit, Verantwortung zu übernehmen, wächst immer dann, wenn wir eine Wahl treffen und sie in eine Handlung umsetzen. In den schöpferischen Momenten des kreativen Prozesses kommen wir in Kontakt mit Empfindungen, Gefühlen, Vorstellungen und unserer persönlichen Geschichte. Anfangs kommen uns diese Elemente vielleicht so vor, als stünde jedes für sich. Mit der Zeit aber können wir den Platz jedes dieser Elemente in einem großen Ganzen sehen.

Die Akteurin (oder Klientin) muss die Fähigkeit entwickeln, zu spüren, welches Element oder welcher Impuls gerade am wichtigsten ist, und diesen jeweils entsprechend umzusetzen. Hat sie diese Fähigkeit entwickelt, ist sie sich ihrer inneren Vorgänge bewußt, entscheidet dann, wie sie damit umgehen möchte, und gestaltet in einem kreativen Akt ein Abbild ihrer Erfahrung, das ihrer gesamten Wirklichkeitswahrnehmung entspricht. Die Fähigkeit, Entscheidungen zu treffen, entwickelt sich durch die Einübung eines Dialogs zwischen innerer Erfahrung und Wahrnehmung und dem äußeren Ausdruck. So wird der kreative Prozeß in der Therapie zu einer Art Metapher, die uns zeigt, wie wir an der Entwicklung unseres kreativen Willens (»Ich treffe eine Entscheidung«) und an unserer Selbstverantwortung (»Ich tue, was ich beschlossen habe«) arbeiten können.

Blockaden im kreativen Prozeß

Blockaden im kreativen Prozeß weisen uns darauf hin, daß wir den Kontakt zur Lebensenergie und zu unserer Imagination verloren haben und daß unsere Fähigkeit zu bewußtem Handeln aus dem Gleichgewicht geraten ist. Die blockierte Energie verwandelt sich in ein Gefühl von Niedergeschlagenheit, Angst oder Ärger. Wenn wir mit neuen, unbekannten Möglichkeiten konfrontiert werden, sinken wir mutlos in uns zusammen. Unser Blickfeld verengt sich. Wir machen uns klein und können so nicht mehr alle Ressourcen nutzen, die uns zur Verfügung stehen. Wir halten uns zurück und geben uns dem Prozeß nicht mehr voll und ganz hin.

Im zuvor geschilderten Vorgang lassen sich vier Bewegungen erkennen: Zusammensinken, Verengen, Zusammenziehen und Zurückhalten. Jede dieser Bewegungen kann uns als Metapher dienen, mit Hilfe derer wir die Art der Kreativitätsblockade erkennen und den Zusammenhang mit Situationen in unserem Leben herstellen können. Wenn sich die Kreativitätsblockade solcherart als Gefühl, Empfindung oder Bewegungsqualität zeigt, können wir unserer Imagination durch das metaphorische Denken wieder Auftrieb verleihen. Wir können uns zum Beispiel die folgende Frage stellen: In welchen Situationen oder Beziehungen in meinem Leben habe ich diese Art von Blockade oder diese Art von Reaktion an mir erlebt? Einige Beispiele dazu, welche

Signale, die unsere Körperhaltungen senden, unserer Imagination dabei helfen können, das Konzept vom kreativen Prozeß zu erfassen:

- *Zusammensinken:* Ich beginne mit einem neuen Projekt und gebe schnell wieder auf. Ich erinnere mich an eine ähnliche Reaktion und ein ähnliches Gefühl, als meine Ehe zerbrach und ich meinem Leben keine neue Richtung geben konnte. Ich schaffe es einfach nicht.
- *Verengen:* Wenn ich etwas herstelle, mache ich das so schnell wie möglich. Ich versuche, es einfach hinter mich zu bringen. Ich hatte zum Beispiel schon immer Probleme mit Mathematik. Ich wollte es einfach richtig machen. Entweder mache ich es richtig oder falsch.
- *Zusammenziehen:* Ich möchte richtig gut sein, aber oft fühle ich mich durch andere übertrumpft. Ich beneide die, die richtig extrovertiert sind. Meine Schwester war extrovertiert. Sie hat in der Familie sehr viel Raum eingenommen. Ich war immer die Introvertierte und fühlte mich nicht richtig gesehen.
- *Zurückhalten:* Ich glaube eigentlich nicht, daß ich richtig klug oder talentiert bin. Wenn ich etwas zustande bringe, werde ich mich damit zeigen müssen. Ich bringe mich dann in eine Lage, in der andere mich sehen und beurteilen können. Ich hatte schon immer Angst davor, Leute kennenzulernen. Ich dachte immer, daß alle sehr schnell merken würden, daß sie klüger sind als ich.

Wie wir kreativ arbeiten und was uns blockiert, macht unsere Persönlichkeit und unsere Lebensszenarien sichtbar. Die Eigenschaften des kreativen Prozesses können wir therapeutisch nutzen. Wichtiger als das Ergebnis ist der Prozeß, die sich von Moment zu Moment enthüllende Erfahrung. Alle Herausforderungen des therapeutischen Prozesses – die Begegnung mit schmerzhaften Erfahrungen, das erneute Durchleben der eigenen Lebensgeschichte, das Loslassen festgefügter Abwehrmuster und das Erkennen unseres Schattens – finden im Kontext kreativen Erforschens statt. Ein solcher Ansatz geht über einen analytischen, problemorientierten Fokus hinaus. Er führt uns in den Bereich der Imagination, in dem wir die Kunst zu Hilfe nehmen, um unsere Erfahrungen metaphorisch zu erforschen.

Kunst als Prozeß und als Artefakt

Eine der besten Möglichkeiten, den kreativen Prozeß, das Unbewußte und die Imagination zu aktivieren, ist das Schaffen von Kunst. Wenn wir den Prozeß des Kunstschaffens derselben Betrachtung unterziehen wie den kreativen Prozeß, erschließen sich uns psychologische Gesetzmäßigkeiten und Botschaften der Psyche. Sowohl der Prozeß des Kunstschaffens als auch das fertige Kunstwerk ermöglichen uns eine Begegnung mit uns selbst.

Wenn wir Kunst in der Therapie einsetzen, geht es darum, zu experimentieren, zu erforschen und zu spielen. Es geht darum, zunächst mit der Sinneserfahrung und dann mit allem, was auftaucht, zu arbeiten. Das Material, mit dem wir arbeiten, spricht dabei für sich selbst – in der poetischen Sprache der Gefühle und der Imagination. Was im Lauf dieses Prozesses geschieht, ist nicht vorhersehbar, sondern entfaltet sich auf geheimnisvolle und spontane Weise.

Wie jeder kreative Prozeß ist der künstlerische Prozeß eine Einladung oder sogar eine Aufforderung, zu forschen, zu experimentieren, Risiken einzugehen und für alles, was auftaucht, offen zu bleiben. Sowohl beim Schaffen von Kunst als auch in der Therapie müssen wir unsere übliche Art zu denken, zu handeln und zu sein überdenken. Wir verfeinern unsere Selbstwahrnehmung und begeben uns auf eine Suche nach Wahrheit und Sinn. Wir versuchen sozusagen, uns selbst und unsere Beziehung zur Welt neu zu erfinden. Dabei erleben wir immer wieder von neuem, wie wir einerseits mit unseren Grenzen konfrontiert werden und wie wir andererseits über uns selbst hinauswachsen. Bei dieser Art von therapeutischem Prozeß geht es vor allem darum, inwieweit wir in der Lage sind, diese Kräfte in uns zu akzeptieren, mit ihnen zu arbeiten und ihnen zu trauen.

In der Therapie sehen wir uns genau an, welche Einschränkungen uns unsere Gedanken, Emotionen und Lebenserfahrungen auferlegen. Wenn wir uns durch eine Therapie wirklich verändern wollen, müssen wir bereitwillig und entschlossen versuchen, uns von unseren einschränkenden Tendenzen und Verletzungen zu befreien. In der Expressive Arts Therapy ist der kreative Prozeß in der Bewegung und im künstlerischen Ausdruck unser Mittel, unseren psychischen

Einschränkungen zu begegnen, an ihnen zu arbeiten und sie schließlich hinter uns zu lassen.

Wenn wir mit dem jeweiligen künstlerischen Material arbeiten, müssen wir uns – wie bei der Arbeit mit dem »Material« unserer Persönlichkeit, unserer Psyche und unserer Situation – damit auseinandersetzen, wie wir unsere Erfahrung im Kunstwerk sichtbar machen können. Drückt es unser Empfinden und unsere Emotionen authentisch aus? Werden die wesentlichen Bilder und Teile der Geschichte darin lebendig? Möglicherweise erscheint auch etwas völlig Unerwartetes. Heißen wir das Unerwartete, das »Fehlerhafte«, willkommen, erkennen wir es an, arbeiten wir damit, so, wie es von Moment zu Moment auftaucht? Oder ist es uns wichtiger, »es richtig zu machen« und unser Kunstwerk an unsere vorgefaßten Vorstellungen anzupassen?

Im Umgang mit den Materialien der verschiedenen künstlerischen Gestaltungsmittel werden wir mit unseren Denkstrukturen und unserer inneren Stimme der Kritik konfrontiert – damit, wie wir uns zurückhalten und beschränken. All unsere altbekannten Unsicherheiten, Ängste und Tendenzen zur Kompensation tauchen auf: Ist es gut genug? Drückt es aus, was ich sagen wollte? Habe ich das Thema getroffen? Wie wird es auf andere wirken? Wir haben Angst, nicht gut genug zu sein. Wir befürchten, nicht genügend Talent oder die falsche Ausbildung zu haben. Wir haben immer irgend etwas an uns oder unserem Werk zu beanstanden und fürchten das Urteil der anderen.

Beim Malen müssen wir mit den Malutensilien zurechtkommen, mit Leinwand, Farben und eventuell mit Objekten, die wir integrieren. Welche Farben wählen wir? Wie tragen wir die Farbe auf? Kommt unser inneres Bild zum Vorschein? Wenn wir mit Bewegung oder Tanz arbeiten, setzen wir uns mit Tempo, Krafteinsatz und der Bewegung durch den Raum auseinander. Bei der Körperarbeit mit kreativer Bewegung findet ständig ein innerer Austausch zwischen Empfindungen, Gefühlen und inneren Bildern, zwischen den verschiedenen Körperteilen, zwischen Spannung und Entspannung statt. Wie gehen wir damit um? Welchem Impuls folgen wir? Wie können wir uns so bewegen, daß unsere innere Erfahrung dadurch ausgedrückt wird?

In die Auseinandersetzung mit dem künstlerischen Gestaltungsmittel, mit unseren gestalterischen Entscheidungen und mit unseren mentalen und emotionalen Reaktionen auf den Prozeß wirken alle unsere Konditionierungen hinein und machen so den ganzen Prozeß auf einer metaphorischen Ebene zu einer Begegnung mit den grundlegenden Themen unseres Daseins. Unser künstlerischer »Stil« spiegelt uns unseren Lebensstil und auch unseren Umgang mit Problemen in der Therapie. Bleiben wir zum Beispiel »bei der Stange«, wenn Schwierigkeiten auftreten? Versuchen wir, möglichst schnell zum Ziel zu gelangen? Wenden wir uns ab, wenn das Ergebnis nicht so aussieht, wie wir es uns vorgestellt haben? Urteilen oder vergleichen wir, scheitern unsere ersten Versuche immer wieder? Sind wir hastig? Halten wir uns zurück? Welche inneren Stimmen treiben uns an?

In der Therapie sind die Gestaltungsmittel die konkreten Materialien, mit denen wir spielen und kämpfen, die wir zusammensetzen, auseinandernehmen und neu zusammensetzen. Dabei begegnen wir zugleich unseren Lebensmustern. Wenn wir zu einem freien Ausdruck gelangen und spüren, daß wir die richtige Form gefunden haben, erleben wir einen Durchbruch. Alles fühlt sich richtig an und ist im Fluß, wir finden den »richtigen« Ausdruck, oder uns erschließt sich eine neue Art des Seins, wir erleben ein authentisches Gefühl oder gelangen zu einer Erkenntnis. Bevor wir zu einem Durchbruch kommen können, müssen wir offenbar verschiedene Phasen durchlaufen. Wir müssen warten, wir müssen mit unserem Thema ringen, und wir müssen es schließlich loslassen oder uns einen Moment von unserem Prozeß distanzieren.

Ein Durchbruch erfordert Fähigkeiten, die den meisten von uns im Alltag fehlen: Wir müssen in der Lage sein, unsere Ergebnisorientierung loszulassen, wir müssen Unordnung zulassen, wir müssen durchhalten, wir müssen unsere Urteile über Richtig und Falsch aufschieben und unseren Gefühlen mehr trauen als dem äußeren Anschein. Wir müssen Akzeptanz, Geduld und Disziplin kultivieren.

Freud hat die Therapie mit einer archäologischen Ausgrabung verglichen. In diesem Sinn können wir unser Kunstwerk als therapeutisches Totem betrachten, als Artefakt, das wir bei unseren »inneren Grabungen« entdeckt haben. Wenn wir unsere Werke betrachten, finden wir darin wiederkehrende Motive. Sie können sich in inneren Bildern, in Bewegungen und unseren Themen zeigen. Diese wiederkehrenden Motive sind wie Fäden, die in den Bilderteppich unserer

Lebensgeschichte eingewoben sind. Wenn wir Kunst als Totem, als zauberkräftigen Helfer, betrachten, gibt uns das mehr Freiheit, zu experimentieren und zu spielen. Wir spielen in der Gegenwart durch, was war, was ist und was sein könnte. So sehen wir unsere Lebensgeschichte in einem neuen Licht und gewinnen Gestaltungsspielraum.

Das Schaffen des Tanzes, des Bildes oder des Gedichts wird zu einer symbolischen Bekräftigung der grundlegenden Lebenskraft in uns – unserer Schöpferkraft. Außerdem behalten wir ein konkretes Andenken an diese Begegnung. Unser Kunstwerk ist in gewissem Sinn lebendig, erfüllt von der Imagination und der kreativen Energie, mit der wir es geschaffen haben. Es bleibt in Raum und Zeit bestehen und verbindet uns mit den neuen inneren Bildern und Gedanken, die es nun zu verkörpern oder weiterzuentwickeln gilt. Kunst wird zum Mittel der therapeutischen Begegnung, und in den Metaphern finden wir unsere Emotionen und Lebensthemen wieder. Die metaphorischen Elemente helfen uns, eine gewisse Distanz zu unseren Themen einzunehmen. Die Kunst übernimmt die Rolle, etwas für uns auszudrücken, und gibt uns die Möglichkeit, damit in einen Dialog zu treten.

Ästhetische Erfahrungen

Zu den Metaphern für psychische Vorgänge, die wir beim Schaffen von Kunst und im Kunstwerk selbst erkennen können, kommt ein weiteres wichtiges Prinzip, das den künstlerischen Prozeß zu einer tiefgehenden therapeutischen Erfahrung werden läßt: die ästhetische Erfahrung. Ästhetische Erfahrungen basieren auf Sinneseindrücken, unserer Wahrnehmung der Welt und Körpererfahrung, in der Empfindungen, Gefühle und Imagination vereint sind. Wir alle kennen ästhetische Erfahrungen. Eine Szene in einem Film oder ein Gedicht kann uns zu Tränen rühren oder uns zum Lachen bringen. Der Duft einer Blume kann ein nostalgisches Gefühl und vielleicht eine Kindheitserinnerung an den Garten unserer Großmutter in uns hervorrufen. Eine Skulptur kann uns inspirieren oder uns Erkenntnisse vermitteln.

Ästhetik spricht unseren Sinn für Schönheit an, der unabhängig ist von den herkömmlichen Vorstellungen und Maßstäben. Dazu ein

Beispiel: Eine Klientin sucht mich auf, um an ihrem Selbstbild und ihrer Schwierigkeit zu arbeiten, ihre Weiblichkeit zu leben. Sie hatte einen Traum, dem sie nachgehen möchte. Im Traum befindet sie sich in einer weißen Schneelandschaft. Ich bitte sie, sich in Gedanken in diese Landschaft zu begeben und sich dort zu bewegen. Sie hat sich diese Landschaft kalt und leer vorgestellt, findet sie aber friedlich und ursprünglich. Sie stellt sich vor, sie würde im Schnee liegen und ihre ausgestreckten Arme auf und ab bewegen, als wolle sie ein Muster in den Schnee malen. Das läßt sie an die Flügel eines »Schnee-Engels« denken. Ihre Schlußfolgerung lautet: »Schönheit entspricht nicht immer unseren Vorstellungen und ist nicht unbedingt bequem.«

In der ästhetischen Erfahrung wird die Seele berührt, werden unsere Imagination, unsere Emotionen und unsere Empfindungen angesprochen. Die ästhetische Erfahrung ist für die tanzende Person und ihre Zeugin eine kreative und bedeutsame Erfahrung, unabhängig davon, ob mit schmerzhaftem oder angenehmem Material gearbeitet wird. In der ästhetischen Erfahrung verschmelzen Inhalt und Form zu einem Ausdruck, der uns bewegt und unsere Phantasie anregt.

Die Theorie der Ästhetik postuliert, daß wir die Welt durch unsere Sinne erfahren, also durch Geschmackssinn, Tastsinn, Sehsinn, Geruchssinn, Hörsinn und kinästhetischen Sinn. Kunst ist immer mit einer sinnlichen Erfahrung verbunden. Daher ist die ästhetische Erfahrung ein wichtiger Ansatzpunkt in der Kunsttheraphie. Die ästhetische Erfahrung ist die Grundlage dafür, daß Kunst therapeutisch wirken kann. Damit dies gelingt, müssen wir unsere ästhetische Wahrnehmung weiterentwickeln und verfeinern. Wenn Körper, Geist und Seele im Einklang miteinander sind, finden unsere Sinne, unsere Emotionen und unsere Imagination einen Kanal, auf dem sie uns Botschaften übermitteln können – so, wie ein Musikstück erst dann richtig gespielt werden kann, wenn das Instrument gestimmt ist.

Wenn künstlerischer Ausdruck und gefühlte Erfahrung einander entsprechen oder wenn die Kunst einen wichtigen Teil der Psyche und der Lebensgeschichte zeigt, wird die Person dadurch bewegt und verändert. Wenn unsere Kanäle auf die Frequenz der ästhetischen Antwort oder den freien Fluß kreativen Ausdrucks eingestimmt sind, können wir die zutiefst heilsame Kraft der Kunst erfahren: ihre Fähigkeit, uns die Augen zu öffnen und uns aufzuklären.

Bei der Entwicklung von Modellen und Methoden für die Expressive Arts Therapy beschäftigen wir uns mit dem Wesen einer Erfahrung und mit ihrer Ausdrucksform. Dabei begeben wir uns in einen fortlaufenden Prozeß des Forschens. Es geht uns hauptsächlich darum, Erfahrung in kreativen Ausdruck umzusetzen und dadurch Veränderungsmöglichkeiten aufzuspüren. Deshalb müssen wir folgende Kernfragen berücksichtigen:

- Welches Material bietet sich als Arbeitsmittel an? Wie stellt es sich dar?
- Auf welche Weise werden wir uns unserer Themen bewußt? Gibt es Blockaden? Wo zeigen sie sich?
- Welche Möglichkeiten stehen uns zur Verfügung?
  Wie kann uns Kunst dabei helfen, unserer inneren Erfahrung eine Form zu verleihen und ihren Sinn zu erkennen?

Wenn wir therapeutisch mit Kunst arbeiten, müssen wir uns davor hüten, formale Kriterien wie Gestaltung, Schönheit oder Einheitlichkeit zu betonen. Wir sollten unsere Aufmerksamkeit auch nicht auf das Ergebnis richten. Sonst riskieren wir, daß sich die Spaltung zwischen dem Innenleben einer Person (Inhalt) und der äußeren künstlerischen Gestaltung (Form) vertieft. Wenn dies geschieht, unterdrücken wir den künstlerischen Geist. Nach Rudolf Arnheim spiegelt sich in einer solchen Kunst eine »belanglose Lebensführung«[2].

Nehmen wir ein Beispiel aus der Welt der Kunst. Wenn wir einer ausgebildeten Tänzerin mit ausgefeilter Technik zusehen, inspiriert uns das nicht unbedingt. Es bringt uns auch nicht unbedingt dazu, über etwas besonders Wichtiges nachzudenken. Wenn wir hingegen einer Tänzerin zusehen, die echte Emotionen ausdrückt und durch ihre Bewegung wichtige Bilder zum Leben erweckt, sind wir inspiriert und beschwingt. Wenn Herz und Sache zusammenkommen, wird Erfahrung in einer Form übermittelt, die uns in eine unmittelbare, lebendige Beziehung zu unserer Innen- und Außenwelt bringt. In der Expressive Arts Therapy hat Paolo Knill die Formel »Geringe Fertigkeit, hoher Grad an Sensibilität« geprägt. Diese besagt, daß es nicht um die Entwicklung von technischen Fertigkeiten um ihrer selbst willen geht, sondern um ästhetische Erfahrung und Antwort.

Damit wir im kreativen Ausdruck einen Zusammenhang fühlen, kennenlernen und verstehen können, müssen wir Inhalt und Form zusammenbringen. Wenn uns dies gelingt, werden unsere drängenden Fragen, unsere Herausforderungen und die Möglichkeiten, die in uns liegen, sichtbar. John Dewey sprach von Kunst als einem Prozeß der Reduzierung der »Rohmaterialien [...] auf einen durch Form geordneten Stoff«[3], der eng verbunden bleibt mit den »alltäglichen Geschehnissen, Betätigungen und Leiden, die bekanntlich die menschliche Erfahrung ausmachen«[4].

An der Schnittstelle von Kreativität, Kunst und Therapie stoßen wir auf die Themen, Kämpfe und Mythen, die unser Leben begleiten. Der kreative Prozeß, das künstlerische Schaffen und das Artefakt sind in der Therapie Ausdrucksmittel, Metapher und Botschaft zugleich. Unsere Arbeit verbindet die innere Erfahrung von Empfindung, Gefühl und Imagination mit dem äußeren Ausdruck, wenn wir den Kreislauf aus Einschränkung, Durchbruch und freiem Fluß durchlaufen und die dazugehörigen Geschichten entdecken.

Metaphern in Kreativität, Kunst und Therapie

Anhand von fünf Beispielen möchte ich noch einmal auf die Verbindungen zwischen Lebensenergie, kreativem Prozeß, Kunst und Therapie zurückkommen:

1. Sich mit der Energie der Lebenskraft in der Natur identifizieren.
2. Den künstlerischen Ausdruck am Unbewußten und an der Imagination ausrichten.
3. Psychologische Metaphern im kreativen Prozeß entdecken.
4. Hemmung, Durchbruch und freien Fluß in der Arbeit mit einem künstlerischen Ausdrucksmittel erfahren.
5. Der Botschaft des Artefakts begegnen.

Jedes Beispiel gibt uns einen Eindruck davon, wie die ästhetische Antwort so entwickelt werden kann, daß die innere Erfahrung sich vollständig in der äußeren Form ausdrückt.

1. Sich mit der Energie der Lebenskraft in der Natur identifizieren

Oft gehe ich mit Kursteilnehmern in die Natur, um ihnen eine neue Selbsterfahrung zu vermitteln. Ihre Aufgabe besteht darin, sich mit Objekten in der Natur zu identifizieren, sich auf sie einzustimmen und mit ihnen zu interagieren. So entsteht eine Verbindung mit den Naturelementen oder mit einem bestimmten Platz in der Natur. Im folgenden nenne ich eine Reihe von Aktivitäten für ein Spiel mit bildlichen Vorstellungen, die von der Natur inspiriert sind.

Erdung erfahren

Verbring einige Zeit damit, die folgenden Elemente kennenzulernen: Baum, Stein und Wasser. Widme dich zunächst jedem Element einzeln. Wie ist es in Farbe und Form beschaffen? Wie ist seine Umgebung? Welche Aspekte davon sind tot, welche lebendig? Wie wirken andere Elemente darauf ein? Beweg dich dann jeweils als Baum, Stein oder Wasser. Tritt in physischen Kontakt mit einem Baum, mit Steinen und mit Wasser. Erkunde dann deine Umgebung. Tritt mit den anderen Teilnehmern in Kontakt, indem du Baum-, Stein- oder Wassereigenschaften verkörperst.

Mal ein Bild oder schreib ein Gedicht als Antwort auf deine Naturerfahrung. Denk dann über die folgenden Fragen nach:

- Was »sagen« dir die einzelnen Elemente?
- Welche Art von Energie aktivieren die einzelnen Elemente in dir?
- Wie hast du mit anderen interagiert, als du die Eigenschaften der natürlichen Elemente verkörpert hast?
- Wie möchtest du deine Naturerfahrung in deinem Leben anwenden?

Wenn wir das Sein in der Natur und die Interaktion mit der Natur als poetische Handlung auffassen, werden wir, metaphorisch ausgedrückt, von der kreativen Kraft der Natur geformt, als wären wir ein Kunstwerk, oder wir erleben die Natur als ein Kunstwerk, das uns ästhetisch bewegt. Die Erfahrung, verändert zu werden, kann uns wieder mit unserer eigenen natürlichen kreativen Energie verbinden.

2. Den künstlerischen Ausdruck am Unbewußten und an der Imagination ausrichten

Eine Klientin eröffnet ihre Therapiesitzung mit der Aussage: »Ich habe Angst davor, mit dieser Sitzung zu beginnen.« Ich schlage ihr vor, sich einen Platz im Raum zu suchen, an dem wir mit Bewegung anfangen können. Sie geht zu einer Wand, legt sich auf den Boden und rollt sich an der Wand zu einer Kugel zusammen. Erst nach einigen Minuten macht sie eine sehr kleine Bewegung, indem sie ihre Beine leicht ausstreckt, so daß ihre Füße sich langsam entlang der Wand bewegen.

Ich frage sie, ob sie bemerkt, was ihre Füße tun. Sie verneint. Ich beschreibe, was ich sehe, und schlage vor, daß sie diese Bewegung der sich ausstreckenden Beine und der sich langsam an der Wand entlang bewegenden Füße wiederholt und weiterentwickelt. Ihre Bewegungen intensivieren sich, der Kontakt mit der Wand verstärkt sich. Ich gebe ihr Zeit, die Wand mit Beinen und Füßen zu erforschen, und schlage dann vor, ihre Beine und Füße dazu zu benutzen, sich von der Wand zu entfernen und einen Weg durch den Raum zu finden, wobei sie jederzeit zur Wand zurückkehren könne.

Sie dehnt ihre Bewegung in den Raum hinein aus und kehrt dann in die Ecke zurück. Sie nutzt mehrmals die Wand als Unterstützung, um die Ecke zu verlassen. Sie entwickelt eine Reihe verschiedener Bewegungseinheiten, die die Wand, die Ecke des Raums und den Fußboden einbeziehen. Schließlich begibt sie sich in die Mitte des Raums. Ich schlage ihr vor, auszuprobieren, was geschieht, wenn sie aufsteht und ihre Füße und Beine die Stabilität des Bodens spüren. Sie folgt meinem Vorschlag und spricht dabei über ihre Angst, ohne Schutz und Unterstützung auf der Welt zu sein.

Wir nehmen uns Zeit, damit sie das Gefühl, von Beinen und Füßen unterstützt zu werden, im Stehen spüren kann. Dann nimmt sie Arme und Hände dazu und läßt sie eine schützende Bewegung ausführen. Wir beenden die Sitzung mit meinem Vorschlag, mit ihren inneren Anteilen, die die Ecke des Raums, die Wand, den Boden und den Schutz darstellen, einen gesprochenen Dialog zu führen.

Ich ging hier so vor, zuerst die Aufmerksamkeit der Klientin auf ihren unbewußten Körperausdruck zu richten und sie dann dazu anzuleiten, bewußte Entscheidungen zu treffen. Indem sie ihre Imagination in der Bewegung und im gesprochenen Dialog einsetzte, entwickelte sie ästhetische Antworten, die den Prozeß der Klärung und Veränderung förderten.

3. Psychologische Metaphern im kreativen Prozeß aufdecken

In einem Workshop werden die Teilnehmer dazu aufgefordert, ein Bild zu ihrem aktuellen Thema zu malen. Eine beginnt wie die anderen zu malen, hält dann aber inne und knüllt ihr Bild zu einer Kugel zusammen. Sie beginnt wieder zu malen, hält dann inne und zerreißt das zweite Bild. Ich rate ihr, mit dem Malen und Innehalten fortzufahren und so viele Blätter Papier zu zerknüllen oder zu zerreißen, wie sie möchte. Dann schlage ich ihr vor, aus ihren zerrissenen und zerknüllten Blättern eine »Installation« zu machen.

Anschließend haben alle die Aufgabe, der Gruppe in Wort und Tanz mitzuteilen, was sie beim Malen erfahren haben. Als die beschriebene Teilnehmerin an der Reihe ist, taucht sie in den Haufen aus zerrissenen Papierstücken ein und wirft diese dann durch den Raum. In ihren Worten zeigt sich, daß bei ihrer Exploration mit den zerknüllten und zerrissenen Blättern ein lange zurückgehaltener Ärger zum Vorschein gekommen ist – der Wunsch, ihrem Partner energisch entgegenzutreten und ihre nicht mehr funktionierende Beziehung zu »zerreißen«.

Hier zeigt sich, daß der Prozeß oft wichtiger ist als das Ergebnis. Wäre es vorrangig darum gegangen, als Ergebnis ein Bild zu produzieren, wären die Metapher und die Botschaft dieses Prozesses verlorengegangen.

4. Hemmung, Durchbruch und freien Fluß in der Arbeit mit einem künstlerischen Ausdrucksmittel erfahren

Stellen wir uns eine Einzelsitzung vor, in der eine Klientin mit dem inneren Bild eines fliegenden Vogels arbeiten möchte. Sie liegt auf dem Boden und bewegt lediglich ihre Arme ein klein wenig. Dies wirkt zunächst inkongruent – die bildliche Vorstellung und ihr Ausdruck scheinen einander nicht zu entsprechen. Wenn sich der Inhalt der Erfahrung so wenig in der äußeren Form zeigt, könnte dies darauf hinweisen, daß hier eine Blockade vorliegt, die die Klientin daran hindert, ihren Themen auf künstlerische Weise Ausdruck zu verleihen. Es besteht aber auch die Möglichkeit, daß mehr hinter dem fliegenden Vogel und dieser winzigen Bewegung steckt und es nicht allein darum geht, daß der Vogel fliegen muß. Wir gehen von dem Gedanken aus, daß die Klientin weder ihr Bild vom fliegenden Vogel noch ihre Bewegung verändern muß. Wir arbeiten mit genau der eingeschränkten Bewegung, zu der die Klientin gerade fähig ist, versuchen, einen Durchbruch herbeizuführen, und beobachten dann, was passiert, wenn sich der Bewegungsfluß ungehindert entfaltet.

Dabei ist in zwei Schritten vorzugehen. Zunächst muß mit dem offensichtlichen Widerspruch gearbeitet werden. Vielleicht gibt es in der Klientin einen Anteil, der fliegen möchte, und einen anderen, der nicht fliegen möchte. Vielleicht muß etwas geschehen, bevor sie fliegen kann. Was könnte das sein? Im zweiten Schritt ist sie anzuleiten, die Bewegung und das innere Bild miteinander in Einklang zu bringen. Man kann ihr vorschlagen, aufzustehen und mit den Armen Flugbewegungen zu machen. Vielleicht ist es der Klientin nicht bewußt, daß ihr inneres Bild und ihre Bewegungen eigentlich nicht zusammenpassen – auch dies kann als Metapher dienen. Wenn die Klientin damit beginnt, ihr inneres Bild und ihren Ausdruck miteinander in Einklang zu bringen, liegt eine kreative Spannung in der Luft. Wird sie den Absprung wagen, wird sie fliegen? Was wird sie dazu brauchen?

Wenn die Klientin versucht, das Bild vom fliegenden Vogel zum Leben zu erwecken, ringt sie einerseits um den Bewegungsausdruck, andererseits entsteht der »Tanz des Vogels« wie von selbst. In ihren Bewegungen werden Strukturen sichtbar, die sich von der Kunst auf ihr Leben übertragen lassen. In der Sitzung bewegt sie sich auf der metaphorischen Ebene durch die Phasen Hemmung, Durchbruch und freier Fluß.

5. Der Botschaft des Artefakts begegnen

In einer Gruppe wurde im Lauf von mehreren Wochen eine Reihe von Selbstporträts gemalt. Die Teilnehmer hatten die Aufgabe, zur aktuellen Sitzung alle Selbstporträts mitzubringen, um sie der Gruppe zu zeigen. Ich fordere eine Teilnehmerin – die nun mit ihren Bildern vor die Gruppe tritt – auf, das Bild auszuwählen, das sie gerade am meisten anspricht. Sie wählt eines der Selbstporträts aus. Ich stelle ihr einige Fragen zum Bild. Sie beschreibt das Bild als das Selbst, das sie gern wäre – eine kraftvolle, einfühlsame, weise Lehrerin. Ich bitte sie, sich vorzustellen, das Selbst im Bild würde zu ihr sprechen. Was würde es sagen? Die Botschaft des Bilds lautet: »Ich bin deine Zukunft. Ich bin die, die du am Ende des Kurses sein kannst.«

Ich fordere die Teilnehmerin auf, einen Platz im Raum für ihr Bild zu suchen, der widerspiegelt, wo sie sich nach ihrem Gefühl im Verhältnis zu ihrem Bild und seiner Geschichte befindet. Sie legt Kissen von ihrem Platz im Kreis bis zur Studiotür, öffnet die Tür und legt ihr Selbstporträt auf die Türschwelle. Ich bitte sie, etwas über ihr Vorgehen zu erzählen. Sie spricht über die Spannung, die sie bei dem Gedanken gefühlt hat, sie müsse an einem bestimmten Ort sein und etwas Bestimmtes darstellen, bevor sie dazu bereit sei. Sie tanzt und erkundet so den Raum, der ihr im Studio zur Verfügung steht. Dabei bewegt sie sich von der Mitte des Studios – bildlich die Stelle im Leben, an der sie sich jetzt befindet – zur Tür: der Platz, an den sie im Leben gelangen möchte.

Dann zieht sie einen Kreis von der Stelle in der Gruppe, an der sie zuvor gesessen hat, bis zum Porträt ihres kraftvollen Selbst an der Türschwelle. Dazu benutzt sie Schals, Stifte, Wasserflaschen und Notizbücher der anderen. Sie selbst befindet sich im Mittelpunkt des Kreises.

Zum Schluß teilt sie der Gruppe mit, welche Botschaft ihr Bild an sie hatte. Sie sagt, sie habe nun gemerkt, daß sie so beschäftigt gewesen sei, geistreich und perfekt zu sein, daß sie die Gelegenheit verpasst habe, zu lernen, etwas nicht zu wissen, Fehler zu machen und mit den anderen im selben Boot zu sitzen. Dann nimmt sie die Rolle ihres Bilds ein und sagt: »Ich bin deine Zukunft. Genieß die Gegenwart – wir sehen uns später.«

KAPITEL 9
Modelle und Methoden für die Praxis

> Welches theoretische Modell auch angewendet wird, glaub nicht, daß das Modell das Ganze ist. Das Ganze läßt sich nur in der lehrenden und in der sich bewegenden Person finden, in einer Atmosphäre gegenseitigen Vertrauens.
> *Mary Starks Whitehouse*[1]

Wenn wir Kreativität, Kunst und Therapie in der Praxis miteinander verbinden möchten, brauchen wir Arbeitsmodelle, die uns dabei helfen, Inhalt (Erfahrung) und Form (Ausdruck) zusammenzubringen. Die Prinzipien, Werkzeuge und Modelle der Expressive Arts Therapy geben uns eine Struktur, die es uns ermöglicht, Unbewußtes und Vorstellungskraft miteinander in Dialog zu bringen, Körper, Emotionen und Geist kunstvoll miteinander in Einklang zu bringen sowie unser Innenleben und unsere persönlichen Geschichten durch die aus der künstlerischen Arbeit erwachsenden Metaphern und in den Botschaften der Kunst selbst zu erforschen.

Jedes der vorgestellten Modelle basiert auf dem Konzept, daß sich durch künstlerische Formgebung ein sinnvoller Ausdruck und angemessene Metaphern für unsere inneren Erfahrungen finden lassen, und stellt einen Versuch dar, einen Bezugsrahmen für die Verbindung zwischen diesen Ebenen zu schaffen. Die Absicht der Expressive Arts Therapy ist umfassend. Sie möchte Menschen dabei helfen, Bewußtheit, Kreativität und Körperausdruck zu entwickeln. Sie möchte Menschen bei der eingehenden Erforschung ihres persönlichen Selbstverständnisses, ihrer persönlichen Leidensgeschichte und ihrer persönlichen Potentiale unterstützen. Und sie möchte Menschen zu einem Durchbruch verhelfen, damit sie neue Wege gehen können.

Die Modelle und Methoden für diese Praxis bereiten den Boden für eine Art des Denkens und Erforschens, die es uns ermöglicht, die Geschehnisse des Augenblicks klar zu erkennen, in sie einzutauchen und mit Präsenz zu begleiten. Die vorgeschlagenen Modelle und Methoden zeigen Wege, den Entwicklungen zu folgen und zu erkennen, welche Möglichkeiten darin liegen. Menschen, die diese

Arbeit praktizieren, müssen lernen, mit einem ausgeprägten Sinn für Intuition und Phantasie vorzugehen und zugleich geerdet zu bleiben, indem sie sich auf objektive Strukturen verlassen und Methoden nutzen, die die Körpererfahrung und deren künstlerische Verarbeitung unterstützen.

In unserem Ansatz wird die Körpererfahrung als die wichtigste Quelle für Lernen und Veränderung angesehen. Körpererfahrung ist für uns sowohl im Körper, das heißt im Träger unserer gesamten Lebenserfahrung, als auch in der Bewegung, das heißt im Ausdruck unserer Persönlichkeit und unserer Seele, verankert. Die Theorien und Methoden, die die Expressive Arts Therapy speisen, müssen unser Wegweiser sein, wenn wir dem ausdrucksvollen Wechselspiel zwischen Körper, Gefühl und Imagination den Raum geben möchten, der für eine echte Körpererfahrung nötig ist. Außerdem brauchen wir ein Bezugssystem, innerhalb dessen wir ästhetische Kompetenz und eine metaphorische Beziehung zwischen dem künstlerischen und dem therapeutischen Prozeß entwickeln können.

Daher wenden wir uns zunächst den Theorien, Methoden und Techniken zu, die dem Verständnis des physischen, emotionalen, mentalen und spirituellen Körpers zugrunde liegen. Dann nähern wir uns mit »Anfängergeist« der Frage, wie wir ausdrucksvolle Körperbewegung beobachten und ihre Sprache entziffern können, damit wir gezielt mit den Verbindungen zwischen Bewegung, Metapher und Geschichte arbeiten können.

Improvisation ist unser nächstes Modell. Hier haben wir einen größeren Spielraum, innerhalb dessen wir unsere Beobachtungen anstellen können. Bei der Improvisation arbeiten wir mit möglichst wenig Strukturierung. Die Rolle der »künstlerischen Zeugin« beschreibt eine Feedback-Haltung, die dieser Arbeit angemessen ist. Unser nächstes Modell, das als Anleitung für die praktischen Phasen der Therapie dient, zeigt, wie wir den Fluß emotionaler Energie und Einsicht fördern und ihm folgen können. Unser letztes Modell ist ein intermodales Arbeitsmodell für die drei wichtigsten künstlerischen Ausdrucksmittel (Bewegung/Tanz, Malen und Schreiben).

William James riet dazu, das Leben wie ein Wissenschaftler zu betrachten und es wie ein Künstler zu leben. Wenn wir unsere theoretischen Modelle zum Leben erwecken möchten, müssen wir beides tun. Ob man allein, in der Gruppe oder als Seminarleiterin arbeitet – die Herausforderung besteht darin, sich oder anderen kein striktes Rezept oder Programm aufzuerlegen. Idealerweise verleiht eine gute Struktur – wie ein Skelett den Muskeln oder wie die Muskeln den Knochen – sowohl Stabilität als auch Flexibilität und steigert somit unsere Fähigkeit, auf Herausforderungen und Möglichkeiten des Augenblicks spontan, intelligent und phantasievoll zu reagieren.

Die Awareness-Response-Ebenen

Zunächst wollen wir die Arbeit mit Körper und Bewegung näher betrachten. Wenn wir vom Körper sprechen, ist damit nicht nur die physische Ebene des Körpers gemeint, sondern auch die emotionale, die mentale und die spirituelle Ebene. Jede dieser Ebenen läßt uns eine Erfahrung auf eine bestimmte Weise erleben und speichert Erfahrungen auf eine bestimmte Weise. Wir verstehen diese Ebenen des Körpers aber auch als Einheit. So, wie jedes künstlerische Gestaltungsmittel uns andere Aspekte unseres Selbst enthüllt und widerspiegelt, erhalten wir auch unterschiedliche Einblicke, wenn wir unsere physischen, emotionalen und mentalen Antworten getrennt voneinander betrachten. Wir fragen:

- Was geschieht im physischen Körper (Empfindung, Körperhaltung, Körperteile, Gestik und Bewegung)?
- Was geschieht im emotionalen Körper (Gefühle)?
- Was geschieht im mentalen Körper (Bilder, Erinnerungen, Assoziationen)?
- Wie stehen diese Ebenen miteinander in Verbindung? Stimmen sie überein, oder stehen sie in Gegensatz zueinander?

Dieses grundlegende Modell bezeichnen wir als die drei Awareness-Response-Ebenen. Sie lassen sich mit den Knochen unseres Skeletts vergleichen: Knochen wie Ebenen stehen einzeln und sind zugleich mit den anderen verbunden.

Das Hauptaugenmerk unserer Methoden für die Praxis liegt in der Stärkung der Beziehungen zwischen der physischen, der emotionalen und der mentalen Ebene. Die wichtigsten Prinzipien sind:

1. Aus physischen Reaktionen und physischem Ausdruck entstehen emotionale und mentale Eindrücke.
2. Wenn eine Ebene von einer anderen isoliert ist oder zu ihr im Gegensatz steht, entstehen intrapsychische und zwischenmenschliche Konflikte.
3. Wenn die einzelnen Ebenen aufeinander abgestimmt und aneinander ausgerichtet werden, ist ein höherer Grad an Bewußtheit, Kreativität und Ausdruck möglich.
4. Je kreativer das Zusammenspiel der drei Ebenen Körper, Emotionen und Geist ist, desto größer ist unsere Authentizität, Bewußtheit und Ganzheitlichkeit.
5. Wenn unser Seinsgrund diese Qualitäten widerspiegelt, sind wir offener für transzendente oder spirituelle Energien.

Wenn wir an der Entwicklung des Körperausdrucks arbeiten – ausgehend von der physischen, der emotionalen und der mentalen Ebene –, beschäftigen wir uns auf experimentelle und metaphorische Weise mit unserer Vergangenheit und damit, wie sich unsere Lebenserfahrungen auf unbewußte und bewußte Weise in uns ausdrücken. Bei unserer Exploration erkennen und bearbeiten wir einschränkende körperliche und emotionale Muster, die uns an Situationen aus der Vergangenheit gefesselt halten. Solche Verstrickungen führen zu Trägheit und rauben uns unseren kreativen Impuls. Wenn wir uns von diesen Verstrickungen losmachen, finden wir die Freiheit, den gegenwärtigen Moment in vollem Zug und mit voller Ausdruckskraft zu leben.

Wir gehen von dem Prinzip aus, daß der Körper, wenn die ersten drei Ebenen gut genug miteinander verbunden sind, zu einem Kanal wird, durch den wir Zugang zu höheren Bewußtseinsebenen finden. Das Modell der drei Awareness-Response-Ebenen bezieht sich ausschließlich auf das Ausdrucksvermögen der ersten drei Ebenen. Die vierte Ebene liegt jenseits von Worten. Daher wird die spirituelle Ebene in der Kunst symbolisch dargestellt: in einem Bild, einem Lied,

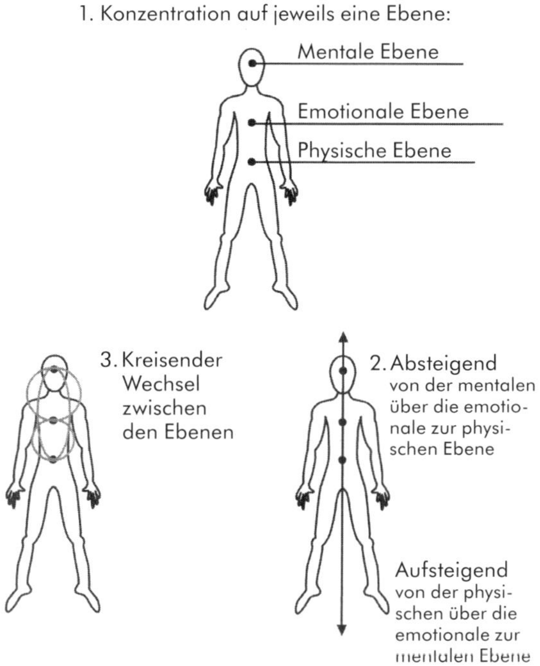

Die drei Awareness-Response-Ebenen

einem Tanzstück oder einem Ritual. Diese Kunstformen dienen uns als Metapher, Erinnerung und Hilfsmittel beim Kultivieren unseres spirituellen Bewußtseins.

Die Expressive Arts Therapy unterstützt also mystische Praktiken, die psychische Entwicklung und spirituelle Erfahrungen (die vierte Ebene). Wenn wir mit Kreativität arbeiten, öffnen wir uns dem grundlegenden Lebensimpuls, wir öffnen uns neuen Wahrnehmungen und Möglichkeiten, und wir lernen, wie der Geist sich über die gegebenen Umstände erheben kann. Wir erleben im kleinen, wie sich der Kosmos ein- und entfaltet, erschafft, zerstört und neu erschafft. So nähern wir uns ein Stück dem großen schöpferischen Geist des Universums.

Fassen wir die drei Awareness-Response-Ebenen noch einmal zusammen:

1. *Physisch:* Sinneswahrnehmungen, Atem, Körperhaltung, Körperteile.
2. *Emotional:* Gefühle wie Angst, Freude, Gelassenheit, Aufregung, Ärger, Sorge.
3. *Mental:* Denkvorgänge wie etwas planen, sich erinnern, sich Sorgen machen, sich etwas vorstellen oder phantasieren.

Verschiedenen Richtungen folgen

Da wir in unserer Arbeitsweise Ganzheitlichkeit anstreben, sprechen wir stets die physische, die emotionale und die mentale Awareness-Response-Ebene an. Wir folgen dabei unterschiedlichen Richtungen.

Aufsteigend und absteigend

Da die physische Ebene unsere Basis ist, achten wir zuerst auf Körperempfindung, Körperhaltung, Atem, eine bestimmte Stelle im Körper oder einen bestimmten Körperteil und arbeiten damit. Dann wechseln wir um eine Stufe nach »oben«, auf die emotionale Ebene, nehmen unsere gefühlsmäßigen Reaktionen wahr und arbeiten mit ihnen. Anschließend setzen wir unsere Vorstellungskraft ein, nehmen unsere Bilder und Gedanken auf der mentalen Ebene wahr und arbeiten mit ihnen. Wir können aber auch auf der mentalen Ebene beginnen, zum Beispiel mit einem Bild, einer Erinnerung oder einem Thema, dann die damit verbundenen Emotionen erforschen und den Zyklus damit abschließen, daß wir uns wieder mit dem physischen Körper verbinden und uns darin erden, indem wir uns auf den Atem, die Körperempfindungen, die Haltung oder ein bestimmtes Körperteil konzentrieren.

Kreisend

Wir beginnen mit der Ebene, die eine Person auswählt oder darstellt. Wir konzentrieren uns jeweils auf eine der Ebenen und wechseln dann in beliebiger Reihenfolge zwischen den Ebenen. Wir beginnen zum Beispiel mit einem Gefühl, wechseln dann zu einem Bild, erforschen die körperliche Empfindung oder die Körperhaltung, wechseln dann zurück zum Bild, erforschen die hervorgerufenen Gefühle und so weiter.

Wechselspiel

Wir arbeiten mit den Verbindungen und den Übergängen zwischen den physischen, emotionalen und mentalen Eindrücken und Reaktionen. Wir konzentrieren uns darauf, was die einzelnen Ebenen in uns hervorrufen und wie sie sich wechselseitig und in Beziehung zueinander beeinflussen. Wir können hin und her wechseln oder alle drei Ebenen gleichzeitig ins Spiel bringen und sie in einem Bild, einem Thema, einer Emotion oder einer Empfindung zusammenführen.

Unser Ziel ist es, mit jeder dieser Spielarten gleichermaßen vertraut zu werden, mit der Konzentration auf jeweils eine Ebene, mit dem auf- und absteigenden Wechsel zwischen den Ebenen, mit dem kreisenden Wechsel zwischen den Ebenen und mit der Fokussierung auf dem Wechselspiel, so daß wir uns aus dem Moment heraus für das Hilfreichste entscheiden können. Manchmal bedeutet dies vielleicht, daß wir einfach dem folgen, was gerade geschieht. Ein anderes Mal bedeutet es, daß wir das Geschehen in eine andere Richtung lenken oder es in Frage stellen. Wir können den auf- und absteigenden Wechsel zwischen den Ebenen, den kreisenden Wechsel zwischen den Ebenen oder das Wechselspiel zwischen den Ebenen in einer einzigen Sitzung, im Verlauf mehrerer Sitzungen oder während einer einstündigen Exploration praktizieren.

Anwendung des Modells der drei Awareness-Response-Ebenen

Nun wollen wir näher betrachten, wie die praktische Anwendung dieses Modells als Bezugssystem aussehen kann. Wenn wir unsere Aufmerksamkeit auf die Beziehungen zwischen physischen, emotionalen und mentalen Reaktionen lenken, entwickeln wir einen Bezugsrahmen, in den wir unsere persönlichen Themen einordnen können. Wenn wir uns sehr auf den Körper und den Bewegungsausdruck einlassen, um reflektierend mit Emotionen, Gedanken und Imagination zu arbeiten, erweitern wir den Umfang unserer Körpererforschung. Wenn Emotionen auftauchen, kehren wir zum Körperempfinden, zur Haltung, zur Gestik und zur Bewegung als der Sprache zurück, durch die unsere Gefühle vollständig ausgedrückt und verdeutlicht werden. All unsere mentalen Eindrücke und Reaktionen sind mit den physischen und emotionalen Reaktionen auf unsere früheren und gegenwärtigen Lebensumstände verbunden. Wenn wir unseren Geist ins Reich der Phantasie reisen lassen, finden wir einen roten Faden für unsere Explorationen und eröffnen unserem Denken völlig neue Räume.

Wir können jede der drei Bewußtseinsebenen jeweils in unterschiedlichen Kombinationen erforschen, je nachdem, was gerade anliegt. Wir können uns auch dafür Zeit nehmen, eine Ebene zu entwickeln und in sie einzutauchen, um herauszufinden, auf welcher Ebene eine Person entweder schwach und abgeschnitten oder übermäßig aktiv ist. Wenn wir diesen Bezugsrahmen geschaffen haben, können wir mit dem Wechselspiel zwischen den drei Ebenen arbeiten, indem wir eine künstlerische Form wählen, die für die jeweilige Ebene besonders gut geeignet ist und die Verbindungen zwischen den Ebenen stärkt. Dieses Thema behandle ich eingehender in diesem Kapitel in Zusammenhang mit dem intermodalen Kunstmodell.

Bei jeder Person funktionieren die drei Awareness-Response-Ebenen unterschiedlich. Es gibt Unterschiede, was Sensibilität und Zugänglichkeit betrifft, und viele haben eine Lieblingsebene. Manche Menschen bevorzugen die physische Ebene, andere haben einen besseren Zugang zu Gefühlen, und wieder andere haben eine besonders ausgeprägte Vorstellungskraft.

Das Modell hilft uns, jeweils die Ebene zu nutzen, die bei einer Person stark ausgeprägt ist, und daraus Kraft für die Entwicklung der weniger bevorzugten oder unterentwickelten Ebenen zu schöpfen, so daß es möglich wird, diese Ebenen bewußter wahrzunehmen und auch von diesen Ebenen aus zu reagieren. Viele familiäre und soziale Prägungen beeinträchtigen unsere Fähigkeit, uns physisch, emotional und mental auszudrücken. Persönliche und kollektive Glaubenssysteme hemmen unseren Ausdruck auf jeder Ebene. So hängen zum Beispiel manche Festlegungen und Grenzen unseres Bewegungsrepertoires mit den Glaubenssätzen zusammen, die uns geprägt haben.

Wenn wir kreativ mit diesen drei Ebenen arbeiten, beginnen wir, persönliche Stärken und Schwächen sowie gewohnheitsmäßige Muster und Blockaden zu erkennen. Eine Person erkennt möglicherweise, daß Fähigkeiten, die sie auf einer Ebene besitzt, auf eine andere Ebene übertragen werden können, auf der sie weniger frei ist. Wir können die Ebenen, auf denen eine Person besonders kreativ sein kann, wirkungsvoll nutzen, um eine Brücke in weniger vertrautes Gelände zu schlagen. Eine Person kann vielleicht gut tanzen, während es ihr schwerfällt, ihre Gefühle auszudrücken. Dies weist darauf hin, daß sich diese Person vor allem über die physische Ebene ausdrückt und daß die emotionale Ebene weniger entwickelt ist. Bewegung kann Gefühle ebenso verdecken wie aufdecken. Eine andere Person fühlt sich vielleicht befangen, wenn sie aufgefordert wird, sich mit dramatischem Ausdruck zu bewegen, und fühlt sich im mündlichen oder schriftlichen Ausdruck wohler.

Eine Tänzerin könnte sich zunächst auf ihre Gefühlswahrnehmung konzentrieren, indem sie sich ruhiger, langsamer oder mit geschlossenen Augen bewegt, um sich mehr Zeit für auftauchende Gefühle und Bilder zu geben. Eine Person, die lieber über ihre Erfahrungen spricht – ihr bevorzugter Ausdruckskanal ist die mentale Ebene –, könnte zuerst eine Geschichte schreiben und dann diese Geschichte als Improvisationsplan für einen Tanz oder eine Bewegungseinheit verwenden, um die physische Ebene anzuregen. In unserem Ansatz arbeiten wir darauf hin, unser Ausdrucksrepertoire zu erweitern und die Durchlässigkeit zwischen der physischen, der emotionalen und der mentalen Ausdrucksebene zu steigern. Bei all diesen Wechseln zwischen den Ebenen kann sich eine Person leichter ihren Reaktionen auf der unbekannteren oder unentwickelten Ebene zuwenden, indem sie die weniger vertraute Kunstform benutzt.

Dabei kommen Ausdrucksebenen zum Vorschein, die die Person bisher vermieden hat. »Abgeschnittene« Ebenen des Selbstausdrucks erweisen sich oft als Geheimschlüssel zu einem freieren Selbstgefühl. Sie bieten uns viele Gelegenheiten, blockierte oder gehemmte Bereiche unseres Selbstausdrucks zu erforschen. Blockaden liefern uns oft wertvolle Informationen zur weiteren Exploration und verweisen auf Blockaden in anderen Bereichen. Wenn eine Person mit Schwierigkeiten zu kämpfen hat, ist es meist hilfreich, eine ihrer starken Bewußtseinsebenen zu wählen, um einen Durchbruch zu begünstigen. Nachdem sie einen Durchbruch erreicht hat, kann sie aus einer neuen Perspektive untersuchen, wie ihre Energie blockiert wurde oder worum es bei der Blockade ging.

Alle Reaktionsebenen sind gleichwertig. Worauf es ankommt, ist die gesteigerte Bewußtheit, die die kreative Erfahrung anregt und uns unsere Möglichkeiten erfahren läßt. Es entsteht ein Ort, an dem wir an der Erweiterung unserer kreativen Ausdrucksfähigkeiten arbeiten können, was sich direkt auf unser Integritätsgefühl und unsere Lebenslust auswirkt. Mit etwas Übung erreichen wir bei der Arbeit höhere Bewußtseinsstufen und ein größeres Repertoire an Ausdrucksmöglichkeiten. Dies läßt sich mit dem Erlernen eines Musikinstruments vergleichen. Zuerst lernen wir, Tonleitern zu spielen, mit der Zeit können wir leichtere Stücke spielen, und schließlich, wenn wir weiterüben, werden wir zu echten Könnern.

Der Ausdruck »Ebenen von Bewußtsein« impliziert eine Art Hierarchie. Wir kommen immer wieder auf die physischen Reaktionen und den Körperausdruck zurück. Die körperliche Ebene ist der Grund und Boden, aus dem heraus unsere emotionalen und mentalen Reaktionen entstehen. Bewegung bringt Gefühle hervor und drückt Gefühle aus. Das Wechselspiel zwischen Bewegung und Gefühlen ruft mentale Bilder und gedankliche Assoziationen in uns hervor, und das Wechselspiel zwischen Bewegung und Bildern evoziert Gefühle in uns. In dem Maße, in dem wir uns auf die einzelnen Ebenen einstellen und unsere Kraft und Flexibilität auf jeder Ebene steigern, beginnen sich eine zirkuläre Beziehung und ein offener Energiefluß zwischen den Ebenen zu entwickeln.

Wenn alle drei Ebenen zusammenwirken oder ein Ganzes bilden, wenn wir uns echt, kraftvoll und präsent fühlen, dann können wir von einer Gestalterfahrung sprechen. Fritz Perls forderte seine Workshop-Teilnehmer häufig auf: »Nicht denken, nur spüren!« Damit meinte er, daß wir unsere Erfahrung nicht analysieren, sondern sie spüren und im Erleben erkennen sollen. Wir hören nur selten auf unseren Körper, der in sich die Fülle unserer Lebenserfahrung auf tiefgründige und präzise Weise gespeichert hat. Er ist wie eine Schatztruhe. Die drei Awareness-Response-Ebenen erinnern uns daran, immer wieder zum Grund und Boden der physischen Ebene zurückzukehren, aus dem unsere Emotionen und Gedanken entstehen und zu dem sie zurückkehren. Sie erinnern uns daran, genauer hinzuhören und den Dingen einen anderen Sinn zu verleihen. Die Rolle der Lehrerin oder Therapeutin in der Expressive Arts Therapy ist von großer Bedeutung, da wir eine kundige Zeugin brauchen, die uns anleitet und uns das Geschehen und unsere Potentiale spiegelt.

Bewegung erforschen und beobachten

Nun wenden wir uns den einzelnen Elementen zu, die uns helfen, die funktionalen und ästhetischen Qualitäten von Bewegung wahrzunehmen und weiterzuentwickeln. Es ist eine Einführung in die aus meiner Sicht grundlegenden Aspekte, sozusagen in das Abc, einer komplexen und vielfältigen Sprache.

Für unsere Methode brauchen wir drei Dinge: zum einen ein Vokabular, mit dem wir Bewegung in Beziehung zu möglichen physischen und psychischen Botschaften verstehen können, zum anderen ein Vokabular, mit dem wir Bewegung mit emotionalen Zuständen, Bildern und dem Mythos, der sich darin ausdrückt, verknüpfen können. Und schließlich brauchen wir Ressourcen, mit deren Hilfe wir unseren Bewegungsumfang erweitern können.

Wenn wir uns und andere bei der Bewegung beobachten, gibt es viel zu sehen und wahrzunehmen. Wir richten unsere Aufmerksamkeit auf die Beziehung zwischen hohem und geringem Muskeltonus. Wir suchen nach dem Vorhandensein und dem Grad von Spannung und Entspannung, Zusammenziehen und Loslassen. Wir achten auf den Fluß des Atems in Beziehung zur Bewegung. Wir beobachten aufmerksam die Körperteile, die sich bewegen. Wir achten darauf, welche Körperteile an der Bewegung beteiligt sind und welche nicht, wo im Körper eine Bewegung eingeleitet wird und wie die anderen Körperteile folgen oder darauf entweder unterstützend oder widerstrebend reagieren. Wir beobachten die Körperhaltung und achten darauf, wie der Bewegungsapparat die persönliche Eigenart einer Bewegung bedingen kann. Wir arbeiten sowohl mit der Gestik als auch mit der Bewegung der großen Muskeln und mit Bewegungskombinationen. Wenn wir entschlüsseln, wodurch Bewegungsausdruck entsteht und welche Botschaften er vermittelt, geht es uns sowohl um das Vorhandene als auch um das Fehlende.

Mit Hilfe eines einfachen Modells können wir Bewegung anhand der Kriterien Raum, Zeit, Kraft und Form beobachten, verstehen und entwickeln. Die Nutzung des Raums läßt sich daran beobachten, wie eine Person ihre Bewegung in Beziehung zu ihrer unmittelbaren Umgebung ausdrückt. Dazu gehört der Bereich in unmittelbarer Nähe des Körpers und der gesamte verfügbare Raum. Wir können beobachten, ob die Person große oder kleine Bewegungen einsetzt, ob sie sich an den Grenzen des Raums, in Diagonalen durch den Raum oder in der Mitte des Raums bewegt. Wir achten darauf, wie eine Person ihre Zeit einteilt, indem wir auf Geschwindigkeit und Zeitmaß sowie auf zunehmende und nachlassende Spannung in der Bewegung achten. Wir beobachten zum Beispiel, ob die Bewegung schnell oder langsam ist oder die Person die Tempi wechselt, ob die Bewegung fließend oder abgehackt ist und ob die sich bewegende Person Übergänge zwischen den unterschiedlichen Qualitäten findet.

Kraft zeigt sich darin, in welchen Abstufungen die Person ihrer Bewegung Energie oder Momentum verleiht und wie der Körper auf den Zug der Schwerkraft reagiert. Ist die Bewegung leicht oder kraftvoll? Ist ausreichend Momentum vorhanden, um eine Bewegung zu vollenden? Nach Rudolf von Laban und Irmgard Bartenieff läßt sich Form daran erkennen, wie sich der Körper an den Raum anpaßt und sich im Raum bewegt. Die Qualität der Form läßt sich zum Beispiel als rund, eckig, direkt oder indirekt beschreiben.

Wenn wir die Form anschauen, dann sprechen wir auch über Körperhaltung und die Spannung im Körper und in der Bewegung. Die wesentlichen Haltungsqualitäten können als zusammengesunken, zusammengezogen, ausgedehnt, überdehnt und zentriert beschrieben werden. Jede dieser Haltungen beeinflußt die Art, wie eine Person ihre Bewegung ausführt, bedingt den verfügbaren Bewegungsumfang. Diese Haltungsqualitäten finden außerdem ihre Entsprechung in Gefühlsreaktionen sowie in mentalen Zuständen und Haltungen.

In der Regel richten wir bei der Beobachtung der Bewegungsentwicklung unseren Fokus jeweils auf eines der folgenden Elemente: Nutzung von Raum, Form, Kraft, Haltung, Beweglichkeit der Körperteile, Grade von Zurückhaltung oder Fluß. Jedes dieser Elemente wirkt sich aber auch auf die anderen aus. Bei aller Konzentration auf ein bestimmtes Element wenden wir uns immer wieder allen relevanten Elementen zu, die sich auf die Bewegung auswirken können, sowie den Beziehungen der Elemente untereinander.

Wenn uns sich wiederholende, eigenartige oder eingeschränkte Bewegungen auffallen, bei denen die Nutzung der Elemente Raum, Zeit, Kraft und Form unverändert bleibt, können wir wohl davon ausgehen, daß die Möglichkeiten einer Person begrenzt und weitere einschränkende Muster vorhanden sind. Dabei verzichten wir jedoch darauf, bestimmten Elementen eine bestimmte Interpretation zuzuordnen. Wir richten unsere Aufmerksamkeit vielmehr auf die Qualität der Bewegung, darauf, wie die tanzende Person Raum, Zeit, Kraft und Form, Haltung oder Gestik einsetzt, und geben eine Rückmeldung, die spiegelt, ergänzt oder intensiviert oder die Person unterstützt. Während wir die Bewegung beobachten und kommentieren, ist uns bewußt, daß wir zugleich die Gefühle, Bilder und Geschichten, die in der Bewegung liegen, beobachten und kommentieren.

So, wie eine einzelne sich bewegende Person psychische Prozesse, Gefühle oder Bilder in ihrem Umgang mit Raum, Zeit, Kraft und Form ausdrückt, können auch zwei sich bewegende Personen in der Partnerarbeit oder eine ganze Gruppe ähnliche Dinge ausdrücken. Wenn wir diese Interaktionen in der Bewegung beobachten, enthüllt sich der Beziehungs- oder Gruppenmythos, mit dem wir weiterarbeiten können.

Das Zusammenspiel und Zusammenfügen einer Reihe von Bewegungskombinationen in Verbindung mit Bildern oder Gefühlen, die zusammen verschiedene Bestandteile einer Erfahrung oder Geschichte ausdrücken, bezeichnen wir als Tanz. Vier spezifische Phasen helfen uns dabei, diese Bestandteile zu erkennen und ihr Zusammenwirken zu erforschen. Durch Wiederholung, Entwicklung, abrupten Wechsel und fließenden Wechsel schaffen wir neue Möglichkeiten, unsere Themen zu erforschen.

Zu Beginn einer Bewegung können wir durch Wiederholung Bewußtheit, Aufmerksamkeit und Klarheit ins Spiel bringen. Die tanzende Person erkennt, was sie tut, fühlt es und achtet auf Bilder, die dabei auftauchen. Durch die Entwicklung einer bestimmten Bewegung kommen neue Elemente hinzu, durch die sowohl die Bewegung selbst als auch die Erfahrung der tanzenden Person erweitert, vertieft und verändert werden. Diese Person erlebt einen Zuwachs ihrer Möglichkeiten und steigert ihre Fähigkeit, durch »aktives Zuhören« dem Lauf, den die Bewegung nehmen möchte, zu folgen. Sie arbeitet mit dem Fluß der hervorgerufenen Gefühle und Bilder, indem sie auf die soeben ablaufende und die sich neu entwickelnde Bewegung reagiert.

Durch abrupte Wechsel kommt ein Bewußtsein für die unterschiedlichen Elemente ins Spiel, die in Beziehung zueinander erforscht werden können. Dazu gehören Gegensätze und Kontraste genauso wie ähnliche oder zusammengehörige Teile der Bewegung. Wie die Entwicklung dient der abrupte Wechsel der Variation und der Vermittlung zwischen Ebenen oder Qualitäten.

Beim fließenden Wechsel geht es darum, manche Elemente zu verwerfen, gegensätzliche Kräfte zu betonen und zwischen ihnen zu vermitteln, den Fokus auf die Übergänge zu richten und die Verbindungen zwischen verschiedenen Elementen zu erkunden. Der fließende Wechsel steigert die Fähigkeit der tanzenden Person, aus einer Vielzahl möglicher Qualitäten zu wählen, so daß sie ihr Repertoire erweitern kann, um der Phase der Konfrontation, des Loslassens oder der Veränderung größeres Gewicht zu verleihen.

Indem die tanzende Person ein Wechselspiel zwischen den Phasen entwickelt und einen Zyklus aus Wiederholung, Entwicklung, abruptem Wechsel und fließendem Wechsel durchläuft, verhindert sie, daß sie in isolierten Bewegungen oder in einer bestimmten Art und Weise der Exploration steckenbleibt. Aus den Bewegungen fügt sich ein Gesamtbild zusammen, und das eigentliche Thema des Tanzes tritt hervor.

Bewegungen, in denen für die tanzende Person viel Spannendes, Herausforderndes und Bedeutsames steckt, werden oft unterbrochen oder fallengelassen, bevor ihre Botschaft vollständig erforscht wurde. Durch Wiederholung, Entwicklung, abrupten Wechsel und fließenden Wechsel praktizieren wir eine Ökologie der Bewegung. Dabei können wir den größten Nutzen aus dem Ausdrucksmittel und seinen Botschaften ziehen. So könnte die Ökologie der Bewegung aussehen:

- *Wiederholung:* Bleib bei einer Geste, Bewegung oder Bewegungsphrase. Achte auf die Form der Bewegung, auf die Kraft, mit der sie ausgeführt wird, und auf den Raum, den du einnimmst. Führ die Bewegung so lange aus, bis sie dir ganz klar ist und du eine wiederholbare Kombination gefunden hast.
- *Entwicklung:* Führ die Bewegung in unterschiedlichen Geschwindigkeiten aus. Wende bei den verschiedenen Abschnitten der Bewegung unterschiedlich viel Kraft auf. Teil dir den Raum unterschiedlich ein. Arbeite mit unterschiedlichen Tempi. Vergrößere oder verkleinere die Bewegung. Nimm unterschiedliche Körperteile zur Ausführung der Bewegung hinzu. Bleib

dabei, bis du so weit wie möglich gegangen bist. Laß einige Teile aus, ändere einige Teile oder füg neue Elemente hinzu. Tu dies mit jeder einzelnen Bewegung.

- *Abrupter Wechsel:* Wechsle zwischen zwei unterschiedlichen Bewegungsqualitäten hin und her, zum Beispiel zwischen schweren und leichten, eng begrenzten und weit ausladenden Bewegungen, Bewegungen mit angehaltenem und mit frei fließendem Atem. Wechsle langsam oder schnell zwischen den einzelnen Bewegungsqualitäten.
- *Fließender Wechsel:* Setz unterschiedliche Qualitäten ein. Oder laß den Fokus von der Nutzung des Raums zum Einsatz von Kraft oder von einem Bild zu einem anderen wechseln, erforsche dabei die Übergänge zwischen den Bewegungen, die von einem Element zum anderen überleiten, insbesondere die Momente des Dazwischen.

Wir können den Zyklus aus Wiederholung, Entwicklung, abruptem Wechsel und fließendem Wechsel so oft wie nötig und in beliebiger Verbindung einsetzen, um den Dialog zwischen Bewegungen, Bildern und Gefühlen zu intensivieren und zu erweitern. Es zeichnet dieses Modell aus, daß die tanzende Person mit seiner Hilfe die Fähigkeit entwickelt, sich selbst gegenüber die Zeugenposition einzunehmen, kreativ zu werden und eigene Entscheidungen zu treffen. Das Modell ist außerdem ein nützliches Werkzeug für Beobachtung und Coaching.

Bewegungscoaching

Die Lehrerin oder Partnerin, die die Rolle der Zeugin einnimmt, arbeitet mit den oben behandelten Konzepten, wenn sie die tanzende Person beobachtet und ein Feedback dazu gibt, was sich in der Bewegung zeigt und was fehlt oder unterentwickelt ist. Als Bewegungscoach spiegelt die Zeugin in Worten oder Bewegungen das, was ihr auffällt, gibt Anregungen, die die Bewegungserfahrung der tanzenden Person intensivieren, und stattet sie mit Werkzeugen aus, die ihre Möglichkeiten erweitern und ihr helfen, Gefühle und Bilder mit der Bewegung kongruent werden zu lassen.

Coaching ist eine Möglichkeit, mehr Bewußtheit in den Bewegungsausdruck zu bringen, so daß die tanzende Person sich in der Bewegung selbst mit den Themen ihrer Geschichte auseinandersetzen kann. Durch sorgfältige Ausformung und Entwicklung der Bewegung werden Gefühle freigesetzt. Es werden neue Muster im Bewegungsausdruck gebildet, die Veränderungen hervorrufen. Wenn sich die Bewegung verändert, kommt es auch zu psychischen Veränderungen. Neue Bewegungen versetzen uns in neue physische Zustände und lassen frische Bilder entstehen, die beim Gestalten einer neuen Erfahrung als Symbole dienen können.

Ästhetische Antworten und Interventionen

Die Zeugin spielt in der therapeutischen Erfahrung eine entscheidende Rolle. Die Zeugin schafft, unabhängig davon, ob es sich um eine andere Workshop-Teilnehmerin, eine Lehrerin oder eine Therapeutin handelt, einen schützenden Raum, in dem sich die tanzende Person gesehen und umsorgt fühlt. Die Augen der Zeugin intensivieren den sich entfaltenden Prozeß. Wenn eine Person für sich allein arbeitet, muß sie die Intensität selbst herstellen. Die Beziehung zwischen der tanzenden Person und der Zeugin erfordert bedingungslose Akzeptanz und bedingungsloses Vertrauen: Beide begeben sich gemeinsam auf unbekanntes Gebiet. Das Verhältnis zwischen einer darstellenden Künstlerin und ihrem Publikum ist ein ganz anderes: Hier geht es darum, etwas darzustellen, eine Wirkung zu erzeugen, ein fertiges Arbeitsergebnis zu präsentieren. Die Zeugin ist auf symbolische Weise Partnerin und Führerin. Sie ist ganz präsent und gleichzeitig in der Lage, das Geschehen von außen zu beobachten.

Die Zeugin bringt als Grundlage für ihre ästhetischen Antworten und Interventionen die Fähigkeit ein, zu sehen, zu hören, zu fühlen und sich etwas vorzustellen. Sie konzentriert sich sowohl auf den Aspekt der Geschichte, der sich gerade zeigt, als auch darauf, wie die Themen im Bewegungsausdruck gestaltet werden. Die Zeugin strukturiert ihre Interventionen oder ihr Feedback nach den folgenden fünf Intentionen: anzuerkennen, was ist, die Erfahrung zu vertiefen, die

Ausdrucksmittel zu erweitern, neue Dinge zu entwickeln und Möglichkeiten zur Veränderung vorzuschlagen.

Die Zeugin achtet zunächst auf das, was dargestellt wird. Wenn sie ein Gefühl dafür entwickelt hat, was auf welche Weise ausgedrückt wird, zielt ihre Interaktion mit der Akteurin darauf ab, deren Aufmerksamkeit noch intensiver auf ihre Themen zu richten. Die Zeugin verfolgt das Geschehen, indem sie sieht, spürt, sich empathisch einfühlt und ihre Vorstellungskraft einsetzt; sie leitet weder an, noch interpretiert sie, noch analysiert sie.

Eine Zeugin hat verschiedene Interventionsmöglichkeiten. Eine besteht darin, die eher aktive Rolle eines Coachs oder einer Therapeutin einzunehmen. Eine andere Möglichkeit ist die des künstlerischen Feedbacks. Zu einem künstlerischen Feedback nach unserer Methode gehört folgendes: Die Zeugin bleibt mit ihrer Aufmerksamkeit bei dem, was sie sieht und hört, und läßt sich gleichzeitig durch den Ausdruck oder das Bild der anderen Person inspirieren. Wenn eine Zeugin künstlerisches Feedback gibt, indem sie sich selbst künstlerisch ausdrückt, bringt dies Antworten mit sich, die auf der Sinneserfahrung oder der Imagination der Zeugin basieren. Empathisch kann sie zum Beispiel eine Enge in der Brust spüren. Oder in ihr entsteht das Bild einer geballten Faust, die zuschlagen will.

Die Zeugin hat verschiedene Möglichkeiten, ihre ästhetische Antwort weiterzugeben. So kann sie ein Bild der anderen Person tanzen. Sie kann auf eine Erkundung mit einer Geste antworten. Oder sie kann die Weiterentwicklung einer Bewegungssequenz anbieten und damit andeuten, was als nächstes passieren könnte. Die Zeugin kann auch mit einem improvisierten Gedicht oder Lied antworten.

Die ästhetische Antwort der Zeugin kann das Mitgeteilte spiegeln, ihm etwas hinzufügen, es intensivieren oder mit ihm verschmelzen. Die Zeugin könnte in ihr Feedback auch ein völlig neues, gegensätzliches oder fehlendes Element einfügen, das die Exploration in eine neue Richtung lenkt. Dann sind Akteurin und Zeugin (zwei Kursteilnehmerinnen, Klientin und Therapeutin, Schülerin und Lehrerin) gemeinsam an der Erfahrung der Exploration und Gestaltung der Themen beteiligt.

Bei diesem gemeinschaftlichen Prozeß kann die Zeugin selbst mit dem Reichtum ihrer eigenen Gefühle, Bilder und Erkenntnisse in

Berührung kommen und sie mit der Akteurin teilen. Sie öffnet damit die Tür zu neuen Gefühlen und Perspektiven, zu Vertrauen und kreativem Austausch, wodurch das erforschte Thema und die Zusammenarbeit auf eine neue Ebene gehoben werden. Wenn die Zeugin zum Beispiel mit Tanz oder einem Gedicht antwortet, schenkt sie der Akteurin etwas von ihrem inneren Reichtum und zeigt ihr, auf welche Weise sie durch deren Arbeit bewegt wurde.

Die Zeugin spricht bei einem verbalen Feedback in der Regel in Sätzen, die mit »Ich sehe«, »Ich fühle« und »Ich stelle mir vor« beginnen, um die gemeinsame Perspektive auf der körperlichen, emotionalen und imaginativen Reaktionsebene zu verankern. Die Zeugin spiegelt das Dargestellte, indem sie darüber spricht, was sie sieht oder bemerkt. Sie begibt sich ins Reich der Gefühle, indem sie die Gefühle der Akteurin sondiert und ihr ihre eigenen Gefühlsreaktionen mitteilt. Sie antwortet mit Bildern und Geschichten und nicht mit analytischen Gedanken, Urteilen oder Ratschlägen. Alles, was sie einbringt, vergrößert den künstlerischen Interaktionsspielraum. Ihre Interventionen werden Teil des kreativen Spiels. Wenn die Zeugin auf diese Weise Feedback gibt, kann sie der Akteurin einen bisher übersehenen oder unterentwickelten Bereich eröffnen, den die Akteurin dann selbst sehen, fühlen und wertschätzen kann.

Die Zeugin stellt Fragen, die die Akteurin dazu anhalten, bei der Exploration oder bei ihrem Kunstwerk zu bleiben:

- Wenn das Bild oder die Bewegung sprechen könnte, was würde es beziehungsweise sie sagen wollen?
- Welches Bild könnte dir helfen, dich zu befreien?
- Welche Bewegung könnte dich zu dem Gefühl führen, das du ausdrückst?
- Wie könntest du entspannt vom Boden aufstehen?
- Wenn du etwas zu deinem Bild oder zu deinem Tanz hinzufügen könntest, was wäre es?
- Was bemerkst du, wenn du zwischen dem sehr langsamen und dem sehr schnellen Tempo deiner Bewegung hin und her wechselst?

Die Zeugin weiß, daß sie sich selbst in einen künstlerischen Prozeß begibt, ob sie nun künstlerisches Feedback gibt, verbal aus der Haltung »Ich sehe / fühle / stelle mir vor« antwortet oder eine Bewegungsexploration coacht.

Improvisation

Wenn wir therapeutisch mit Kunst arbeiten, sehen wir den Menschen als Individuum mit der angeborenen Fähigkeit zu Kreativität und Bewußtheit. Wir sehen aber auch, daß diese Fähigkeiten freigelegt, gestärkt und kanalisiert werden müssen, um den Körperausdruck zu verwirklichen. Das erreichen wir, indem wir die Prinzipien des künstlerischen Prozesses anwenden, wie sie beispielhaft in der Improvisation zur Geltung kommen – die etwa Stephen Nachmanovitch als Generalschlüssel zur Kreativität bezeichnet. Während wir uns nun den Prinzipien der Improvisation zuwenden, behalten wir gleichzeitig die Verflechtungen von Kreativität, Kunst und Therapie im Sinn.

Improvisation ist Spiel. In diesem Kontext spreche ich von dem ernsthaften Spiel, in das wir uns begeben, wenn wir uns ganz auf den gegenwärtigen Moment einlassen und uns auf das gerade Geschehende und das in unserer unmittelbaren Umgebung Verfügbare beziehen. Dazu können die konkreten Objekte in unserer äußeren Umgebung gehören, wie Papier und Farbe, Musikinstrumente, Spielsachen, andere Personen, Bäume, Stühle. Dazu gehören aber auch die momentanen Empfindungen, Emotionen, Einfälle und Phantasien in unserer inneren Umgebung. Improvisation erfordert von uns, daß wir von Augenblick zu Augenblick auf das Vorhandene reagieren. Wenn wir improvisieren, ist unsere Aufmerksamkeit fest im Hier und Jetzt verankert.

In der Improvisation kann alles verarbeitet werden. Es wird nicht darüber geurteilt, was gut und was schlecht ist, und es gibt keine Fehler. Alles, ob es der körperlichen oder der psychischen Ebene entspringt, ist Material, aus dem wir etwas schaffen können. Unser Ziel ist es nicht, etwas loszuwerden oder zu reparieren, uns an etwas zu klammern oder etwas zu analysieren. All dies würde die Spontaneität hemmen und nicht der wahren Natur der Improvisation entsprechen.

In der Improvisation wenden wir uns an das Unbewußte und erlauben ihm hervorzutreten, ohne daß wir zensieren. In der Improvisation begegnen sich Unbewußtes und Bewußtes im kreativen Prozeß. Während wir unsere Improvisationsfertigkeit entwickeln, lernen Unbewußtes und Bewußtes voneinander. Im besten Sinn ist Improvisation wie eine Bühne, auf der sich die ganze Bandbreite menschlichen Erlebens zeigen kann, ohne vorgefaßte Intentionen und ohne Schielen auf das Ergebnis.

Spielende Kinder sind Meister der Improvisation. Vielen Erwachsenen ist diese wesentlichste, grundlegendste Form kreativen Ausdrucks jedoch verlorengegangen. In diesem Sinn betont der Psychiater Donald Winnicott die Bedeutung des Spiels für die Heilung der Psyche. Im Spiel kann das Kind oder der Erwachsene kreativ sein und seine ganze Persönlichkeit ausdrücken, und im Kreativsein entdeckt das Individuum sich selbst. So verstehen wir Improvisation nicht als leichtfertige oder unbedeutende Aktivität, sondern als ein umfassendes und zuweilen herausforderndes Training unserer kreativen Muskeln.

Möglicherweise ist das Improvisieren für manche Menschen mit Angst besetzt und konfrontiert sie mit Widerständen. Doch wenn wir wieder lernen, auf solche Weise zu spielen, bringt das enorme Möglichkeiten mit sich. Wir können blockierte Bereiche in uns wieder zugänglich machen, das hinter den Blockaden Verborgene freisetzen und damit arbeiten.

Dies ist möglich, da während des ernsthaften Spiels der Improvisation folgendes geschieht:

1. Wir widmen uns ganz und gar dem, was wir gerade tun.
2. Wir bleiben offen.
3. Wir reagieren auf alles, was auftaucht.
4. Wir arbeiten mit dem, was uns anzieht.
5. Wir achten auf wichtige Einzelheiten.
6. Wir entwickeln alles weiter, was auftaucht, um es vollständig auszudrücken.
7. Wir wiederholen Elemente, bis sie uns klar werden, so daß wir genau wissen, was wir tun.
8. Wir bleiben bei einer Sache, weil sie uns interessiert oder bis sie abgeschlossen ist.

9. Wir wechseln fließend von einem Element zum anderen, um die Vielfalt zu steigern und Übergänge zu schaffen.
10. Wir wechseln abrupt zwischen ungleichen und kontrastierenden Elementen hin und her, um mit Gegensätzen zu arbeiten.
11. Wir lassen Elemente fallen, die nicht funktionieren oder die abgeschlossen sind, um Raum für Neues zu schaffen.
12. Wir nutzen alle uns zur Verfügung stehenden Ressourcen optimal.

Diese Aufzählung zeigt, wie Improvisation unsere Grenzen erweitern und unsere kreativen Fähigkeiten stärken kann. Zum Improvisieren müssen wir unsere Fähigkeit entwickeln, spontan zu sein, unsere Aufmerksamkeit auf das momentane Geschehen zu richten, uns unseren Themen voll und ganz zu widmen und mit unseren Sinnen, unseren Emotionen und unserer Vorstellungskraft auf das Geschehen zu antworten.

Darüber hinaus ist Improvisation wie ein Spiel, das verlangt, daß wir uns herausfordern lassen sowie innere und äußere Grenzen öffnen. Wenn wir improvisieren, erklären wir uns damit einverstanden, überrascht zu werden und mit der Veränderung als einziger Konstante zu arbeiten. Kreative Improvisation lehrt uns, unsere Vorstellung davon, wie die Dinge sind oder sein sollten, loszulassen. Dies gibt uns die Gelegenheit, eine unabhängige Geisteshaltung zu kultivieren, wie sie entsteht, wenn wir uns von genau definierten Absichten und Ergebnissen lösen und statt dessen für alles sich Ereignende präsent und ansprechbar bleiben.

Nach unserer Auffassung von Ästhetik gibt uns Improvisation als Spiel eine Bühne, auf der wir die Beziehung zwischen Erfahrung und Imagination erforschen können. Indem wir die Fähigkeit entwickeln, künstlerisch oder wie ein Kind zu improvisieren, entwickeln und üben wir auch ästhetische Antworten. Vielleicht begegnen wir beim Improvisieren unseren Bühnenängsten (Beklemmungen, Lampenfieber, Versagensängsten etc.). Doch gibt es eine bessere Art, diesen Ängsten zu begegnen, als sie spielerisch darzustellen oder uns spielerisch mit ihnen auseinanderzusetzen? Wenn wir für unzensiertes Spiel und Unsinn Raum schaffen, entfernen wir uns von der Kontrolle unseres Verstands und unseren Emotionen und befreien uns von manch einschränkenden Vorstellungen davon, was erlaubt ist oder was wir uns selbst erlauben können.

Wie sich dieses freie Spiel gestaltet und was sich dabei ausdrückt, läßt interessante Muster und Tendenzen zutage treten, die andernfalls möglicherweise unerkannt blieben oder über die wir sonst einfach sprechen würden, anstatt sie darzustellen. Außerdem fördert dieses freie Spiel die Haltung, daß alles möglich und nichts verboten ist. Es gibt uns die Erlaubnis, uns den Dingen anzunähern oder, aus der Perspektive der Zeugin, Dinge enthüllt zu sehen und sie der improvisierenden Person zu spiegeln.

Der Fünf-Phasen-Prozeß

Unser nächstes Modell ist der Fünf-Phasen-Prozeß mit seinen fünf verschiedenen und einander überlappenden Stadien. Er stellt eine Möglichkeit dar, zu beobachten, zu erforschen, zu organisieren und anzuleiten.[2] Die fünf Phasen heißen: Identifikation, Konfrontation, Loslassen, Veränderung, Wachstum. Jede Phase ermöglicht uns in der therapeutischen Begegnung bestimmte wesentliche Schritte. Wenn wir den Prozeß auf der Grundlage dieses Modells anleiten, können wir die Lernerfahrung aus der kreativ-expressiven Auseinandersetzung mit den Lebensthemen der Klientin festigen.

Das Modell der drei Awareness-Response-Ebenen hilft uns, unserem inneren Erleben zu folgen. Der Fünf-Phasen-Prozeß hingegen ist ein Modell, mit dem wir beobachten können, wie sich die innere Erfahrung in der äußeren Welt ausdrückt, und mit dem wir diesen Vorgang fördern können.

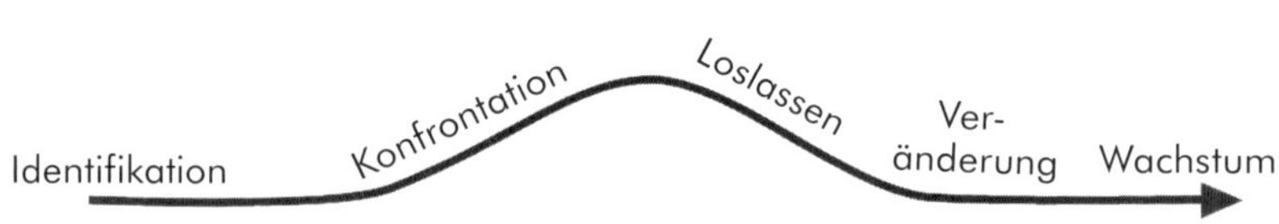

Der Fünf-Phasen-Prozeß

Therapie hängt, wie jeder Lernprozeß und jeder kreative Prozeß, vom wechselseitigen Austausch zwischen dem Individuum und der

Umgebung ab. In der Expressive Arts Therapy brauchen wir eine Umgebung, die nicht nur ein Ort der kreativen Begegnung und des kreativen Handelns ist, sondern die darüber hinaus Lernelemente anbietet, die eine Verinnerlichung des Gelernten ermöglichen. Als Lernmodell schafft der Fünf-Phasen-Prozeß ein Lernumfeld, das der Einzelperson die nötigen Elemente zur Verfügung stellt, um ihre Lebenserfahrungen so wahrzunehmen, auszudrücken und zu strukturieren, daß symbolische und tatsächliche Veränderungen möglich werden, die zu Wachstum führen.

Indem die zugrundeliegenden therapeutischen Modelle offengelegt und frei zugänglich gemacht werden, wird der Fünf-Phasen-Prozeß für alle Beteiligten – für die Einzelperson, die Gruppe, die Therapeutin oder die Lehrerin – zu einer kreativen Ressource. Indem dieses Modell allen Teilnehmern bekannt ist, vertrauen wir ihnen die Verantwortung für ihre Explorationen, ihren Lernprozeß und ihr Wachstum an. Wie Carl Rogers aufgezeigt hat, ist es entscheidend, daß die Verantwortung der Einzelperson im Mittelpunkt steht, nicht ein äußeres Kriterium oder eine als Autorität oder Retterin auftretende Psychotherapeutin oder Lehrerin. Bei der Arbeit mit diesem Modell wird zugleich dessen Anwendung gelehrt. So entsteht ein gemeinsames Vokabular, das die Therapie zu einem partnerschaftlichen Dialog werden läßt.

Die Arbeit mit künstlerischen Ausdrucksmitteln als ein therapeutischer Prozeß macht die fünf Phasen des Modells unmittelbar erfahrbar. Um einmal zu veranschaulichen, wie sich die einzelnen Phasen überlappen, können wir zunächst das Malen als Ausdrucksmittel verwenden, mit dessen Hilfe wir herausfinden können, was gerade geschieht und womit wir arbeiten möchten. Wenn wir dies beim Malen entdecken, konfrontieren wir uns zugleich mit einem Bild, das wir schaffen. Im kinästhetischen Akt des Malens findet auch ein Loslassen statt, und in den Gefühlen oder Assoziationen, die beim Malen auftauchen, sind sowohl Konfrontation als auch Loslassen enthalten. Während wir malen, entwickelt oder verändert sich das Bild, oder wir verändern es. Ein fließender Wechsel ereignet sich: Das, was zuvor ein Gedanke, ein Bild oder ein Gefühl in unserem Inneren war, wird nun auf dem Papier sichtbar.

In einer schriftlichen Beschreibung wie dieser erscheint der Fünf-Phasen-Prozeß möglicherweise als linear, so als müßten wir ganz ordentlich einen Schritt nach dem anderen tun. Aber auf dem Weg des Fünf-Phasen-Prozesses erwartet uns einiges an Bewegung, Fragmentierung, Unordnung und Neuordnung. In einem therapeutischen Prozeß, der diesen fünf Phasen folgt, kann es zu einem häufigen Hin und Her zwischen den Phasen kommen. Auf eine sehr reale Weise ist der Keim jeder Phase in allen anderen Phasen enthalten.

Neue Schichten unserer Themen werden aufgedeckt, ob wir uns nun auf jeweils eine Phase konzentrieren oder ob wir zwischen den Phasen hin und her wechseln. Wenn die Abgrenzung zwischen den einzelnen Phasen flexibel bleibt, können wir den Prozeß immer wieder neu durchlaufen und durcharbeiten und ihn dabei vertiefen. Das Modell des Fünf-Phasen-Prozesses dient der Orientierung und gibt uns einen Überblick, mit dessen Hilfe wir die fünf wichtigsten Therapieabschnitte beschreiben, beobachten und unterstützen können.

Identifikation

Identifikation ist die Phase der therapeutischen Arbeit, in der sich eine Person auf einen Sachverhalt konzentriert und diesen verbal ausdrückt. Der Sachverhalt läßt sich in einem Thema, einem Bild, einer emotionalen Reaktion oder in einer Situation finden. Dies erfolgt zum Beispiel durch das Aufspüren einer vorherrschenden Empfindung, durch das Wahrnehmen einer sich wiederholenden Bewegung, Geste oder Haltung, durch die Erinnerung an einen Traum oder durch das Betrachten eines Bilds.

In der Phase der Identifikation wechseln wir mit unserem Bewußtsein von der Alltagsebene auf eine tiefere Ebene, um mit der Exploration beginnen zu können. Hier richten wir unsere Aufmerksamkeit auf die innere Erfahrung und auf die Themen, mit denen wir arbeiten möchten. Wir schaffen einen Bezugspunkt für Bewegung, Dialog und Veränderung. Eugene Gendlin hat dies als Focusing bezeichnet. Der Bezugspunkt ermöglicht es uns, die existentielle Bedeutung der Erfahrung zu entdecken.

Identifikation bedeutet die Beantwortung der folgenden Fragen: Was ist für dich am wichtigsten? Woran möchtest du arbeiten? Identifikation findet nicht nur zu Beginn einer Sitzung statt. Sie ereignet sich fortlaufend während der gesamten Kurseinheit oder Sitzung. Um uns mit etwas zu identifizieren, können wir zum Beispiel die folgende Frage stellen: Wenn die Bewegung, das Bild oder der Körperteil sprechen könnte, was würde sie sagen?

Ein wesentlicher Aspekt jeder Sitzung ist es, ein zentrales Bild, ein Anliegen oder eine neue Möglichkeit zu finden und immer deutlicher werden zu lassen. Das Malen kann uns dabei helfen, ein inneres Bild herauszuarbeiten, das erforscht werden soll. In unseren Bildern finden wir Symbole sowie unterschiedliche Qualitäten von Formen, Farben und Strukturen, die uns in einen Dialog, eine Bewegung oder ein Rollenspiel führen können.

Identifikation steigert die Bewußtheit, stärkt den Gestaltungswillen und die Zusammenarbeit zwischen Klientin und Therapeutin. Diese Grundlagen sind entscheidend für die Phasen der Veränderung und des Wachstums. Findet keine Identifikation statt, kann die therapeutische Exploration ziellos und willkürlich werden, oder es kann passieren, daß die Klientin von der Interpretation und den Ratschlägen der Therapeutin oder Seminarleiterin abhängig wird.

Konfrontation

Konfrontation bedeutet in diesem Zusammenhang nicht, einer Sache zu widerstehen oder gegen sie anzukämpfen, sondern vielmehr dem Vorhandenen zu begegnen. Die Klientin (oder Kursteilnehmerin) stellt sich den erkannten Themen und taucht durch expressive Darstellung ganz darin ein. In der Phase der Identifikation rücken wir etwas in den Mittelpunkt. In der Phase der Konfrontation erforschen wir es. Wenn wir ein Thema oder einen Schwerpunkt erkannt haben, setzen wir uns in der Phase der Konfrontation damit auseinander, indem wir auf metaphorische oder symbolische Weise zu diesem Thema werden oder uns ganz in dieses Thema hineinbegeben.

Ausdrucksmittel der Konfrontation sind Bewegungsexplorationen, stimmlicher Ausdruck und gesprochener Dialog. In dieser Phase kann die Zeugin ihre Partnerin auf Unstimmigkeiten zwischen Gefühlen, Bildern, Gedanken und dem dazugehörigen Bewegungsausdruck hinweisen, um die Konfrontation zu verstärken. Bewegungen oder Haltungen können in der Konfrontation übertrieben oder intensiviert werden. An dieser Stelle kann auch der abrupte Wechsel zwischen entgegengesetzten Elementen eingeführt werden.

Während die Klientin (oder Kursteilnehmerin) ihre volle Aufmerksamkeit der Exploration widmet, hilft ihr die Therapeutin (oder Seminarleiterin), mit den Bildern, Gefühlen und auftauchenden biographischen Assoziationen zu arbeiten. Die Therapeutin (oder Seminarleiterin) kann der Klientin (oder Kursteilnehmerin) eine Vielzahl an Darstellungsmöglichkeiten und künstlerischen Ausdrucksformen vorschlagen, um ihr bei der Auseinandersetzung und beim Wechsel zwischen den Phasen zu helfen.

Loslassen

Der vollständige Ausdruck eines Themas auf allen drei Ebenen (physisch, emotional und mental) in der Phase der Konfrontation hilft uns, zurückgehaltene Impulse loszulassen, wie neuromuskuläre Spannungen, Emotionen oder zuvor nicht ausgedrückte Bilder und Erinnerungen. Das Loslassen führt zu einem Wechsel in der mit einem bestimmten Umstand verbundenen Energie und Dynamik und läßt Offenheit für neue Impulse entstehen.

Manchmal geschieht das Loslassen durch die Konfrontation ganz natürlich. Wenn dies der Fall ist, kann es angesprochen und weiterentwickelt werden. Bewegung, stimmlicher Ausdruck oder ein geführter Dialog sind weitere Elemente, die uns beim Loslassen helfen. Die Art und Weise des Loslassens hängt mit der energetischen Qualität der Darstellung und mit dem erforschten Inhalt zusammen. Loslassen kann in Form von Tränen, Wut oder eines Sich-gehen-Lassens geschehen oder in einem Wechsel in der Symbolik, der Bewegung oder der Geschichte.

Wenn die Akteurin emotional losläßt, findet zugleich eine Entspannung in Muskeltonus, Haltung und Atem statt. Einhergehend mit dem Loslassen auf der emotionalen und physischen Ebene erlebt sie ein Loslassen auf der mentalen Ebene – ihre Gedanken und inneren Bilder ändern sich. Daß sich ein Loslassen ereignet, läßt sich an subtilen Anzeichen erkennen. Andere Hinweise auf ein Loslassen sind eine Veränderung des Körperzustands, des Klangs der Stimme oder des Gesichtsausdrucks, eine Veränderung im Umgang

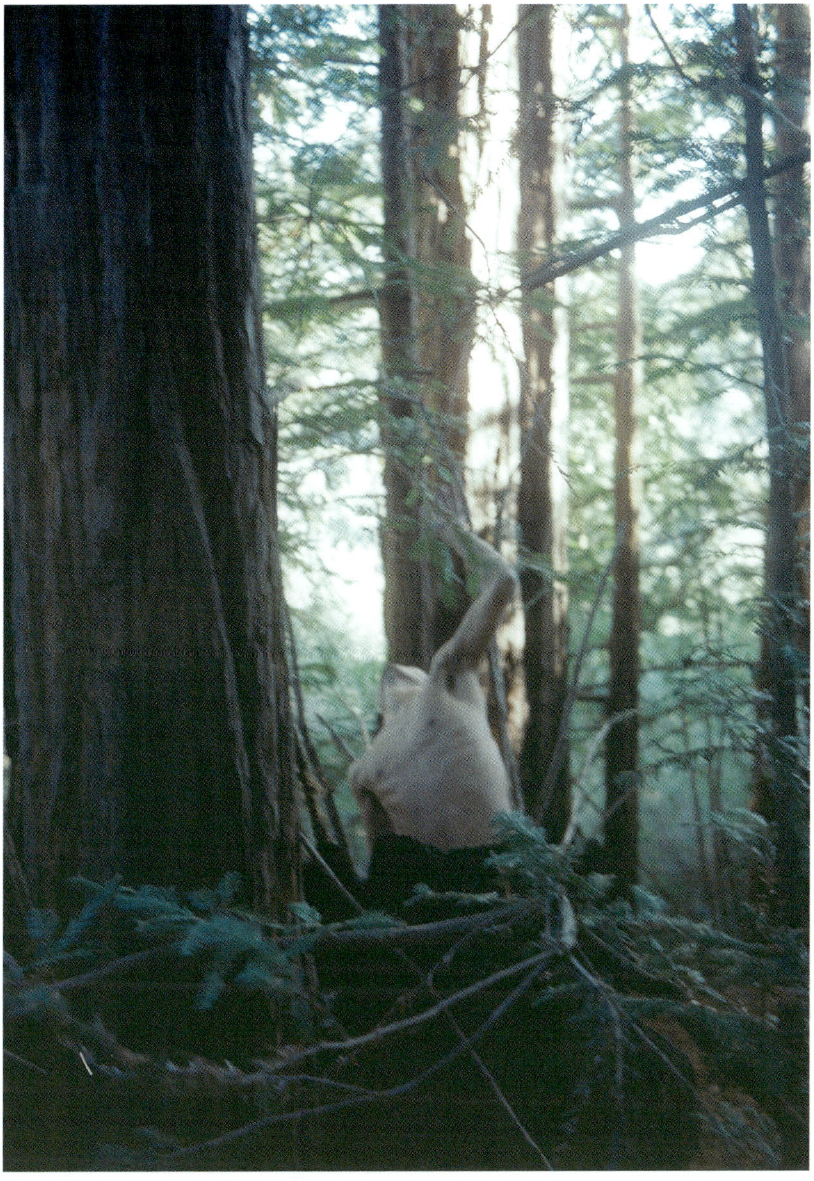

Baumtanz

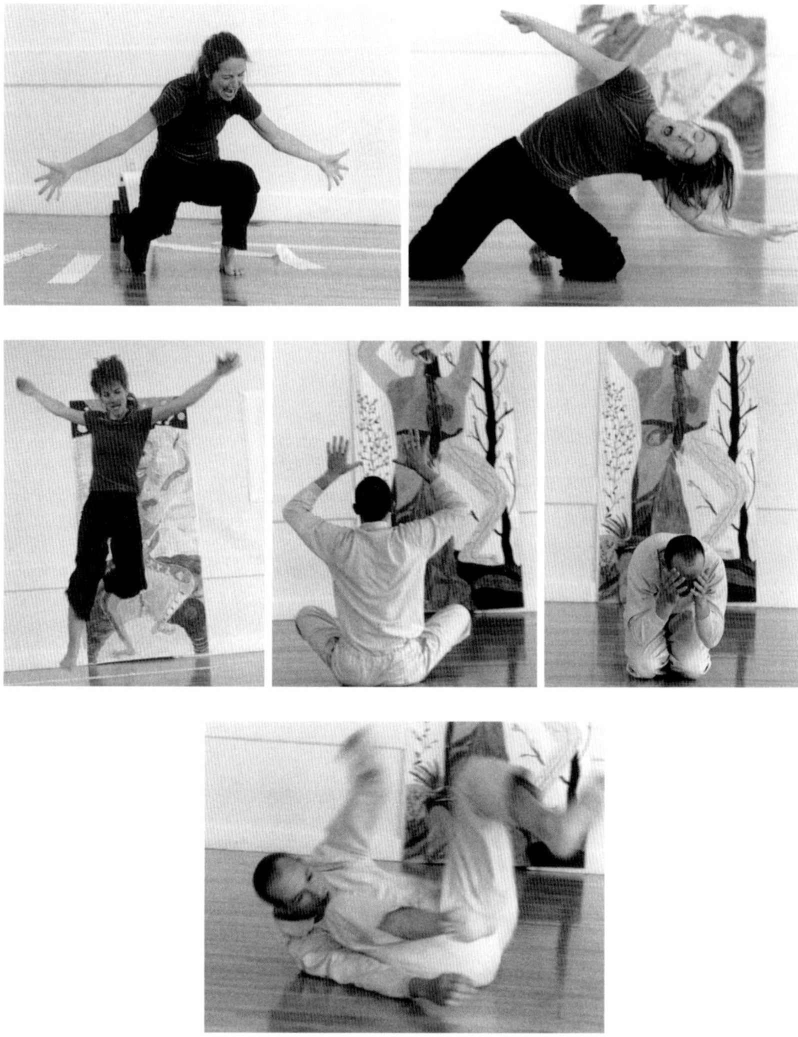

Der Zyklus aus Wiederholung, Entwicklung, abruptem Wechsel und fließendem Wechsel: Katrin und Camillo

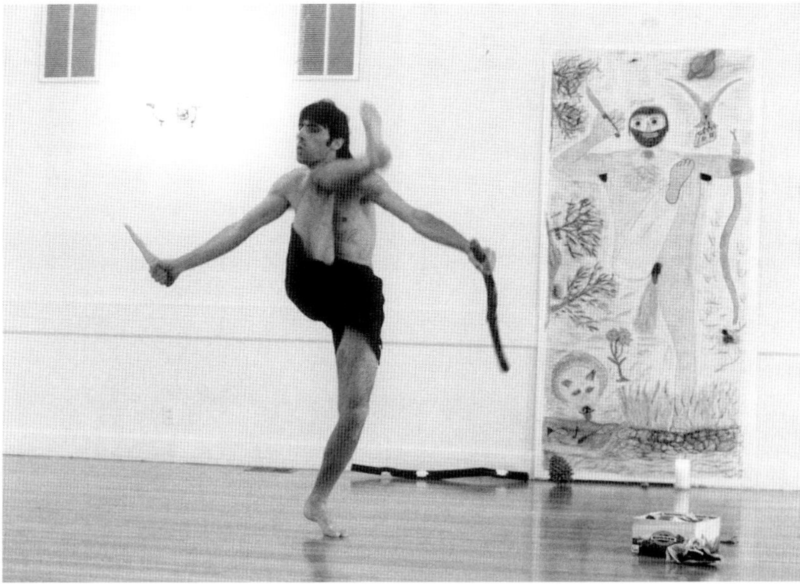

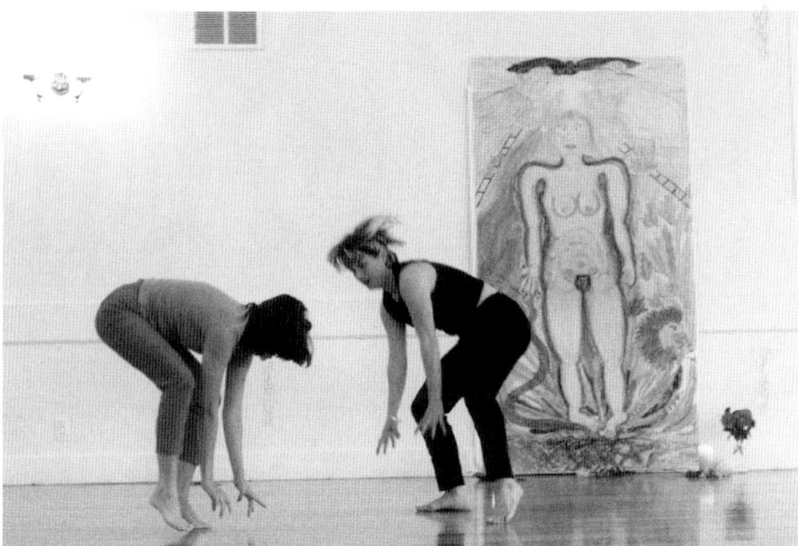

Improvisationen

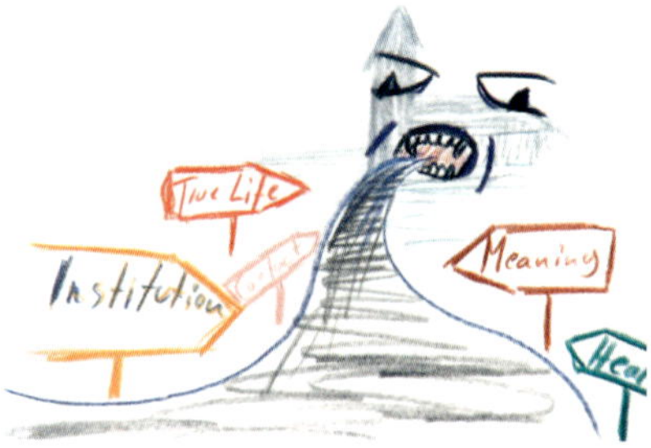

Wo ist das wahre Leben?

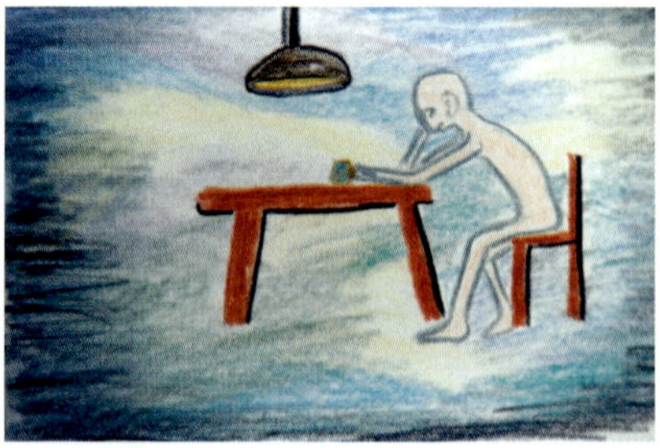

Allein

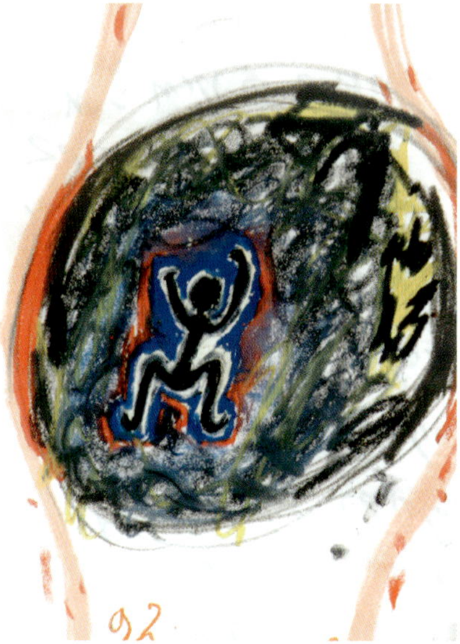

Ich halte es in meinem Bauch

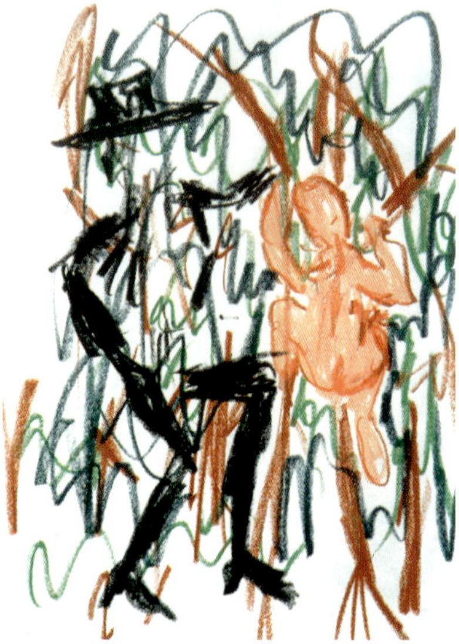

Unterdrücker, Opfer

Diese Bilder einer Klientin zeigen die fortschreitende …

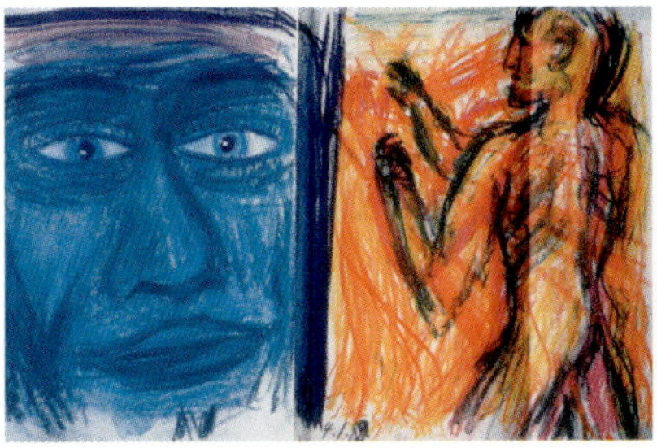

Ich sehe dich, du siehst mich

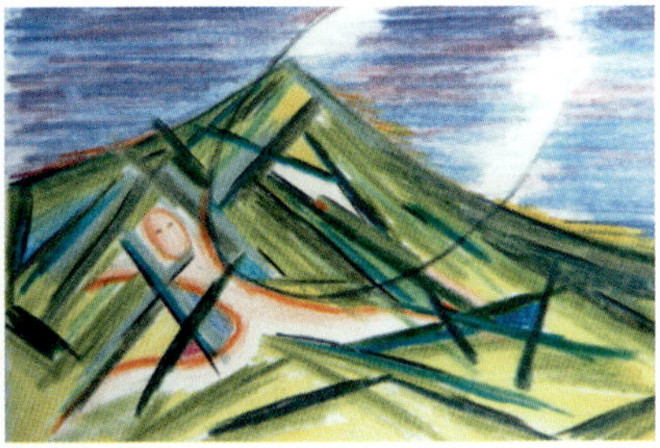

Teil von allem

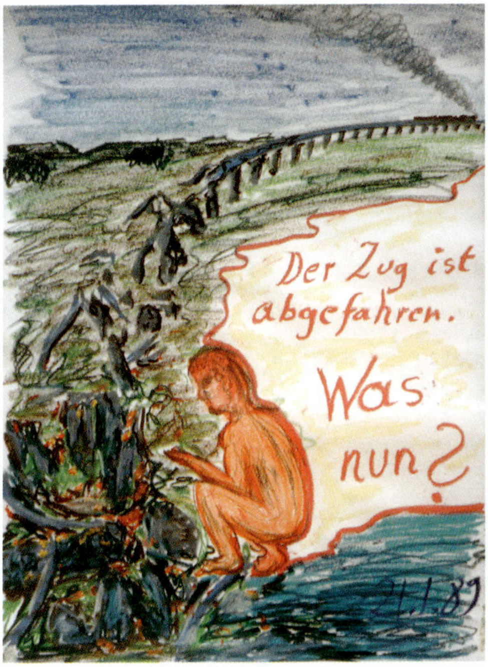

Der Zug ist abgefahren. Was nun?

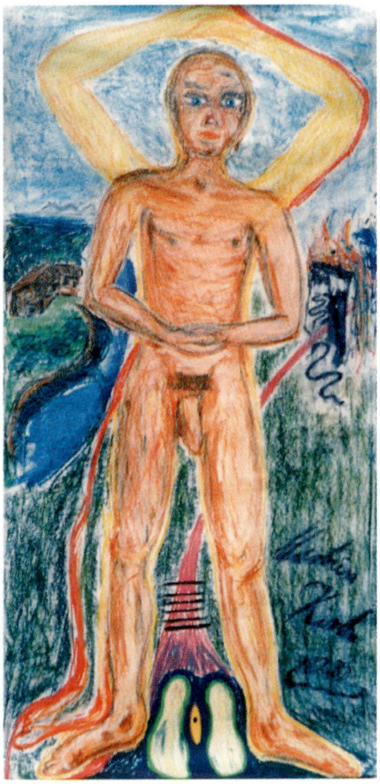

Ich stehe zu allem

… Bewegung durch den Fünf-Phasen-Prozeß

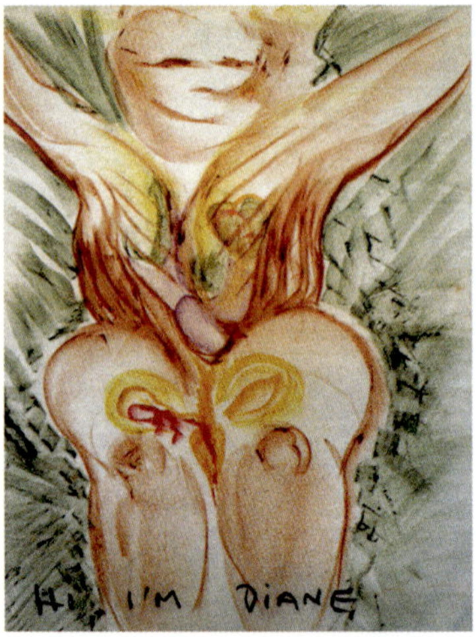

Hallo, ich bin Diane

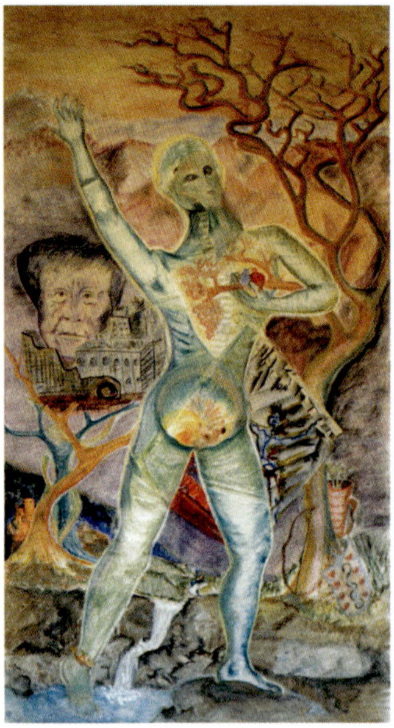

Verkörperung

Die Entwicklung des Selbstbilds und die Entwicklung der Beziehung zum Malen fanden innerhalb von sechs Monaten statt

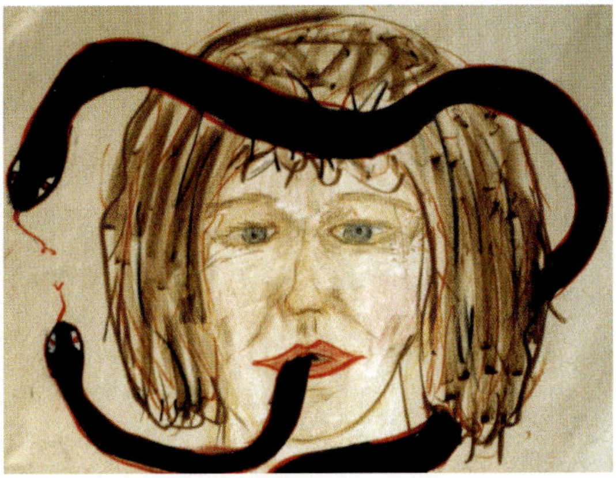

Der Schatten will sprechen

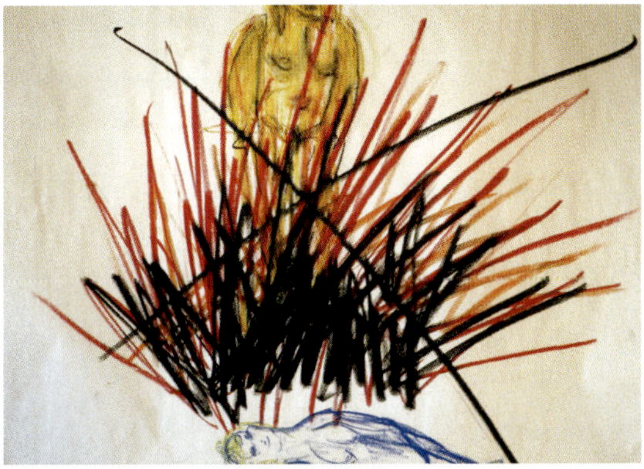

Konfrontation

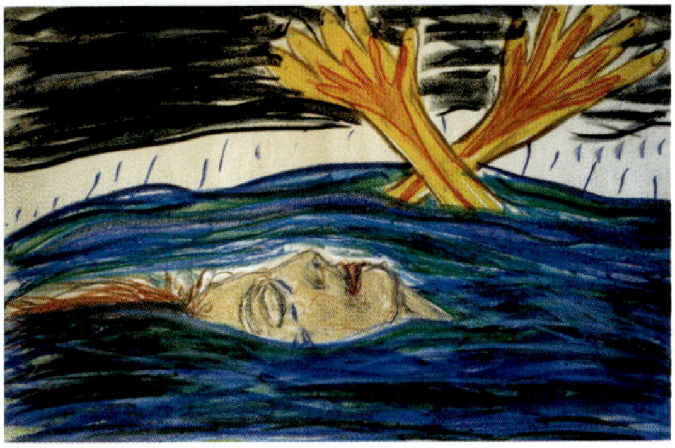

Es kommen und gehen lassen

Bilder zum Fünf-Phasen-Prozeß: Konfrontation, Loslassen, Veränderung

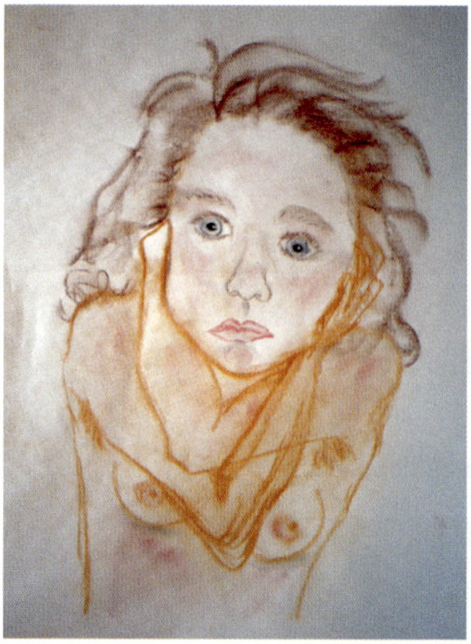

Kopf

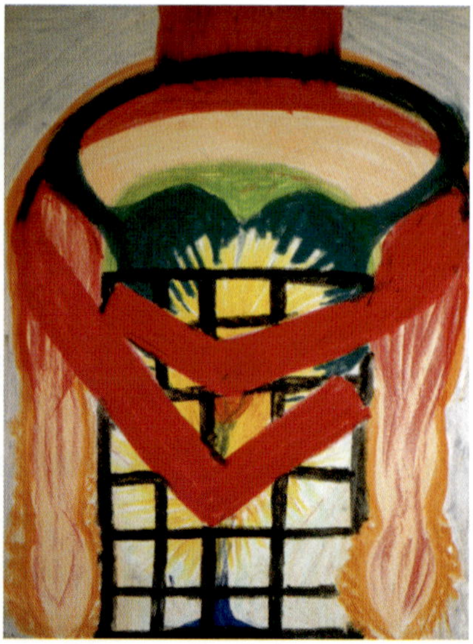

Brustkorb

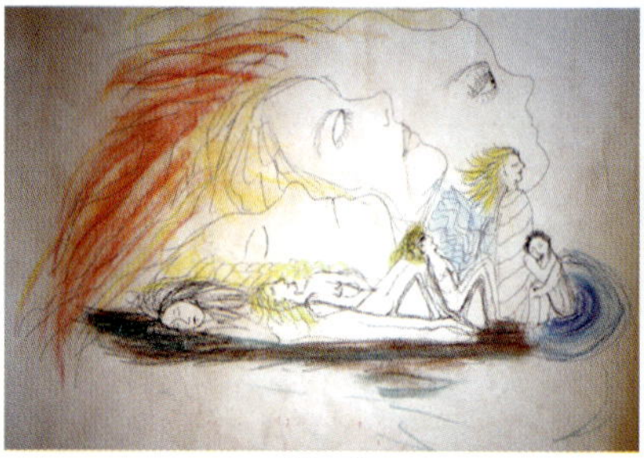

Kopf

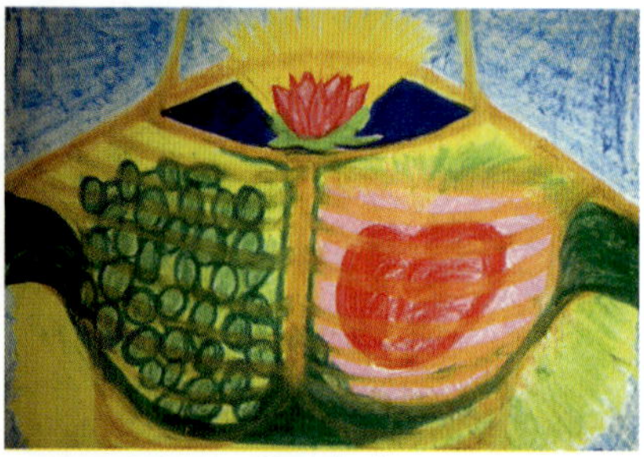

Brustkorb

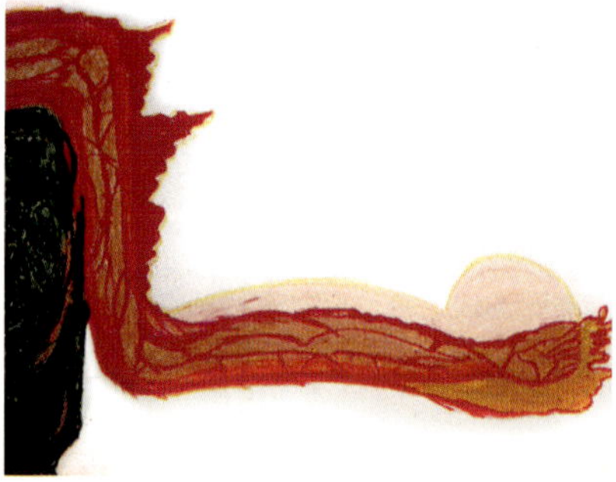

Arm

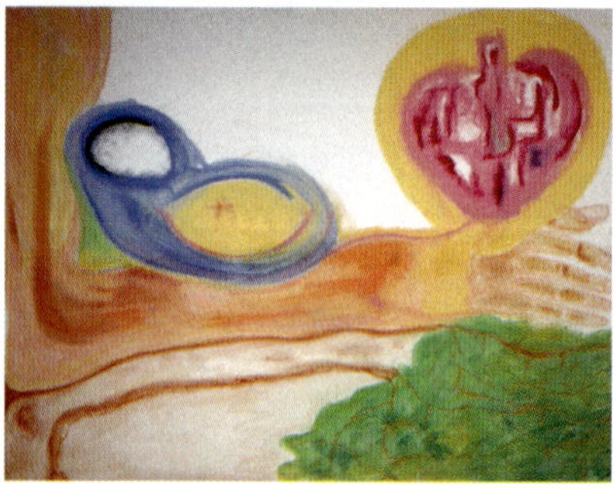

Arm

Bilder zu …

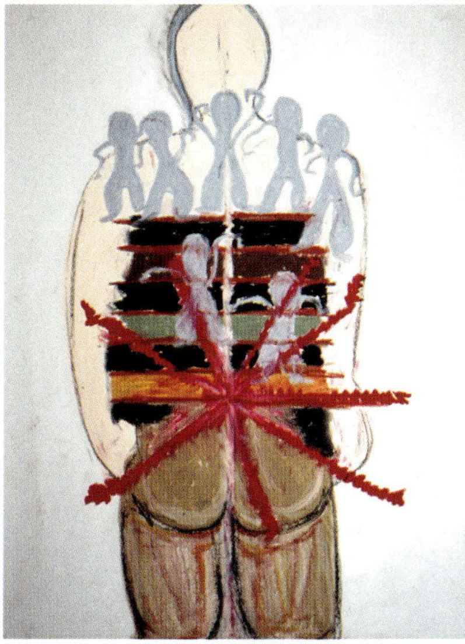

Rücken

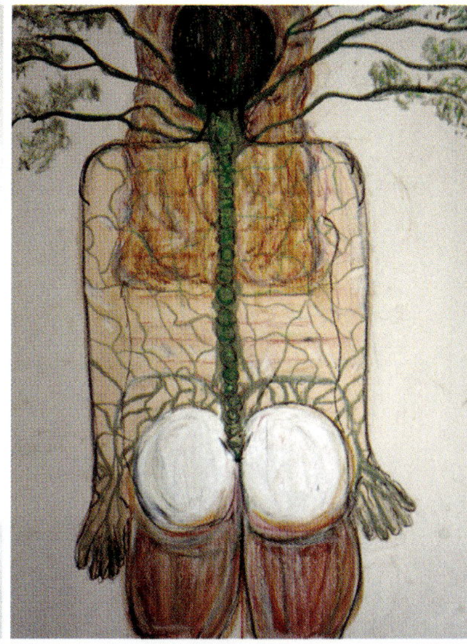

Rücken

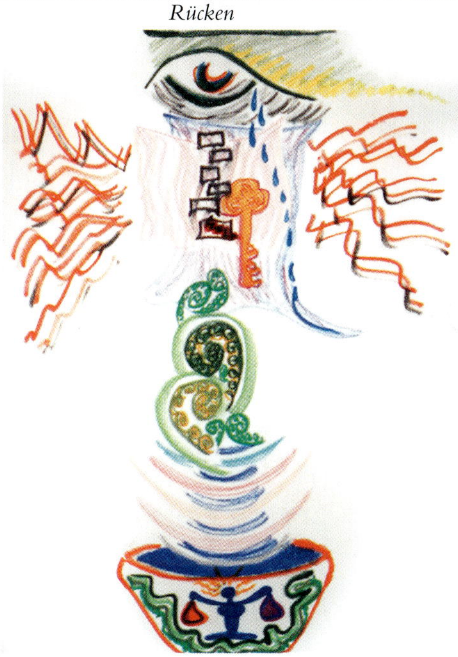

Wirbelsäule

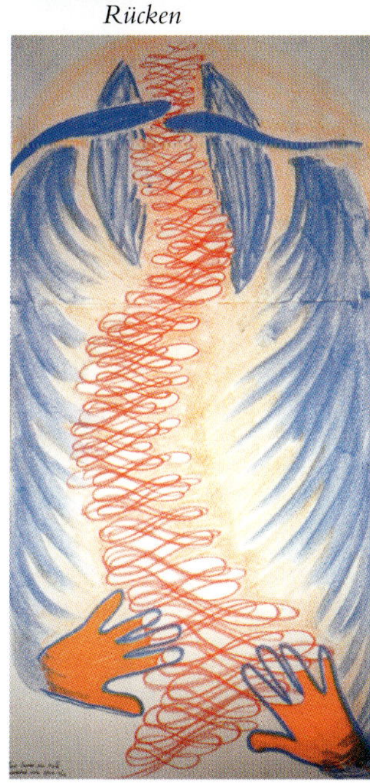

Wirbelsäule

... Körperteilen

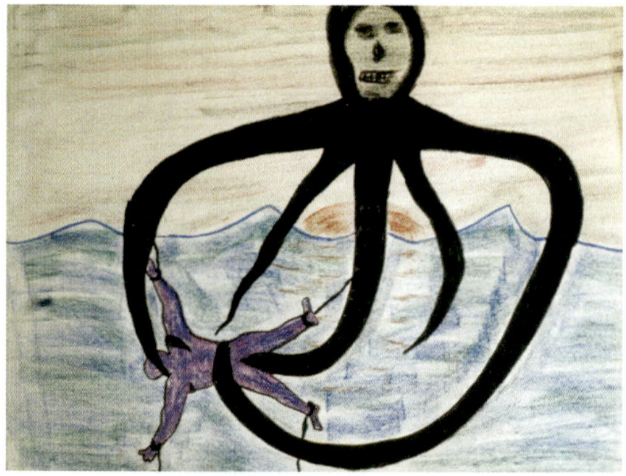

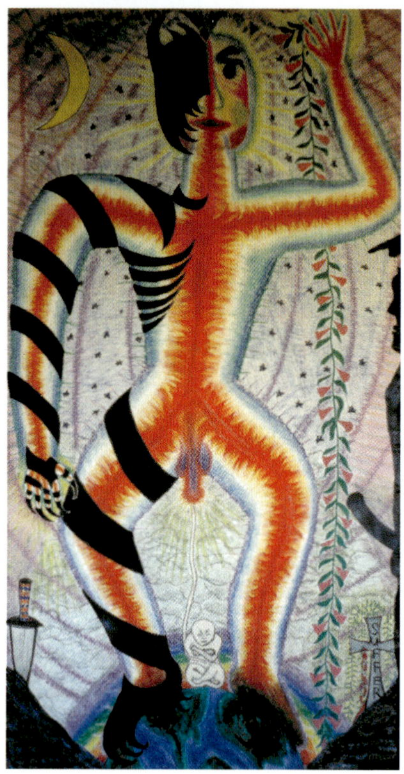

Davids Selbstporträts

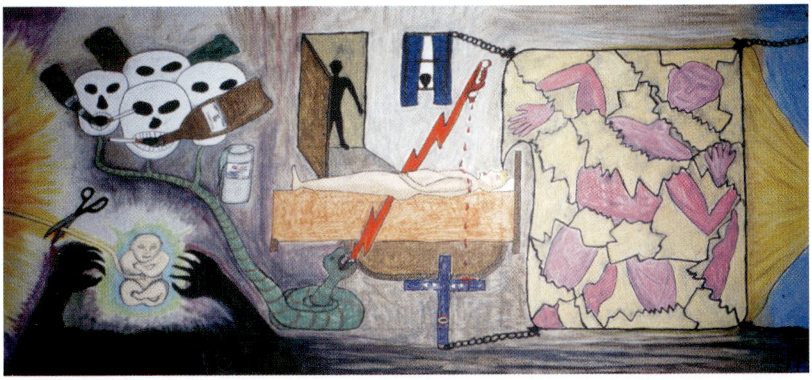

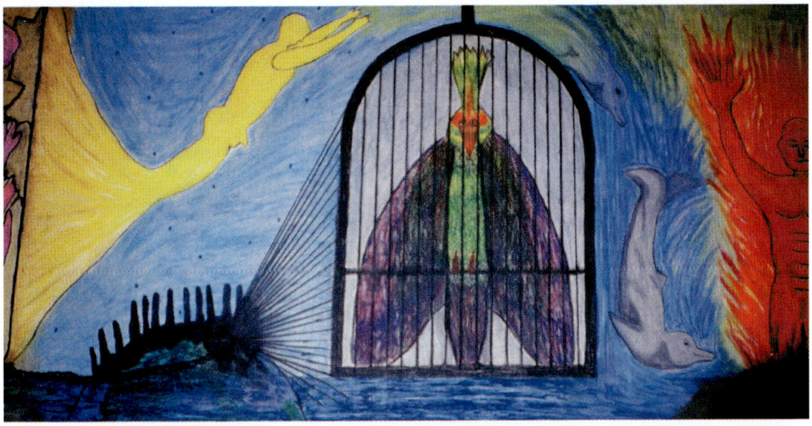

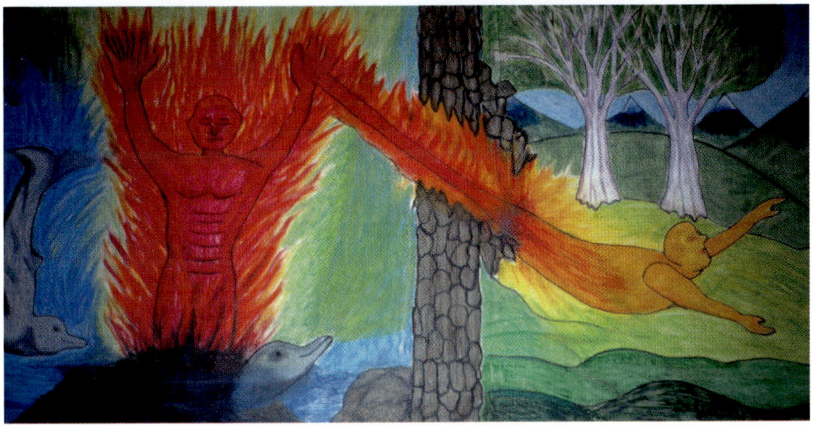

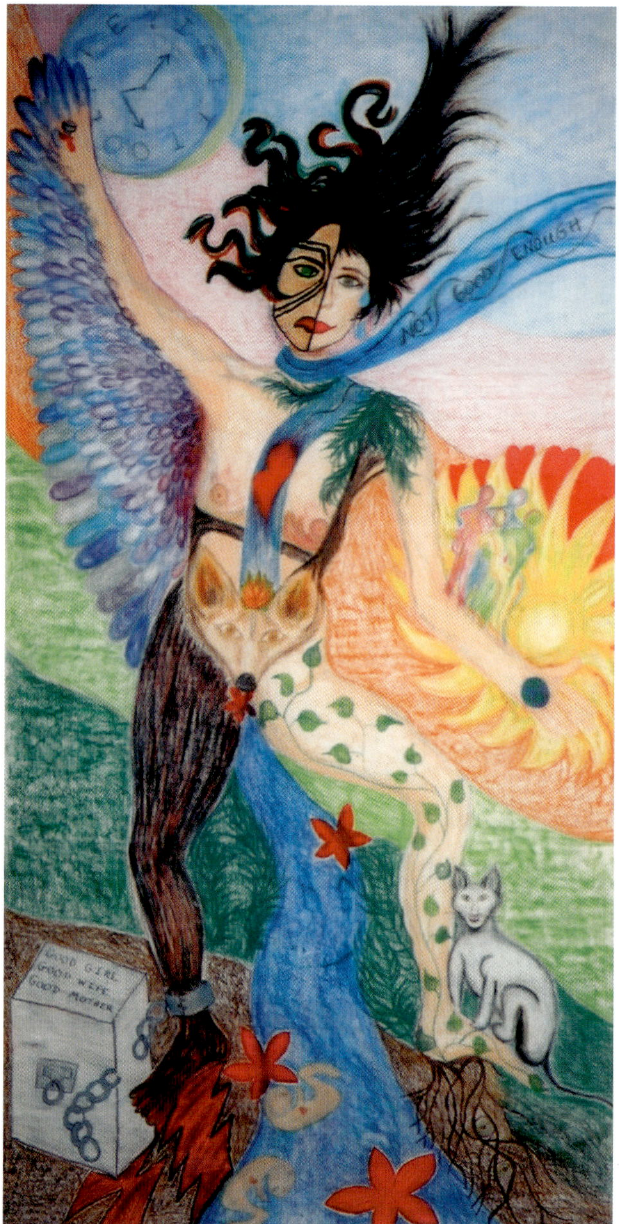

Selbstporträt von Roberta

mit Raum oder Kraft oder des Gefühlsausdrucks oder der Gefühle selbst.

Diese Phase ist wichtig und stellt eine Herausforderung dar. Wenn eine Person nicht in der Lage ist, zum Loslassen überzugehen, suchen wir nach der Blockade oder der Sackgasse. Beide Phänomene sind für uns wertvoll und wollen erforscht werden, wenn sie sich zeigen. In den Phasen von Identifikation und Konfrontation kann sich Verschiedenes ereignet haben. Es ist zum Beispiel möglich, daß sich eine Person noch nicht alle wichtigen Aspekte des Problems vergegenwärtigt oder sich noch nicht ausreichend damit konfrontiert hat, daß sie die Schlüsselelemente übersehen oder nicht vollständig ausgedrückt hat. Vielleicht ergibt sich durch ein bisher nicht genutztes Ausdrucksmittel ein neuer Weg. Wir kehren also zu Identifikation und Konfrontation zurück und bewegen uns noch einmal durch den Zyklus.

Oft kommt es genau dann zu einem Durchbruch, wenn wir uns aktiv dem bewußten Ausdruck einer Sackgasse überlassen. Wir begeben uns auf kreative Weise in die Sackgasse: Wir singen, tanzen oder malen sie. Blockaden sind nicht schlecht, sie liefern uns vielmehr wichtiges thematisches Material für die Exploration. Alles, was noch nicht abgeschlossen ist, tritt zutage, wenn wir Bewegung, Malen und Dialog als therapeutische Mittel einsetzen.

Es ist sehr wichtig, den Körper und die Bewegung zu beobachten und auf den Klang der Stimme zu hören, da der physische Ausdruck ein sehr ehrlicher und genauer Indikator dafür ist, womit sich eine Person konfrontiert hat, was sie losgelassen hat und was mehr Aufmerksamkeit erfordert. Der Körper lügt nicht und zeigt uns ausnahmslos, was schon da ist und was noch fehlt.

Die Rückkehr zu den Phasen von Identifikation und Konfrontation geschieht in der Regel mehrmals in einer Sitzung. In einem Workshop oder im Verlauf einer Therapie müssen diese Phasen sicher viele Male durchlaufen werden, bevor ein vollständiges und dauerhaftes Loslassen geschieht. Das ist ganz natürlich. Jeder kleine oder unvollständige Akt des Loslassens ist von großem Wert, und sein Einfluß auf die Person verdient Würdigung und Unterstützung.

Veränderung

Veränderung heißt, sich von einem Ort zu einem anderen zu bewegen oder von einem Zustand in einen anderen zu wechseln. In der Therapie bedeutet Veränderung, daß ein alter Impuls ausgedrückt und losgelassen wurde und ein neuer Impuls zum Vorschein gekommen ist. Es ist wichtig, daß alle neuen Veränderungen mit Hilfe von Bewegung erforscht und ausgedrückt und nicht nur erkannt und besprochen werden. So erhält das Nervensystem eine direkte Botschaft, die den ganzen Körper darin bestärkt, den neuen Zustand auszudrücken. Muskuläre und anatomische Strukturen sowie Psyche und Vorstellungskraft müssen um diese positive Prägung herum neu organisiert werden. Um die erfahrenen Veränderungen zu bekräftigen, zu konkretisieren und festzuhalten, ist es hilfreich, sie in irgendeiner Weise zu dokumentieren, etwa durch das Schreiben eines Gedichts oder eines Briefs oder durch das Malen eines Bilds.

Eine starke, kongruente Körpererfahrung des Loslassens und der Veränderung ist eine neue Prägung, die als Modell für neue Möglichkeiten und unsere weitere Arbeit dient. Einfache Akte – wie das Einnehmen einer anderen Körperhaltung, das Wiederholen eines neuen Satzes oder einer neuen Bewegung, das Einüben einer Stimmlage oder eines Gesichtsausdrucks oder das Malen eines »Veränderungsbilds« – dienen als Symbole für die tieferen und komplexeren Veränderungen, die eine Person erlebt hat und denen sie Gestalt verleihen möchte.

Wachstum

Die Phase des Wachstums hängt mit der Fähigkeit zusammen, das in den vorherigen vier Phasen Gelernte im täglichen Leben umzusetzen. Wir können nicht davon ausgehen, daß der Übergang von der Veränderung zum Wachstum sofort geschieht oder uns leichtfällt. Eine kathartische Erfahrung oder Erkenntnis ist im täglichen Leben möglicherweise nicht so einfach aufrechtzuerhalten oder umzusetzen. Wachstum hängt von der Fähigkeit der Person ab, solche Erkenntnisse und Veränderungen in der täglichen Lebensweise zu verankern – und dazu braucht es in der Regel Zeit und Übung.

Wenn wir herausfinden, daß wir nicht fähig sind, die in der Therapie erkannten Veränderungen zu leben, haben wir das Thema oder

Problem gefunden, das als nächstes zu erforschen ist. Auch hier bietet es sich an, zu untersuchen, was in den Explorationen früherer Phasen gefehlt hat oder unvollständig war.

Der Grad an Veränderung und Wachstum, zu dem wir in der Lage sind, entspricht unserer Fähigkeit, uns an die in allen Lebensbereichen stets gegenwärtigen Prozesse von Trennung und Integration oder Spannung und Entspannung anzupassen. Durch die Einübung und die Wiederholung der Phasen von Konfrontation, Loslassen und Veränderung bauen wir »Muskeln« auf, die uns dabei helfen, den zyklischen Charakter des Lebens – und dazu gehört auch unser Innenleben – auszuhalten, uns an ihn anzupassen und ihm zu vertrauen.

Wachstum ist eine Aneinanderreihung von Veränderungsmomenten. In der Natur muß eine Pflanze die Nährstoffe aus der Umwelt in sich aufnehmen, um zu wachsen. Genauso muß jede einzelne Person an der Fähigkeit arbeiten, die Nährstoffe, die sie aus der therapeutischen Exploration gewinnt, in sich aufzunehmen, um zu wachsen und aufzublühen. Wachstum braucht Zeit. Wie bei der Pflege eines Gartens sind dazu Geduld und Aufmerksamkeit nötig.

Die drei Awareness-Response-Ebenen und der Fünf-Phasen-Prozeß fördern den Austausch zwischen Leben und Kunst. Sie helfen uns, Brücken zwischen der kreativen künstlerischen Exploration und unserem Leben außerhalb des Studios oder des Therapieraums zu bauen. Lebensfragen und -kämpfe werden als Themen erkannt, denen es bei unseren Explorationen durch künstlerischen Ausdruck bewußt zu begegnen gilt. Wir nähern uns unseren Themen also nicht als einem Problem, das zu lösen oder zu beseitigen ist, sondern vielmehr als einer wertvollen Ressource für einen kreativen Prozeß und einer Therapie, die auf dem Körper und der Imagination basiert.

Der psychokinetische Imaginationsprozeß

Der psychokinetische Imaginationsprozeß ist ein intermodales Kunstmodell. Wir drücken uns in diesem Prozeß durch Bewegung und Malerei sowie im Dialog aus. Inspiriert von der Zusammenarbeit mit bildenden Künstlern, begann Anna Halprin in den späten sechziger Jahren, ihre Tänzer im Unterricht Bilder malen zu lassen. Sie experimentierte mit der Beziehung zwischen Tanz und Malerei mit dem Ziel der Heilung und begründete damit eine zum damaligen Zeitpunkt einzigartige Methode. Sie nannte dies den psychokinetischen Visualisierungsprozeß. Als dieser Prozeß im Lauf der Zeit von anderen weiterentwickelt und erweitert wurde, änderte sich die Bezeichnung in psychokinetischer Imaginationsprozeß, um zu verdeutlichen, daß es sich nicht nur um einen Visualisierungsprozeß handelt, sondern vielmehr um einen sehr aktiven Vorgang, bei dem Empfindungen, Bilder und Geschichten ausgedrückt werden. Dieses intermodale Kunstmodell ist heute zentraler Bestandteil fast aller Ansätze der Expressive Arts Therapy und wird von vielen Therapeuten und Lehrern auf ganz unterschiedliche Weise eingesetzt.

Für mich ist dieses Modell ein gelungenes Zusammenspiel der Künste, und unsere Arbeit ist ohne dieses scheinbar einfache Modell nicht denkbar. Es läßt uns zu außerordentlich tiefen Schichten unseres Selbst und unserer Kunst gelangen.

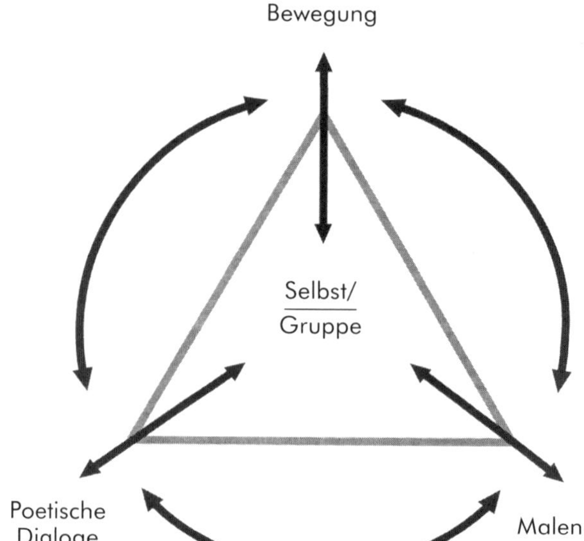

Modell der psychokinetischen Imagination

Unsere Arbeit mit dem Modell der psychokinetischen Imagination bringt uns mit einem komplexen System in Berührung. Indem wir im psychokinetischen Imaginationsprozeß mit dem Wechselspiel zwischen kinästhetischem Körper, visualisierten Bildern und gefühlter Erfahrung arbeiten, umgehen wir unsere vorgefaßten Ansichten und bahnen uns für unsere Möglichkeiten einen Weg aus dem Unbewußten. Die Bewegungen, Symbole und Bilder, die durch den psychokinetischen Imaginationsprozeß entstehen, gleichen Wachträumen, die in den Tanz einfließen oder auf dem Papier erscheinen und uns Informationen übermitteln, die wir sonst nicht wahrnehmen. Aus diesem Prozeß schöpfen wir unser Arbeitsmaterial, zu dem wir durch die üblichen therapeutischen oder künstlerischen Mittel nicht immer Zugang haben.

Wir bringen die einzelnen Ausdrucksmittel auf systematische Weise wiederholt miteinander in Verbindung und fördern und stärken dadurch den Austausch zwischen Körper, Emotion und Imagination. Jedes Ausdrucksmittel erzeugt auf der physischen, emotionalen und mentalen Seinsebene seine ganz eigene Resonanz. Diese Resonanz können wir aufnehmen und für die bewußte Gestaltung unserer sensomotorischen Antworten einsetzen. Bewegung und Tanz stehen in einer Wechselbeziehung mit unserem visuellen, auditiven und kinästhetischen Sinn und erzeugen auf tiefgründige Weise eine Resonanz in unseren Körperempfindungen und Gefühlen.

Beim Schreiben – egal, ob es sich um ein Gedicht oder einen anderen Text handelt – verbinden wir uns mit unserer Vorstellungskraft, unseren Erinnerungen und unseren Gedanken, und wir setzen unseren Gehör- und Sehsinn ein. Beim Malen brauchen wir unseren Sehsinn, und wenn wir das Malen mit Bewegung und Vorstellungskraft verbinden, sprechen wir dabei die körperliche, emotionale und mentale Ebene an. Wir konzentrieren uns zwar jeweils auf ein Ausdrucksmittel, wechseln aber auch von einem zum anderen, so daß wir ständig mit dem Wechselspiel zwischen den Ausdrucksmitteln sowie dem zum Vorschein kommenden psychischen und sensomotorischen Material arbeiten. Beim psychokinetischen Imaginationsprozeß und dem Transfer zwischen den Ebenen arbeiten wir mit unserem gesamten psychischen und sensomotorischen Selbst.

Wir können die drei Ausdrucksmittel in unterschiedlicher Reihenfolge einsetzen. Wir können mit Bewegung beginnen, dann ein Bild malen und anschließend einen Dialog niederschreiben, oder wir können mit einem Bild beginnen, Bewegungsexplorationen folgen lassen und mit einem Gedicht enden. Der psychokinetische Imaginationsprozeß ist ein intermodales System, in dem die einzelnen kreativen Ausdrucksformen stets in Beziehung zueinander stehen. Was in der Bewegung zum Vorschein kommt, liefert Information und Inspiration für das, was im Bild auftaucht, und beides zusammen versorgt uns mit Material, das wir im Dialog durch die Bedeutung, die wir ihm geben, weiter ausformen.

Verschiedene Formen des Austauschs können stattfinden mit oder zwischen Bild und Tanz sowie dem fortlaufenden Dialog, in dem wir mit dem Körper und der Bewegung stehen. Von besonderem Interesse für mich war die Entwicklung des dialogischen Aspekts als Möglichkeit, in der Improvisation künstlerisch mit Bewegung und Worten zu arbeiten. Nachdem in der Improvisation oder durch ein Gedicht, beim Erzählen einer Geschichte oder in anderen Formen des kreativen Schreibens Worte gefunden wurden, können sich Explorationen zu etwas entwickeln, was ich als »Sprechtanzstücke« bezeichne. In diesen beeinflussen sich Erfahrung und Bedeutung gegenseitig und geben einander Entwicklungsimpulse.

Wir finden direkt aus der Bewegung heraus zu Worten und geben dabei dem von mir so bezeichneten »Dialog mit dem Bild« und der Bewegung oder dem Tanz gleiches Gewicht. So ermutigen wir dazu, Texte zu schaffen, durch die neue Ebenen künstlerischen Ausdrucks ins Spiel kommen. Geschriebene und gesprochene Dialoge geben den Bildmotiven eine Bedeutung, die dem Bild selbst treu bleibt und nicht der üblichen analytischen Interpretationsweise entspringt. Das gemalte Bild gibt uns die Möglichkeit, bildhafte Vorstellungen zu gestalten und dynamisch festzuhalten, so daß sich das Bild und seine Bedeutung entfalten und offengelegt werden können. In Dialogen können wir weiter über die vielschichtigen Botschaften von Tanz und Bild sowie über die Beziehungen zwischen den beiden nachdenken. Nun sind Tanz, Bild und Dialog gleichwertig und voneinander abhängig. In unserer Arbeit sind alle drei wichtig und haben uns etwas zu sagen.

Als Weiterentwicklung dieses Modells stellen wir Reflexionsfragen als Anregung für das Tagebuchschreiben, um Lebensthemen, Muster und Veränderungschancen in den Blick zu nehmen. Die Reflexionsfragen helfen uns dabei, im Denken eine forschende Haltung beizubehalten und bei unserer tatsächlichen gefühlten Erfahrung zu bleiben. Beim Tagebuchschreiben kann die Person noch einmal in ihre Erfahrung eintauchen, kreativ und bewußt darüber nachdenken und eine Beziehung zwischen der metaphorischen und der konkreten Wirklichkeit finden oder herstellen. Außerdem sehen wir Verbindungen zwischen dem, was im Tanzstudio geschieht, und dem, was in unserem Leben außerhalb geschieht. Dadurch wird unsere Kreativität gefördert und unser Ausdrucksspektrum erweitert, und darüber hinaus erhalten wir tiefe Erkenntnisse, die ein neues Licht auf unsere Lebensumstände werfen, da alle Ausdrucksmittel miteinander verbunden sind und einander Informationen liefern.

Die Ausdrucksmittel Bewegung, Malen und Dialog unterstützen einander auf vielfältige Weise. Wenn wir tanzen, haben wir keine konkrete Vorstellung von unserer Erfahrung und keine Dokumentation dessen, was wir getan haben. Wir können uns der Erfahrung am ehesten durch die Augen der Zeugin und deren Feedback annähern, es sei denn, wir wurden gefilmt, wodurch jedoch nur die äußerste Schicht unserer Erfahrung festgehalten werden kann. Unsere Bilder halten für uns einen gewissen Aspekt der Seele unseres Tanzes fest.

Die Bewegung hinterläßt zwar nichts Konkretes, doch unser Bild stellt ein Objekt dar, das von der Existenz des Tanzes zeugt oder uns daran erinnert. Oft fordere ich dazu auf, vor und nach einer Bewegungsexploration ein Bild zu malen, so daß die Bilder einerseits für sich selbst stehen, anderseits aber auch die unternommene Reise dokumentieren. Manchmal »sagt« uns das Bild, wie es bewegt oder durch die Stimme ausgedrückt werden möchte, manchmal »sagt« uns die Bewegung, welches Bild gemalt werden möchte. Schriftliche Dialoge mit dem Tanz und dem Bild sind eine Möglichkeit, durch die Sprache zur Bedeutung der Erfahrung zu gelangen.

Wie zuvor erwähnt, können wir die drei Ausdrucksmittel in unterschiedlicher Reihenfolge einsetzen. Meistens beginne ich mit dem Malen oder der Bewegung und ende mit einem geschriebenen Dialog, der dann als Text für Gedichte, Geschichten oder Performances dient. Somatische und kinästhetische Entwicklung scheinen unsere Fähigkeit zu beeinflussen, etwas zu vergegenwärtigen und phantasievoll auszudrücken. So wie Bilder sich im Lauf der Zeit ändern, wandeln sich auch bildhafte Vorstellungen und Gefühle, da Erkenntnisse neue innere Bilder hervorrufen und die malende Person eine erweiterte Körperwahrnehmung erfährt und mehr Erfahrung in der Entwicklung ihres Bewegungsausdrucks gewinnt.

Indem wir mit Bewegung in Beziehung zu einem Bild arbeiten, lassen wir die tanzende Person die Schlüsselelemente des Gemalten explorieren. Wir nehmen das Bild sozusagen auseinander. Ich arbeite häufig mit dem Satz »Werde zu dem Bild«. Das heißt, daß die tanzende Person versucht, eine Farbe in dem Bild zu sein, und sich vorstellt, wie sich die Farbe in ihrem Bild bewegen würde. Dann kann sie zum Beispiel eine zweite Farbe auswählen, zu der sie in der Bewegung »werden« möchte. Beim Wechsel zwischen den Bewegungen der beiden Farben entdeckt sie vielleicht ein drittes Element in der Wechselbewegung selbst, und so entsteht ein Farbentanz.

Weitere Elemente des Bilds, die erforscht werden können, sind Oberflächenstrukturen, Formen, Symbole oder das Papier selbst. Auf diese Weise erreichen wir, daß die tanzende Person das Bild nicht tänzerisch interpretiert oder pantomimisch darstellt, sondern »in das Bild« gelangt und es mit möglichst wenig vorgefaßten Ansichten erforscht. In der Bewegungsexploration oder im Darstellen des Bilds fragen wir: Wenn die Bewegung sprechen könnte, was würde sie sagen? Wenn das Bild sprechen könnte, was würde es sagen? Diese Fragen helfen uns, in einen Dialog überzugehen und die Worte mit der sich entfaltenden künstlerischen Erfahrung verbunden bleiben zu lassen. Sätze, die ausdrücken, was die Bewegung oder das Bild »sagen« möchte, werden oft zu den ersten Sätzen eines Gedichts oder einer Geschichte.

In der Partnerarbeit können wir auch Bilder mit anderen tauschen. Wir können das Bild des Gegenübers und die dazugehörigen Emotionen und Assoziationen für uns übernehmen. Bei diesem Austausch geben wir ein künstlerisches Feedback, indem wir einander Muster, Veränderungschancen und neue Denkweisen spiegeln. Vielleicht wagen wir es auch, uns mit schwierigen Bildern auseinanderzusetzen, da wir hier über die nötige Distanz verfügen, um damit zu spielen. Im spielerischen Umgang mit Themen einer anderen Person begegnen wir uns auf eine improvisatorische, experimentelle und flexible Weise. So können wir uns vom Gedanken an das Worum-es-eigentlich-geht lösen. Wir gewinnen frische Energie und sehen neue Möglichkeiten, die wir in unsere Auseinandersetzung mit unseren eigenen Themen mitnehmen können.

Eine solche Zusammenarbeit führt oft zu einer engen Verbindung, da beide Personen das Gefühl haben, wirklich gesehen und verstanden worden zu sein und Mitgefühl erfahren zu haben. Manchmal kann eine Partnerin »zwischen den Zeilen lesen« und dank kreativer Intuition, die im Ausdruck entsteht, einen Teil der Geschichte der anderen Person sichtbar werden lassen, der noch nicht erzählt wurde.

Beim psychokinetischen Imaginationsprozeß müssen wir die Teilnehmer darin bestärken, alle Bilder zu akzeptieren, die beim Malen auftauchen – ohne Urteil oder Sorge darum, ob sie gut oder technisch ausgereift sind. Viele fühlen sich beim Malen zunächst unbeholfen oder verlegen und sind unzufrieden mit ihren Bildern. Andere haben eher mit der Bewegung oder dem Dialog Schwierigkeiten. Viele Menschen sagen zum Beispiel, daß sie mit ihren Bildern nicht die Essenz dessen erfassen, was sie vor ihrem geistigen Auge sehen. Doch eine ungeübte Malerin, die mit Anfängergeist an die Sache herangeht, kann viel eher die wesentlichen Dinge auf das Blatt bringen als eine geübte Malerin, die malt, was sie bereits kennt, oder die bereits ein fertiges Ergebnis im Kopf hat. Ebenso kann es für eine geübte Tänzerin schwierig sein, über vorgeformte Bewegungsmuster hinaus zu einer echten Emotion zu gelangen und sich zu dem kreativen Akt zu überwinden, die mit der Emotion verbundenen Worte auszusprechen.

Ich selbst hatte einige Schwierigkeiten mit dem Malen. Ich erzähle regelmäßig in meinen Kursen davon, um die Teilnehmer zu ermutigen, es immer wieder zu versuchen. Nachdem ich einige Jahre in Workshops und Kursen mit ausdruckvollem Malen gearbeitet hatte, wollte ich es für mich persönlich nutzen, um ein Dauerthema zu bearbeiten. Immer wenn ein Bild fertig war, schämte ich mich so sehr dafür, wie es aussah, daß ich es zerriß, bevor es jemand sehen konnte. Meine ersten Bilder waren weit davon entfernt, meinen inneren Reichtum an Bildern und Gefühlen auszudrücken. Ich beschloß, mir eine Auszeit zu nehmen, um mich ganz diesem Thema zu widmen. Mein Ziel bestand darin, meine Hemmungen beim Malen und den Drang, meine Bilder zu zerreißen oder wegzuwerfen, zu überwinden. »Bleib einfach dabei« war mein Mantra.

Ich malte Tag und Nacht. Am zweiten Tag bemerkte ich auf einmal, daß sich meine Bilder entscheidend verändert hatten und ich den Vorgang des Malens völlig anders als zuvor wahrnahm. Meine Emotionen hatten sich verwandelt: War ich zuvor mit Ängsten und Hemmungen ans Malen herangegangen, befand ich mich nun in einer Art kreativem Rausch. Die Verbindungen zwischen meinem persönlichen Thema und den Ängsten und Hemmungen, die ich beim Malen gespürt hatte, wurden für mich deutlich sichtbar. Ich führte Dialoge mit mir selbst und anderen Protagonisten meines inneren Dramas, das sich darum drehte, daß ich nicht malen konnte und einfach nicht gut genug war. Wesentlich für diese Veränderung war meine Bereitschaft, mich dem künstlerischen Prozeß zu widmen, beim Malen mit all meinen Gefühlen in Kontakt zu bleiben und meine Urteile und meine Ungeduld zu beobachten, anstatt meine Gedanken, meine Gefühle oder die Arbeit am Bild zu unterbrechen.

Es ereigneten sich einige wichtige Dinge. Der kreative Akt des Malens selbst fesselte und begeisterte mich. Das heißt, daß das Malen für mich mindestens ebenso interessant wurde wie mein »Problem« oder Thema. Durch die Arbeit mit einem künstlerischen Ausdrucksmittel, das mir nicht vertraut war und das bei mir unterentwickelt war, setzte ich mich einer Konfrontation mit mir selbst aus. Dadurch wurde unglaublich viel blockierte Energie freigesetzt. Ich mußte mich mit einigen grundlegenden Glaubenssätzen und Ängsten auseinandersetzen und wurde tief berührt von den Bildern und den Botschaften, die diese offenbarten.

Wenn wir an einem Bild arbeiten, arbeiten wir zugleich an etwas in unserem Leben. Wenn wir uns bewegen, bewegen wir etwas in unserem Leben. Bilder und Tänze, in denen wir ein Thema oder ein Problem erforschen, werden in der Therapie und für Problemlösungen nutzbar gemacht. Und vor allem werden in den Prozessen des Malens und des Tanzens unsere Sinne, Emotionen und Gedanken sowie unsere Vorstellungskraft angesprochen. Dadurch erfahren wir uns selbst auf direkte Weise und können uns auf fruchtbare Weise mit allen auftretenden Themen auseinandersetzen.

Übungen

In diesem Abschnitt stelle ich die praktische Anwendung der drei Awareness-Response-Ebenen und des Fünf-Phasen-Prozesses dar.

Übungen zu den drei Awareness-Response-Ebenen

Das Ziel dieser Übungen besteht darin:

- das Bewußtsein für die drei Ebenen von Erfahrung und Ausdruck – den physischen Körper, die Gefühle und die Gedanken oder Bilder – zu stärken;
- zu erforschen, wie sich die einzelnen Ebenen aufeinander auswirken und mit den anderen in Beziehung stehen, wenn wir ein bestimmtes Thema explorieren;
- »hinzuhören«, welche Geschichte jede Ebene zu erzählen hat;
- Wege zwischen den einzelnen Ebenen zu bahnen, um kreative Energie freizusetzen und den Austausch zwischen den Ebenen zu fördern.

Übung 1: Atem und Bewegung

Mit dieser Übung wärmen wir uns auf und sprechen die physische Ebene an.

Beginne in einer sitzenden Position. Konzentrier dich auf deinen Atem. Leg die Hände auf die Brust, um die Erfahrung des Atmens und der Bewegung beim Ein- und Ausatmen zu intensivieren. Wenn du bereit bist, leg die Hände auf den Bauch, um dort die Atembewegung zu spüren. Laß mit jedem Ein- und Ausatmen die Bewegung größer werden. Entwickle dies weiter – schau, welche Bewegungen entstehen, wenn du deinem Atem folgst.

Beginne, dich durch den Raum zu bewegen. Wenn du möchtest, kannst du dabei Geräusche oder Töne von dir geben. Konzentrier dich weiterhin auf den Atem. Laß den Atem die Sinneserfahrung sein, die deine Bewegung führt und die dich durch den Raum leitet. Verwende alle anderen auftauchenden Empfindungen als Grundlage für die weitere Exploration. Nimm den Klang deines Atems hinzu. Laß diesen Klang zur Begleitmusik deiner Bewegung werden. Beginne, einen

»Atemtanz« zu gestalten. Während du dich weiterhin auf den Atem und auf die Verbindung mit deinen körperlichen Empfindungen konzentrierst, erlaub deiner Bewegung, auf auftauchende Gefühle oder Bilder zu reagieren.

Setz dich mit den folgenden Reflexionsfragen auseinander, die du mündlich oder in einem Tagebucheintrag beantworten kannst:

- Wenn dein Atem eine Stimme hätte, was würde er sagen?
- Wenn die körperlichen Empfindungen, deren du dir bewußt wirst, zu dir sprechen könnten, was würden sie dir sagen?

Übung 2: Malen auf drei Ebenen

Das Ziel dieser Übung besteht darin, sich selbst auf jeder der Ebenen (physisch, emotional und mental) sehr genau zu beobachten oder zuzuhören. In dieser Übung malst du drei kleine Selbstporträts auf drei separaten Blättern.

Im ersten Porträt geht es um die Vorstellung, die du von deinem physischen Körper hast. Achte genau darauf, wie sich dein Körper anfühlt und wie du dir deinen Körper vorstellst.

Im zweiten Porträt konzentrierst du dich auf deine Vorstellung von deinem emotionalen Selbst. Achte genau auf die Emotionen, mit denen du am engsten in Berührung bist.

Im dritten Porträt konzentrierst du dich auf die mentale Vorstellung, die du von dir hast. In welchem mentalen Zustand befindest du dich?

Schreib auf die Rückseite jedes Bilds einige Worte oder Sätze; dabei kann es sich um einen Titel handeln oder um Aussagen zum Bild.

Setz die Bilder nacheinander in Bewegung um. Wie möchten die einzelnen Bilder bewegt werden, was sind ihre Bewegungsqualitäten? Ich schlage vor, jedes Bild fünf Minuten lang in Bewegung umzusetzen.

Wähl dasjenige der drei Bilder aus, auf das du dich am meisten konzentrieren möchtest, um es weiterzuentwickeln. Füg etwas zum Bild hinzu. Schreib dann in dein Tagebuch einige Überlegungen zum ausgewählten Bild. Stellt es die physische, die emotionale oder die mentale Ebene dar? Was bedeutet diese Wahl für dich?

Verfaß schriftliche Dialoge zwischen dir und einem der Bilder, zwischen zweien der Bilder oder zwischen allen drei Bildern.

Übung 3: Malen eines Selbstportäts

Mal ein Selbstporträt. Verwende dabei die drei kleineren Bilder aus der vorherigen Übung als vorbereitende Übung oder kleine Studien. Nimm dir für dieses Bild mehr Zeit. Auf dem Bild soll dein ganzer Körper zu sehen sein. Wenn du mit dem Bild fertig bist, schreib einen Dialog oder eine Geschichte. Exploriere nun das Selbstporträt in der Bewegung.

Du wirst sehen, daß es einen erhellenden und unterstützenden Effekt hat, die Übungen 2 und 3 mehrmals jährlich, zum Beispiel einmal im Frühling, Sommer, Herbst und Winter, oder in kritischen Augenblikken deines Lebens durchzuführen. Ich betrachte diese Arbeit als eine Art psychische Hygiene, als Mittel zur Erneuerung und Aktualisierung meines Selbstbilds. Die Bilder, die du malst, enthalten wichtige Informationen darüber, wo du dich in deinem Prozeß gerade befindest und was deine Aufmerksamkeit erfordert.

Die Bilder zu den drei Ebenen, gefolgt vom Malen des Selbstporträts, liefern auch wunderbares Material für die Arbeit in Gruppen.

Weitere Hinweise zu Lernformen

In der Gruppenarbeit ist es Aufgabe der Seminarleiterin, auf die Zeit zu achten. Die Gruppe wird paarweise aufgeteilt. Eine Teilnehmerin hält jeweils eines ihrer Bilder hoch und sieht ihrer Partnerin zu, wie sie die einzelnen Bilder in der Bewegung erforscht. Die Seminarleiterin kündigt jeweils an, wann es an der Zeit ist, mit der Partnerübung zu beginnen, wann die Bewegungsexploration zu einem Bild beendet ist und wann zum nächsten Bild gewechselt werden soll. Alle Zweiergruppen arbeiten gleichzeitig, wobei sich jede Zeugin ausschließlich auf ihre Partnerin konzentriert.

Die eine Hälfte der Gruppe hält also jeweils eines ihrer Bilder hoch. Das jeweilige Gegenüber antwortet in der Bewegung auf das Bild und stellt es dar. Wenn ein Bilderzyklus abgeschlossen ist, tauschen die beiden die Rollen. Die tanzende Person wird zur Beobachterin, die ihre eigenen Bilder hochhält; die Beobachterin beginnt zu tanzen und stellt die Bilder ihrer Partnerin dar.

Den Teilnehmern gefällt dieser Austausch in der Regel, da sie sich so von ihrem Material distanzieren und zusehen können, wie sich jemand anders künstlerisch damit auseinandersetzt. Die Beobachterin empfindet vielleicht, daß die Bewegungsdarstellung der Partnerin ihre eigene Erfahrung widerspiegelt, sie sieht Möglichkeiten, die sie nicht bedacht hat, oder sie sieht, wie die Partnerin sich mit etwas beschäftigt, was sie selbst nicht ausdrücken konnte.

Meistens hat eine Person eine bestimmte Meinung, was ein Bild in Beziehung zu ihrem Lebensentwurf bedeutet. Solche vorgefaßten Ansichten schränken die Fähigkeit ein, ganz frei, spontan und kreativ zu reagieren. Bilder und Bewegungen können in dieser Hinsicht statisch und unbeweglich werden und alte Muster fixieren, anstatt neue Möglichkeiten zu begünstigen. Ein Austausch durch Partnerarbeit ist eine Möglichkeit, diese Begrenzungen zu durchbrechen. Die Partnerin, die ein Bild erforscht, das ihr nicht »gehört«, kann ebenfalls einen Durchbruch zu improvisatorischer Freiheit erleben, der möglich wird, wenn wir uns von unserer Vorstellung dessen lösen, was wir für die eigentliche Geschichte halten. Die Partnerin bringt also eine frische, offene Haltung in die Darstellung, die frei ist von emotionalen und mentalen Vorgaben. Dies kann die Beobachterin zu neuen Ausdrucksformen inspirieren, und die tanzende Person kann auch etwas davon in die Darstellung ihrer eigenen Bilder mitnehmen.

Wenn wir lernen zu improvisieren, mit dem zu arbeiten, was wir kennen, und zugleich offen zu bleiben für Überraschungen, und uns von der Bewegung und vom Bild wirklich leiten lassen, können wir diese Fähigkeit mitnehmen in die Begegnung mit unseren eigenen Geschichten.

Damit uns der Austausch mit der Partnerin diesen Improvisationsspielraum möglichst wirkungsvoll erschließt, sollte erst nach Abschluß der Bewegungsexplorationen über die Bilder geschrieben werden und sollten sich die zwei Personen erst danach mündlich über die Bilder austauschen. So gerät die tanzende Person nicht in Versuchung, die Geschichte ihrer Partnerin darzustellen.

Wenn die zwei Bewegungszyklen abgeschlossen sind, sollten beide Personen Zeit haben, miteinander zu sprechen. Sie könnten sich mit folgenden Fragen beschäftigen:

- Was hat dein Interesse geweckt, als du beobachtet hast, wie deine Partnerin deine Bilder bewegt hat?
- Welche Gefühle und Vorstellungen wurden in dir hervorgerufen?
- Was in der Bewegung deiner Partnerin war für dich überraschend?

Später können dieselben Personen wieder zusammenkommen, um sich über das, was sie geschrieben haben, und über ihre abschließenden Selbstporträts auszutauschen und den Dialog miteinander fortzusetzen. So entsteht Kontinuität zwischen ihnen, und sie fungieren gegenseitig als Zeugin. Auch ihre Zusammenarbeit durchläuft den Zyklus der drei Ebenen – von der physischen zur emotionalen und dann zur mentalen Ebene. Zunächst nehmen beide durch die Bewegung Kontakt miteinander auf. Anschließend teilen sie die Gefühle miteinander, die durch die Bilder und die Bewegung hervorgerufen wurden. Und schließlich tauschen sie sich über die Handlung ihrer Geschichte aus, die sich in den geschriebenen Dialogen ausdrückt.

Die Übung zum Fünf-Phasen-Prozeß

Nachfolgend eine Übung, in der jede Aktivität zu einer der Phasen des Fünf-Phasen-Prozesses gehört. Dies sind nur einige Beispiele für die vielen Möglichkeiten zum Arbeiten mit diesem Modell.

Identifikation

Wähl ein Anliegen, ein Problem oder ein Thema aus, an dem du arbeiten möchtest. Es kann mit einer Beziehung, einer Situation in der Arbeit, einer körperlichen Beeinträchtigung, die du erlebst, oder einer Frage, mit der du zu kämpfen hast, zusammenhängen.

Mal als Antwort darauf ein Bild. Spiel dabei mit allen konkreten und abstrakten Ideen, die beim Malen entstehen. Gib deinem Bild einen Titel – schreib ihn auf das Papier.

Erforsche beim Tagebuchschreiben, was beim Malen aufgetaucht ist. Schreib in dem Stil, der dir liegt: Es kann ein Gedicht, ein Dialog, eine Geschichte oder ein Brief sein.

Konfrontation und Darstellung

Häng nun dein Bild an eine Wand, so daß du es gut sehen kannst. Stell dich vor das Bild.

Beginne, das Dargestellte zu tanzen: Stell das Bild mit deiner Bewegung so dar, als wärst du das Bild oder als würdest du mit dem Bild in Dialog treten. Beweg jede Farbe, jede Form oder jedes Symbol. Setz deine Stimme ein: Mach die Geräusche, benutz die Worte, die dir in den Sinn kommen, wenn sich deine Bewegungen mit deinen Gefühlen verbinden.

Bleib so lange bei diesem Prozeß, bis du das Gefühl hast, das Bild in der Bewegung vollständig erfahren und ausgedrückt zu haben.

Loslassen

Finde eine Bewegung oder Bewegungsphrase (zwei oder drei wiederholbare Kombinationen), die dir das Gefühl eines Durchbruchs verleiht. Dabei kann es sich um Stampfen, Schlagen, Ziehen, Drücken, Schwingen, Springen oder Sichausstrecken handeln. Es können auch sanfte Schwünge, behutsames Halten oder streichelnde Bewegungen sein. Folg einfach dem, was auftaucht. Durchbruchsbewegungen sind oft mit einem gewissen Maß an Kraft und Muskeltonus verbunden, die dir das echte Gefühl geben, daß du dich zu etwas Neuem hinbewegst. Achte darauf, auch den Raum um dich herum zu nutzen. Fahr mit der Phrase von Durchbruchsbewegungen fort, bis du ein physisches Loslassen erlebst. Setz Worte und Töne dabei ein.

Veränderung

Laß dich durch deine Loslaßbewegungen ganz natürlich in eine Bewegung führen, die sich in bezug auf dein behandeltes Thema neu anfühlt. Wenn nichts auftaucht, erfinde etwas. Wenn du dir eine neue Bewegung aussuchen könntest, was für eine Bewegung wäre es? Dann exploriere diese Bewegung. Stell dir vor, was deine neue Bewegung sagen könnte, wenn sie eine Stimme hätte. Verwende dafür ein oder zwei Sätze. Wiederhol die Sätze und die Bewegung zusammen.

Leg dich mit geschlossenen Augen hin, um einige Zeit still nachzudenken. Achte auf die Empfindungen in deinem Körper, auf deine Gefühle und auftauchende Bilder.

Wenn du bereit bist, öffne die Augen. Setz dich auf. Mal ein zweites, neues Bild zu dem ursprünglich ausgewählten Thema, das darstellt, wie du dich nun fühlst. Im zweiten Bild zeigen sich alle entstehenden Veränderungen.

Nimm dir einige Minuten Zeit, um das zweite Bild zu tanzen, es zu bekräftigen und es deinem psychosomatischen Bewußtsein einzuprägen.

Wachstum

Schreib in dein Tagebuch in einem Stil, der deinen kreativen Impulsen entspricht: Gedicht, Geschichte, Dialog oder freie Assoziationen. Hier einige Vorschläge: ein Dialog zwischen dem ersten und zweiten Bild, ein Brief an eine Person in deinem Leben, die mit deinem Thema in Verbindung steht, oder ein Dialog mit einem Körperteil oder zwischen zwei Körperteilen, die in deiner Bewegung in den Vordergrund getreten sind. Schreib einen Brief an dich selbst, in dem du einige Beispiele nennst, wie du das, was du in dieser Übung erfahren hast, in deinem Leben anwenden kannst – auf deinen Körper, auf eine Beziehung, auf die Arbeit etc.

Das Tagebuchschreiben dient dazu, dieser Erfahrung Bedeutung zu verleihen und sich vorzustellen, wie Erkenntnisse, die in der Exploration entstanden sind, auf bestimmte Lebenssituationen angewendet werden können. Das Schreiben hilft dir dabei, deine intuitive Erfahrung anwendbar zu machen und dir vorzunehmen, welche Schritte du in Richtung Wachstum unternehmen möchtest.

Diese Übung kann auf jedes Thema, jede wichtige Frage, jede Konfliktsituation, jede Sehnsucht und jeden Traum hin ausgerichtet werden.

KAPITEL 10
Metaphern für Körperteile

> Jeder Gedanke, wenn er durch Gefühle gestützt ist, führt zu Änderungen der Muskulatur. Elementare Bewegungsmuster sind ein biologisches, menschliches Erbe, und der menschliche Körper in seiner Gesamtheit drückt sein gefühlsmäßiges Denken aus.
> *Mabel E. Todd*[1]

In diesem Kapitel stelle ich eine »Körperlandkarte« vor, in der die anatomischen und physiologischen Funktionen der einzelnen Körperteile zu metaphorischen Themen in Beziehung gesetzt werden. Anhand von Beispielen möchte ich darlegen, wie diese Körperlandkarte in der Arbeit mit Körperteilen eingesetzt wird. Ich beginne mit einer Übersicht, die zeigen soll, wie ich von der Funktion über die Assoziation zum metaphorischen Thema und von dort zu Bewegungssituationen gelange, in denen diese Körperlandkarte angewendet wird.

Das Arbeiten mit Körperteilen beruht darauf, daß eine Verbindung zwischen den konkreten und den metaphorischen Aspekten des Körpers hergestellt wird. Wenn wir mit der konkreten, direkt beobachtbaren Realität des Körpers und seinen Bewegungen arbeiten, achten wir darauf, wie die funktionalen Aspekte des Körpers und bestimmter Bewegungen Emotionen, Bilder und Assoziationen hervorrufen und damit ein ausdrucksvolles metaphorisches Wechselspiel zwischen der konkreten und der bildhaften Dimension in Gang kommt. Die Körperteile, die dazugehörigen Bewegungen und die entsprechenden thematischen Assoziationen dienen uns als Schlüssel zu den Kapiteln unserer Lebensgeschichte. So spielen die Körperteile eine ähnliche Rolle wie Symbole oder Szenen in einem Traum.

Wenn wir auf der konkreten Ebene arbeiten, untersuchen wir Aspekte des Körpers wie die anatomische Struktur und die physiologische Funktion. Wenn wir etwa die Bewegung eines Körperteils betrachten, beschäftigen wir uns mit den Bewegungen, die von diesem eingeleitet werden können, oder die Bewegungen, die typischerweise zum Repertoire dieses Körperteils gehören. Bei den Beinen und Füßen sind dies etwa Kriechen, Stehen, Laufen, Rennen, Springen und Hüpfen. Beim Becken sind es Bewegungen wie Kreisen, Stoßen und seitliches Schwingen, und bei den Armen und Händen sind es unter anderem Strecken, Halten, Schlagen, Greifen und Streicheln. Auf der metaphorischen Ebene erforschen wir Bilder, Gefühle und Archetypen sowie persönliche Assoziationen zum jeweiligen Körperteil und den entsprechenden Bewegungen.

Wenn wir mit der Beziehung zwischen den konkreten und den metaphorischen Aspekten des Körpers arbeiten, müssen wir beachten, daß in unseren Körperteilen emotionale und mentale Reaktionen und die damit verknüpften Lebensereignisse gespeichert sind. Wir speichern Eindrücke im Körper meist, ohne uns dessen bewußt zu sein. Diese unbewußt gespeicherten Emotionen, Gedanken und Bilder – samt den zugehörigen Situationen – können sich negativ auf uns auswirken, indem sie positive in uns schlummernde Möglichkeiten blockieren.

Wie bereits besprochen, können wir mit Hilfe von Bewegung die in unserem Körper gespeicherten positiven und negativen Eindrücke aufdecken und erkennen, wie oft wir uns an alten emotionalen Vorgaben orientieren und an alten Traumata, Mustern, Glaubensvorstellungen und Haltungen festhalten. Diese Einstellungen manifestieren sich in unserer physischen Struktur und in der Funktionsweise der einzelnen Körperteile. An unserem Körper, unserer Haltung, unseren Gesten und unserer Bewegung läßt sich zum Beispiel ablesen, an welcher Stelle wir feststecken, auf welche Weise wir an etwas festhalten und worauf sich unsere Sehnsucht und unsere Freude richten. Wenn wir beobachten, wie die Körperteile an einer Bewegung beteiligt sind, erfahren wir etwas über die Geschichte, die sich in der Bewegung ausdrückt.

Stellen wir uns den Körper wie eine Familie vor, die aus einzelnen miteinander verbundenen Mitgliedern besteht: Wir wissen, daß sich jedes Teil auf das Ganze auswirkt und uns helfen kann, das Ganze zu verstehen. Wenn sich eine Familie in einem Konflikt befindet, müssen wir einerseits jedem Mitglied einzeln zuhören und anderseits beobachten, wie die Mitglieder miteinander kommunizieren, damit wir diese Familie wirklich verstehen. Wir können uns den Körper auch als ein Haus vorstellen, zu dem jeder Körperteil einen Zugang darstellt.

Um ein möglichst tiefes Verständnis zu erreichen, erforschen wir die Körperteile einzeln und nacheinander. Unser übergeordnetes Ziel besteht zwar darin, Beziehungen zwischen den Körperteilen zu entdecken und die Einheit des Körpers wiederherzustellen, zunächst jedoch ermitteln und erforschen wir den »Text« des jeweiligen Körperteils. Wir möchten herausfinden, was zu Abspaltungen oder Konflikten führt und wie ein kreativer Dialog innerhalb eines Körperteils oder zwischen mehreren Körperteilen stattfinden kann. Wir nutzen die Körperteile einzeln und in Beziehung zueinander als metaphorische Schlüssel zu archetypischen und persönlichen Themen. Im Lauf der Zeit kommt es zu einer authentischen Reintegration aller Teile, in der sich unsere verkörperten Erkenntnisse und Einsichten zeigen.

Für die Zwecke dieser Untersuchung unterteilen wir den Körper in die folgenden Partien: Kopf und Gesicht; Nacken, Hals und Kiefer; Wirbelsäule; Brustkorb; Schultergürtel; Arme und Hände; Bauch; Becken; Beine und Füße. Wir ermitteln für jede Partie die Funktionen, Assoziationen und Themen, die die Erfahrung der Person mit den allgemeinen menschlichen Erfahrungen – die ich als archetypische Themen bezeichne – verbinden. Diese archetypischen Themen stehen in Zusammenhang mit den biologischen, physiologischen und funktionalen Aspekten der einzelnen Körperteile. So können uns die verschiedenen Körperteile einen Zugang zu Archetypen geben, die für die kollektive Erfahrung des Menschen stehen.

Nun wollen wir verstehen, wie wir von einem bestimmten Körperteil zu seinem Bewegungsrepertoire und zu den dazugehörigen Gefühlsreaktionen, Bildern und Themen gelangen. Wir können hierfür unterschiedliche Zugangswege nutzen. Wenn wir beim physischen Körper beginnen, suchen wir Bewegungen, die an den charakteristischen Funktionen und Motionen des jeweiligen Körperteils ausgerichtet sind. So gehören etwa zu den physischen Funktionen und Bewegungen der Füße und Beine: Krabbeln, Stehen, Gehen auf den Zehenspitzen, Treten und Gehen. Wir erforschen also zunächst dieses Spektrum an Bewegungsmöglichkeiten.

Wenn wir das charakteristische Bewegungsrepertoire eines Körperteils erforschen, behalten wir stets im Sinn, daß Bewegung Bilder und Gefühle hervorruft. Wenn sich der Körper bewegt, werden sowohl die emotionale als auch die mentale Ebene angesprochen. So können wir mit den drei Awareness-Response-Ebenen arbeiten – der physischen, der emotionalen und der mentalen Ebene. Es kann zum Beispiel sein, daß ich mich beim Krabbeln auf einmal wie ein Baby fühle. Wenn ich stehe, können in mir Erinnerungen an all die Anstrengungen auftauchen, die ich im Leben schon durchgemacht habe. Wenn ich auf Zehenspitzen gehe, erinnere ich mich vielleicht an die Zeiten in meinem Leben, in denen ich vorsichtig und ängstlich war. Wenn ich mit den Füßen um mich trete, durchlebe ich vielleicht einen vor langer Zeit gespeicherten Ärger neu und kann ihn nun loslassen. Ich erfahre die Stärke meiner Beinmuskulatur und komme dabei in Kontakt mit meiner Kraft und meiner Fähigkeit, in Bewegung zu kommen. Bei Explorationen, die auf dem charakteristischen Bewegungsrepertoire eines Körperteils basieren, laden wir die metaphorischen Themen des jeweiligen Körperteils ein, sich zu zeigen.

Ein anderer möglicher Ansatzpunkt besteht darin, unser Bewegungsrepertoire zeitweilig bewußt zu begrenzen und jeweils nur eine bestimmte Bewegung zu erforschen. Wir könnten, um bei unserem Beispiel der Beine und Füße zu bleiben, das Gehen als Bewegung auswählen. Dann könnten wir zu dieser Bewegung bestimmte Qualitäten hinzufügen, indem wir die Bewegung mit bestimmten Modifikationen ausstatten, wie etwa die Nutzung von Raum (vorwärts, rückwärts, seitwärts, im Kreis, in Richtung der Ecken des Raums gehen), Zeit (schnell oder langsam gehen) und Kraft (zackig, fließend, schwer oder leicht gehen). Wir könnten also zum Beispiel das Gehen mit Eigenschaften wie schnell oder langsam ausstatten oder Richtungswechsel einführen. Wenn wir vorwärts oder rückwärts, langsam oder schnell, im Kreis oder in geraden Linien gehen, werden jeweils andere Gefühle und Bilder in uns hervorgerufen, die auch der metaphorischen Bedeutung unserer individuellen Gehweise neue Aspekte hinzufügen.

Bleiben wir auch beim nächsten Beispiel bei den Beinen und Füßen: Eine weitere Möglichkeit, mit Körperteilen, Bewegung und Metaphern zu arbeiten, besteht darin, mit einer offenen Bewegungsexploration zu Beinen und Füßen zu beginnen und zu beobachten, welche Bewegungen sich entwickeln, wenn die Beine und Füße führen. Die tanzende Person kann dann besonders interessante Bewegungen auswählen und diese erforschen: durch Wiederholung, Weiterentwicklung, fließenden oder abrupten Wechsel und neue Übergänge. Wenn wir die Bewegungsmöglichkeiten, die für eine Person eine besondere Bedeutung haben, näher betrachten, intensiviert sich die persönliche

Erfahrung um das dazugehörige Bild, Gefühl oder Lebensthema, und der metaphorische »Tanz des Körperteils« entsteht.

Hierzu ein Beispiel: Wenn ich eine Reihe unterschiedlicher Bewegungssituationen erforscht habe, in denen die Beine und Füße führen, könnte ich das Gehen als Hauptbewegung auswählen. In meiner Improvisation gehe ich langsam in eine Ecke des Raums, drehe mich um und entferne mich schnell wieder aus der Ecke. Dies wiederhole ich so lange, bis ich völlig erschöpft zu Boden sinke. Wenn ich wieder zu Atem gekommen bin, beginne ich, auf allen vieren durch den Raum zu krabbeln. Ich stelle mir vor, ich sei ein Tiger auf der Jagd, der ziemlich gefährlich ist. Ich fühle mich mutig und frei. Ich gebe Geräusche von mir. Das macht mir Spaß. Später könnte ich eine Geschichte erzählen, die das langsame Gehen in die Ecke, das schnelle Gehen aus der Ecke heraus, den Zusammenbruch und das Auftauchen des Tigers beinhaltet. Solch kreatives Geschichtenerzählen geschieht einerseits um seiner selbst willen aus dem Moment heraus, zugleich aber auch als metaphorische Darstellung jenes Teils meines Lebens, den meine Füße und Beine offenbart haben.

Der psychokinetische Imaginationsprozeß ist auch auf unsere Arbeit mit den Metaphern für Körperteile anwendbar. Wir könnten zunächst die Beine malen, dann das Bild in der Bewegung explorieren und schließlich eine Geschichte aus der Perspektive der Beine schreiben. Das wäre eine weitere Möglichkeit, mit den metaphorischen Qualitäten der Körperteile zu arbeiten und das Auftauchen der Lebensgeschichten zu fördern. Wenn wir Körperteile immer wieder in der Bewegung erforschen, entstehen neue Vorstellungen und Bilder, da bei dieser Arbeit Emotionen freigesetzt und Veränderungen angeregt werden.

Im folgenden Abschnitt beschreibe ich die einzelnen Körperteile und ihre Funktionen, Assoziationen und Themen. Die Beschreibung der Funktionen der Körperteile ist relativ objektiv, während die Beschreibung der Assoziationen und Themen subjektiver ausfallen muß, da diese mit kulturellen Normen und Erwartungen verbunden sind. Sie sind also nicht auf jeden anwendbar. Die Seminarleiterin muß daher immer darauf achten, welche Informationen zu individuellen Assoziationen und Lebensthemen von den Teilnehmern kommen.

Wenden wir uns nun der Körperlandkarte zu. Sie enthält die einzelnen Körperteile, ihre Hauptfunktionen, dazugehörige Assoziationen und mögliche Metaphern sowie schließlich ein Beispiel, das als Ausgangspunkt für Bewegungsexplorationen, Bilder, Gedichte und Reflexionsfragen dienen soll. In den Übungen habe ich auch unterschiedliche Zugänge zur Bewegung gewählt. Wir beginnen mit dem Kopf und arbeiten uns dann zu den Füßen vor.

Kopf und Gesicht

Funktionen

Kopf und Gesicht bilden die Steuerzentrale des Körpers. Sie sind höchst sensibel und dienen als Empfänger und Verarbeiter von Sinneseindrükken. Das Gehirn sammelt Eindrücke der äußeren Umgebung, wählt aus, welche behalten werden, und bestimmt, wie diese verwendet werden. Der Kopf stellt, insbesondere durch die Raumwahrnehmung über die Augen, einen Sinn für Gleichgewicht her. Das Gesicht übermittelt Sinnesempfindungen: Sicht, Gehör, Geschmack, Berührung und kinästhetische Wahrnehmung.

Assoziationen

Der Kopf ist dafür zuständig, Sinneseindrücke auszuwählen und auf Grundlage des Wahrgenommenen Entscheidungen zu treffen. Unsere Denk- und Verarbeitungsprozesse laufen auf der kognitiven Ebene ab. Phantasien, Träume und Vorstellungen passieren im Kopf. Zum Kopf gehören das Gehirn, der Schädel und die Wahrnehmungsorgane, wie Augen, Ohren und Nase. Wir entziffern und entschlüsseln alle inneren und äußeren Stimuli in diesem Teil des Körpers. Unser Überlebensinstinkt und unser Sinn für Selbstschutz basieren auf unserer Fähigkeit, Eindrücke angemessen zu interpretieren und entsprechend darauf zu reagieren.

Wir drücken unsere gedanklichen Reaktionen in Worten aus oder zeigen sie in unserem Gesicht. Kopf und Gesicht dienen als unsere soziale Maske, indem sie sichtbar machen, wie wir uns in der Welt präsentieren möchten. Der Kopf als der denkende Körperteil ist unserer Fähigkeit zugeordnet, unsere Gedanken und unseren Intellekt mit unseren Empfindungen, Gefühlen und Erinnerungen zusammenzubringen. Der Kopf kann uns zeigen, in welcher Beziehung lineares oder konditioniertes Denken und kreatives, intuitives Denken zueinander stehen. Die Arbeit mit dem Körperteil Kopf könnte beispielsweise darin bestehen, Tiefsinnigkeit, Fleiß und Ernsthaftigkeit mit Leichtigkeit und Verspieltheit auszusöhnen. Der Kopf wird außerdem metaphorisch mit unseren inneren Fühl- und Denkprozessen und ihrem Ausdruck assoziiert.

Themen

Jeder Körperteil beherbergt zahlreiche Themen, die Menschen Zugang zu ihrer *Lebensgeschichte* verschaffen können. In Zusammenhang mit Gesicht und Kopf arbeiten wir damit, Masken zu tragen und Masken abzunehmen.

Aufwärmübung für Kopf und Gesicht

Diese Aufwärmübung gibt dir die Möglichkeit zu erforschen, was auch immer auftauchen wird.

Laß deinen Kopf nach vorn sinken. Heb ihn dann langsam wieder. Wiederhol dies mindestens dreimal.

Laß deinen Kopf aufrecht auf der Wirbelsäule balancieren. Nimm dir einige Momente Zeit, um dieses Balancieren des Kopfs auf der Wirbelsäule zu spüren. Achte auf die winzigen Ausgleichbewegungen, die stattfinden, während du den Kopf ganz vorsichtig bewegst, als würdest du einen Ball auf einem Stab balancieren lassen.

Dreh den Kopf langsam hin und her. Experimentier damit, wie weit du den Kopf zur Seite drehen kannst. Spiel mit unterschiedlichen Geschwindigkeiten.

Laß daraufhin den Kopf kreisen, indem du ihn zur Brust sinken, im Bogen zur Seite wandern und nach hinten fallen läßt. Richte den Kopf dann auf, laß ihn zur Brust sinken und in die andere Richtung kreisen. Laß den Kopf dreimal nach links und dreimal nach rechts kreisen.

Beweg dich durch den Raum. Laß dabei den Kopf die Bewegungen einleiten. Erforsche beliebige Bewegungskombinationen aus den Aufwärmübungen. Arbeite spielerisch mit Raum, Zeit und Kraft, während du deine Bewegungen entwickelst. Laß den Kopf führen und den Rest des Körpers auf verschiedene Arten, die dir in den Sinn kommen, reagieren.

Bleib an einer Stelle stehen. Laß den Kopf nach unten in Richtung Boden sinken. Heb ihn dann langsam wieder. Bleib bei deinen Bewegungen durch den Raum immer wieder unvermittelt stehen. Nimm einen Gesichtsausdruck ein, der zu deiner Bewegung und Haltung paßt. Du wirst feststellen, daß die unterschiedlichen Positionen und Bewegungen des Kopfs unterschiedliche Gefühle und Phantasien in dir hervorrufen. Wenn die Gesichtsmuskulatur aufgewärmt ist, fahr damit fort, dich vom Kopf durch den Raum leiten zu lassen, und experimentier damit, die Bewegung als Inspiration für verschiedene Gesichtsausdrücke zu nutzen.

Schreib einen Tagebucheintrag dazu, was dir bei den Aufwärmübungen zum Kopf aufgefallen ist.

Übung zu Kopf und Gesicht: Masken tragen und abnehmen

Mal ein Bild von Kopf und Gesicht (auf dem dein Gesichtsausdruck erkennbar ist), als ob du die soziale Rolle, die dir am vertrautesten ist, wie eine Maske trägst.

Mal ein zweites Bild, das zeigt, was du dir hinter der Maske vorstellst – als ob du unmaskiert wärst.

Gib den Bildern jeweils einen Titel, den du auf das Bild schreibst.

Nimm dir fünf Minuten Zeit, um das Bild des Kopfs mit Maske zu erforschen: in Bewegung und mit Tönen oder Worten. Nimm dir weitere fünf Minuten Zeit, um das Bild des Kopfs ohne Maske zu erforschen.

Wechsle hin und her zwischen den Bildern. Such in der Bewegung nach der Beziehung zwischen den beiden.

Anschließend arbeiten wir mit Hilfe des kreativen Schreibens auf der mentalen Awareness-Response-Ebene. In einer Geschichte, einem Dialog oder einem Gedicht geben wir unserem Erleben eine Bedeutung: Schreib einen Dialog zwischen dem Kopf mit Maske und dem ohne Maske. Du kannst auch ein Gedicht verfassen.

Denk über die folgenden Reflexionsfragen nach, zu denen du im Gespräch oder in einem Tagebucheintrag Stellung nehmen kannst:

- Wie fühlt sich der Kopf mit Maske an? Wie fühlt er sich ohne Maske an?
- Welche Weltsicht hat der Kopf mit Maske? Welche der ohne Maske?
- Gibt es einen Konflikt zwischen den beiden?
- Was wollen und brauchen sie voneinander?

Erinner dich an Situationen, in denen du diese Maske getragen und in denen du sie nicht getragen hast. Notier dir einige Gedanken dazu, wie es wohl wäre, wenn du diese Maske im Zusammensein mit Familie und Freunden oder in der Arbeit tragen würdest – und wie es wäre, wenn du sie nicht tragen würdest.

Nacken, Hals und Kiefer

Funktionen

Der Nacken verbindet den Kopf mit den Schultern und dem Rest des Körpers. Er hält den Kopf aufrecht und ermöglicht dem Kopf seitliche Bewegungen, Drehbewegungen und Kippbewegungen nach vorn und hinten. Der Hals enthält die Stimmbänder und den oberen Teil der Speiseröhre und ist für die Kommunikation mittels Worten und Tönen sowie für Schlucken, Husten und Spucken zuständig. Der Kiefer dient zum Kauen und Sprechen.

Assoziationen

Nacken, Hals und Kiefer arbeiten zusammen und sorgen für ein Gefühl der Verbindung oder der Trennung zwischen dem Kopf und dem Rest des Körpers und somit zwischen innerer Erfahrung und äußerem Ausdruck. Diese Körperteile spielen eine Rolle in der Kommunikation. Sie vermitteln zwischen inneren Impulsen, Gedanken und Gefühlen und der Umgebung samt den Mitmenschen. Wir gebrauchen den Hals, um unserer persönlichen Identität eine Stimme zu verleihen, uns für etwas einzusetzen und unsere Meinung zu äußeren. Der Kiefer leitet die Nahrungsaufnahme ein: Er beißt ab, was wir kauen können.

Bestimmte psychosomatische Symptome oder bestimmte Stellungen von Kiefer, Hals und Nacken können auf Schwierigkeiten hinweisen, innere Gefühle auszudrücken, insbesondere wenn es sich um Gefühle handelt, die wir für nicht akzeptabel halten. Sie können auch darauf hinweisen, daß wir zuviel Verantwortung übernehmen (und vielleicht zu oft »in den sauren Apfel beißen« oder zuviel »schlucken« müssen).

Themen

Bei der Arbeit mit Nacken, Hals und Kiefer können wir versuchen, bestimmten Aspekten, die ausgedrückt werden möchten, »eine Stimme zu geben«.

Übung zu Nacken, Hals und Kiefer: Vertonung

Mal zunächst ein Bild von deiner Nacken-Hals-Kopf-Partie. Leg dabei den Schwerpunkt auf Kiefer und Mund.

Benutz dann das Bild so, als wäre es ein grafischer Score für eine stimmliche Vertonung des Bilds. Geh in deiner Exploration auf alle Elemente im Bild ein, also auch auf Farben und Symbole. Konzentrier dich dabei jeweils entweder auf den Nacken, den Kiefer oder den Mund. Erforsch die Symbole oder die verschiedenen Teile des Bilds mit der Stimme: in Geräuschen, gesprochenen Worten oder gesungenen Tönen. Wenn du in einer Gruppe arbeitest, können andere dein Bild vertonen, während du zuhörst. Oder andere können dein Bild vertonen, während du dich mit geschlossenen Augen zu den Geräuschen bewegst. Wenn du allein arbeitest, kannst du dich zu deinen eigenen Geräuschen bewegen.

Schreib eine Geschichte aus der Perspektive dieser Körperteile, ausgehend von der Vertonung deines Bilds.

Wirbelsäule

Funktionen

Entwicklungsgeschichtlich ist die erste Bewegung, die ein Kleinkind ausführen kann, die Drehbewegung aus der Rückenlage in die Bauchlage. Auf dem Rücken liegend ist ein Kleinkind verletzlicher und passiver als in der Bauchlage und ist Reizen wie Kitzeln und Streicheln sowie visuellen Eindrücken, wie dem Gesichtsausdruck der Eltern, und Geräuschen relativ hilflos ausgesetzt. Wenn das Kind sich vom Rücken auf den Bauch drehen kann, ist es auch in der Lage, den Kopf zu heben, sich umzusehen und zu einem gewissen Grad zu bestimmen, was es aufnimmt und was es abwehrt.

Die Wirbelsäule beherbergt und schützt das zentrale Nervensystem, das uns ein großes Bewegungsspektrum ermöglicht. Die Wirbelsäule ist auch eine Art Drehkreuz oder Kommunikationszentrum – voll von Nervenfasern, die »Nachrichten« durch den ganzen Körper senden.

Assoziationen

Die Körperrückseite kann den unbekannten oder weniger vertrauten Aspekten des Selbst und unserer Schattenseite zugeordnet werden. Was wir nicht sehen möchten oder nicht zeigen möchten, findet, metaphorisch gesprochen, hinter unserem Rücken statt. Und manchmal läuft uns ein Schauer über den Rücken, wenn wir etwas Unheimliches wahrnehmen oder erahnen. Die Wirbelsäule ist mit dem Schultergürtel, dem Brustkorb und dem Beckengürtel so verbunden, daß die Lastenverteilung zwischen diesen Körperteilen Flexibilität und Bewegungsfreiheit ermöglicht. Sie hält uns aufrecht und spielt eine zentrale Rolle für unsere Körperhaltung.

Themen

Explorationen der Wirbelsäule können sich um die Frage »Was ist meine Haltung im Leben?« drehen.

Aufwärmübung zur Wirbelsäule: Exploration in der Bewegung

Im folgenden geht es darum, unsere Wahrnehmung der Wirbelsäule zu steigern und mit der Wirbelsäule zu improvisieren. Wähl als Hintergrundmusik ein Stück mit einem relativ gleichmäßigen Rhythmus und ohne Text aus. Der Text könnte durch seine Geschichte oder Emotionen, die wachgerufen werden, einen zu starken Einfluß ausüben.

Beginn in einer stehenden Position. Roll langsam die Wirbelsäule ab, indem du den Kopf langsam nach vorn sinken und dann Oberkörper, Arme und Hände folgen läßt, bis der Kopf über dem Boden hängt. Die Knie sind leicht gebeugt.

Halt einen Moment lang inne. Richte dich dann langsam auf, bis du wieder die stehende Position erreicht hast. Kipp dabei das Becken leicht nach vorn, damit du kein Hohlkreuz bildest. Laß dich von den Muskeln in den Oberschenkeln unterstützen, während du langsam den Oberkörper aufrichtest, indem du einen Wirbel auf den anderen setzt. Schultern und Kopf folgen zuletzt.

Arme und Hände baumeln sanft an der Seite. Wenn du wieder aufrecht stehst, werde dir der Körperhaltung bewußt, in die du automatisch zurückfällst.

Achte darauf, wie Kopf und Nacken auf der Wirbelsäule ins Gleichgewicht kommen. Achte auf Haltung und Ausrichtung des Schultergürtels und auf das Verhältnis von Armen und Händen zu Brust und Schultern. Achte außerdem auf die Position des Beckens und des unteren Endes der Wirbelsäule. Richte nun deine Aufmerksamkeit auf die Beine: Sind sie nach innen oder außen gedreht, berühren die Oberschenkel einander oder nicht?

Wiederhol diese Folge aus Abrollen und Aufrichten mehrmals. Immer wenn du wieder in die aufrechte Position kommst, übertreib jeweils einen bestimmten Aspekt deiner Haltung, der dir auffällt.

Sprich dabei laut einen Satz aus der Perspektive dieser Haltung in Ich-Form aus, zum Beispiel »Ich bin es müde, dich aufrecht zu halten« oder »Ich habe alles im Griff«.

Wenn du eine Haltung gefunden hast, die dich an eine deiner typischen Haltungen im Leben erinnert, behalt diese mehr oder weniger übertrieben bei. Beginn, mit ihr durch Bewegung und gesprochene Worte zu improvisieren.

Entwickle daraus eine Bühnenfigur oder eine Witzfigur. Wenn diese Übung in der Gruppe stattfindet, können die Teilnehmer beginnen, miteinander zu interagieren, einander nachzuahmen und den Raum als Bühne zu nutzen. So kann aus den Körperhaltungen ein ganzes Schauspiel entstehen.

Wenn du dir auf diese Weise eine Körperhaltung erarbeitet hast, nimm nun eine Körperhaltung ein, die im Gegensatz dazu steht, und spiel die Übung damit durch. Finde zunächst die äußere Haltung. Steh aufrecht. Laß Kopf und Oberkörper sinken, bis sie über dem Boden hängen, und richte langsam die Wirbelsäule auf, bis du wieder aufrecht stehst.

Bilde dann die gegensätzliche Körperhaltung in deinem Körper ab, als würdest du mit Ton arbeiten. Richte Kopf und Nacken, Wirbelsäule und Becken, Beine und Füße, Arme und Hände etc. entsprechend aus.

Erforsche das Bewegungsrepertoire, das zu dieser Haltung gehört, und finde die Schlüsselsätze des zugehörigen »Texts«. Wechsle dann zwischen den beiden Haltungen, Bewegungsqualitäten sowie Schlüsselwörtern und -sätzen hin und her. Laß eine Art Duett zwischen den beiden entstehen.

Finde nun eine dritte Haltung, die für eine neue Haltung steht, die du jetzt in deinem Leben kultivieren möchtest, und führ wieder die obigen Schritte durch: Finde die anatomische Entsprechung der dritten Haltung, und experimentier damit. Roll auch hier wieder zunächst die Wirbelsäule ab. Richte dich dann langsam wieder auf.

Entwickle aus dieser Haltung heraus ein Bewegungsrepertoire. Probier aus, in welchem Rhythmus du dich in dieser Haltung am liebsten bewegen möchtest, in welcher Art du dich durch den Raum bewegen möchtest. Verwende die zugehörigen Worte.

Wenn du alle drei Haltungen in Bewegungen und Worten erforscht hast, geh zu deinem Zeichenblock. Skizzier auf einem Blatt die drei von dir erforschten Haltungen wie eine Reihe von Selbstporträtstudien.

Notier zu jedem Bild einige Schlüsselsätze. Oder schreib eine kurze Geschichte zu den drei Haltungen. Beschreib jede Haltung einzeln. Notier dir deine Assoziationen zu den Lebensumständen, die du mit den einzelnen Haltungen verbindest.

Nimm dir im Alltag ab und zu Zeit, an die Wirbelsäule zu denken und wahrzunehmen, welche Haltung im Leben du gerade einnimmst. Versuch, mit deinen Möglichkeiten zu experimentieren, indem du die Wirbelsäule auf unterschiedliche Arten mobilisierst.

Brustkorb

Funktionen

Der Brustkorb umgibt und schützt Herz und Lungen. Er verbindet den Brustraum mit dem Schultergürtel. Die Lungen regeln das Ein- und Ausatmen; das Herz filtert das Blut und pumpt mit Sauerstoff angereichertes Blut durch den Körper. Im Brustkorb werden die energiespendenden Nährstoffe aus dem Blut und aus der Luft umgesetzt. Der Brustkorb beherbergt die beiden lebenswichtigsten Organe und damit einen großen Teil unseres Lebenserhaltungssystems.

Assoziationen

Der Brustkorb beherbergt das Herz und kann deshalb mit tiefen Gefühlen und Verletzungen verbunden sein. Im Brustkorb sind oft zurückgehaltene Liebe, unerfüllte Sehnsüchte und frustrierte Bedürfnisse gespeichert. Im Brustkorb können wir den Rhythmus unseres Atems spüren. Gemeinsam mit den Armen ermöglicht uns der Brustkorb die Bewegung des Öffnens und Schließens – und die Möglichkeit zu wählen, wann und wie wir uns öffnen und schließen möchten.

Themen

In Zusammenhang mit dem Brustkorb können wir an Themen wie Aufnehmen (Einatmen) und Loslassen (Ausatmen) sowie Öffnen und Schließen arbeiten.

Übung zum Brustkorb: Exploration in der Bewegung

Wir beginnen mit einer Aufwärmübung, die uns hilft, den Brustkorb und die Lungen physisch wahrzunehmen.

Schließ die Augen. Vertief deine Atmung mit jedem Ein- und Ausatmen. Nimm wahr, wie sich beim Ein- und Ausatmen der Brustkorb nach außen und innen, nach oben und unten bewegt. Spür deinen Brustkorb. Stell dir vor, wie sich deine Knochen und Muskeln mit jedem Ein- und Ausatmen ausdehnen und zusammenziehen.

Wenn du dazu bereit bist, beginn damit, eine Bewegung zu finden, bei der der Brustkorb sich öffnet und schließt und dich durch den Raum führt. Beweg dich zunächst langsam, dann schnell, dann wieder langsam. Erforsche kleine, große und mittelgroße Bewegungen.

Nimm die Arme und Hände hinzu, um die Bewegung zu intensivieren und weiterzuentwickeln. Bleib bei den Vorstellungen, Formen und Qualitäten, die die jeweiligen Bewegungen mit sich bringen: Öffnen und Ausdehnen, Schließen und Zusammensinken oder Zusammenziehen.

Spiel weiter mit diesen Bewegungen. Laß Töne und Geräusche oder Worte hinzukommen, wenn Bilder oder Gefühle in dir auftauchen. Wenn bestimmte Bewegungen, Töne oder Worte dich besonders ansprechen, bleib bei ihnen. Erforsche, wohin sie dich führen. Nutz auch den Raum bei deiner Bewegungsexploration.

Wechsle weiterhin fließend zwischen Öffnen und Schließen. Begleite deine Bewegungen mit den passenden Tönen, Geräuschen und Worten. Explorier die Bewegungen, die jeweils im offenen und geschlossenen Raum entstehen. Arbeite dabei mit fließenden Wechseln zwischen verschiedenen Geschwindigkeiten und Rhythmen, so daß sich deine Erfahrungen intensivieren können.

Finde zum Abschluß der Exploration eine Phrase aus Bewegungen des Öffnens und Schließens, die auch Töne und Worte beinhalten kann. Wiederhol diese Phrase einige Male, bis sie dir ganz klar ist. Finde anschließend die Position oder Geste und den Satz oder die Töne – das, was sich als Abschluß richtig anfühlt.

In der Gruppe können die Teilnehmer in einer Phase der Bewegungsexploration paarweise mit den Bewegungen des Öffnens und

Schließens arbeiten. Dies kann als Metapher für das Öffnen und Schließen im Kontakt mit anderen dienen. Am Ende können alle Bewegungsphrase und Abschlußgeste zeigen und ihre Abschlußsätze mitteilen.

Beim Thema Brustkorb können wir uns unter anderem mit den folgenden Reflexionsfragen auseinandersetzen:

- Wofür möchtest du dich in deinem Leben öffnen?
- Wie wirst du das tun?
- Wovor möchtest du dich verschließen, und was möchtest du abschließen?
- Wie wirst du das tun?

Hier drei Vorschläge, wie die Aufgabenstellung für das Bild zum Brustkorb lauten kann:

1. Mal ein Bild von deinem Brustkorb, wie du ihn jetzt siehst.
2. Mal den Brustkorb, wenn er sich schließt und wenn er sich öffnet.
3. Mal ein Bild vom Brustkorb als eine Antwort auf eine der Fragen.

Schultergürtel

Funktionen

Der Schultergürtel ähnelt dem Beckengürtel darin, daß er dafür zuständig ist, Druck im Körper zu verteilen. Er ist wie ein Joch, das die Arme unterstützt. Er ist wie die verborgene Kraft hinter den Armen, die diesen die Freiheit verleiht, zu handeln, zu gestikulieren und Gefahren abzuwehren. Er stellt die Verbindung zwischen Armen und Brustkorb dar. Er stabilisiert die oberen Gliedmaßen, wenn wir etwas heben, tragen, schieben oder halten.

Assoziationen

Mit dem Schultergürtel verbinden wir das Tragen von Lasten oder das Schultern von Verantwortung. Auf der physischen Ebene schützt er den Brustkorb und ermöglicht das Ausstrecken der Arme. An bestimmten Schulterhaltungen lassen sich oft eingefrorene Gefühle oder starre Einstellungen erkennen. Gebeugte Schultern können ein Hinweis auf das Gefühl sein, zuviel Verantwortung übernommen zu haben. Zurückgezogene Schultern können auf zurückgehaltenen Ärger oder ein Bedürfnis nach Selbstbehauptung hinweisen. Hochgezogene Schultern können ein Ausdruck erstarrter Angst sein. Wer seine Schultern breit macht, will mit dieser Haltung vielleicht sagen: »Ich kann es« oder »Ich muß mich beweisen«. Eingesunkene oder hängende Schultern können auf ein geringes Selbstwertgefühl hinweisen. Nach hinten gezogene Schultern können auf eine defensive Haltung oder ein übermäßiges Selbstbewußtsein hindeuten. Wenn der Schultergürtel nicht gut ausgerichtet ist, wird die Ausdrucksfähigkeit der Arme beeinträchtigt. Wenn der Schultergürtel ausgewogen ausgerichtet ist, drückt er Eigenschaften wie Mut, Kraft und entspannte Selbstsicherheit aus.

Themen

Ein Thema, das in Zusammenhang mit den Schultern erforscht werden kann, lautet »Die Last der ganzen Welt tragen«.

Übung zum Schultergürtel: Exploration im Malen

Mal einen vergrößerten Ausschnitt von deinen Schultern, wie du sie jetzt spürst und siehst. Verleih dem Bild eine Stimme. Wenn das Schulterbild sprechen könnte, was würde es sagen? Notier dir dazu einige Sätze.

Übung zum Schultergürtel: Exploration in der Bewegung

Laß dich von den Schultern in die Bewegung führen. Betrachte dein Schulterbild. Antworte in der Bewegung darauf. Schließ nun die

Augen: Spiel mit den spontan auftauchenden Empfindungen, Gefühlen und inneren Bildern.

Stell dir in dieser Bewegungsimprovisation vor, daß die Schultern eine Stimme haben. Was sagen sie? Notier dir dazu einige Sätze.

Übung zum Schultergürtel: Arbeit mit Objekten

Wähl drei Objekte aus. Das erste soll symbolisch für etwas stehen, was du in der Vergangenheit getragen hast, das zweite für etwas, was du im Moment trägst, und das dritte für etwas, was du in der Zukunft gern tragen möchtest.

Spiel mit den drei Objekten. Exploriere unterschiedliche Möglichkeiten, die drei Objekte zu tragen und abzulegen. Wenn die Exploration deinem Gefühl nach abgeschlossen ist, schaff eine Installation aus den drei Objekten. Du kannst auch weitere Gegenstände in die Installation einbauen.

Mal eine Skizze deiner Installation, um sie im Gedächtnis zu behalten. Schreib ein Gedicht oder eine Geschichte zu deiner Installation.

Arme und Hände

Funktionen

Arme und Hände können greifen, halten, fassen, schlagen, etwas wegdrücken, Gegenstände handhaben, füttern, schreiben etc.

Assoziationen

Arme und Hände verbinden wir mit dem Bedürfnis und der Fähigkeit, zu erschaffen, zu zerstören und wieder aufzurichten, festzuhalten und loszulassen. Mit Armen und Händen drücken wir Geben und Nehmen aus. Die Arme schützen den Brustkorb, der Herz und Lungen beherbergt. Die Arme gehen von den Schultern und vom Brustkorb aus und können damit die Gefühle ausdrücken, die wir in unserem Herzen spüren. Sie können Wut ausdrücken, indem sie hauen und schlagen, und sie können Bedrohungen abwehren.

Gefühle der Liebe, Fürsorge und Zärtlichkeit drücken wir oft mit Armen und Händen aus. Am häufigsten nutzen wir Arme und Hände, um mit anderen Menschen Kontakt aufzunehmen. Die Kontaktaufnahme über Arme und Hände wird in den meisten Kulturen gesellschaftlich akzeptiert. Wir strecken Arme und Hände aus, um Sehnsucht und Begehren auszudrücken.

Themen

Ein Thema, das in Zusammenhang mit Armen und Händen erforscht werden kann, sind die Fragen »Woran halte ich fest?« und »Wonach sehne ich mich?«.

Übung zu Armen und Händen: Exploration im Malen

Mal einen vergrößerten Ausschnitt deiner Arme und Hände, wie du sie jetzt siehst und wahrnimmst. Wenn das Bild sprechen könnte, was würde es sagen? Notier dir dazu einige Sätze.

Übung zu Armen und Händen: Exploration in der Bewegung

Improvisiere mit unterschiedlichen Möglichkeiten und Qualitäten, dich nach etwas auszustrecken und etwas zu halten. Dabei können dich die Bewegungen der Hände und Finger zu weiteren Bewegungen führen, wie Greifen, Streicheln, Drücken, Schieben und Schlagen. Finde eine Bewegungskombination, die für dich besonders interessant und bedeutungsvoll ist. Entwickle diese Bewegungen durch Wiederholungen so lange, bis dein eigener Tanz der Arme und Hände entsteht. Nimm Töne und Worte hinzu.

Nimm nach der Bewegungsimprovisation einige der Sätze, die sich daraus ergeben haben, und stell dir vor, deine Arme und Hände hätten eine Stimme. Was haben sie zu sagen? Notier dir dazu einige Sätze.

Explorier dann, wie sich Schultern, Arme und Hände zusammen bewegen möchten. Mal auf einem Blatt Papier ein Bild dazu, wie Schultern, Arme und Hände miteinander verbunden sind.

Wenn du die Vorstellungen zusammenfügst, die in deinen Bildern, Bewegungsimprovisationen und Tagebucheintragungen zu Schultern,

Armen und Händen aufgetaucht sind, wird die Geschichte sichtbar, die in deinem Fall Schultern, Arme und Hände gemeinsam zu erzählen haben. Drück diese Geschichte in einem Bild, in einem Text und in Bewegung aus.

Bauch

Funktionen

Der Bauch ist der Körperbereich, der am schutzlosesten ist, da er durch keine Knochenstruktur geschützt wird. Der Bauch nimmt Nahrung auf und verarbeitet sie. Er ist für das Verdauen und Verwerten zuständig und speichert überschüssiges Fett für Zeiten des Mangels. Der weibliche Bauch kann bei einer Schwangerschaft weit gedehnt werden. Die Muskeln, die das Becken bewegen, haben ihren Ausgangspunkt im Unterleib. Der Darm windet sich durch die Bauchhöhle und dient der Verdauung, der Verwertung und dem Ausscheiden von Nahrung.

Assoziationen

Den Bauch verbinden wir mit dem sogenannten Bauchgefühl und der Fähigkeit, mit Problemen fertig zu werden. Bei Konflikten, die mit dem Bauchraum zu tun haben, geht es um unterdrückte Gefühle und die Unfähigkeit, Eindrücke von außen aufzunehmen und zu verarbeiten. Wie und was wir auszuscheiden vermögen, hängt mit dem Bauch zusammen. In östlichen Traditionen wird der Bauch oft als Zentrum des Körpers, als Ausgangspunkt unseres Gleichgewichts, betrachtet. Der Bauch bildet auch den Übergang zwischen der oberen und der unteren Körperhälfte.

Themen

In Zusammenhang mit dem Bauch können unter anderem die Themen »Erkennen und Ausdrücken von Bauchgefühlen« und »Festhalten und Loslassen« erforscht werden.

Übung zum Bauch: Exploration in der Bewegung

Leg die Hände auf den Bauch. Du kannst dabei auf einem Stuhl sitzen oder auf dem Boden liegen. Atme tief ein und aus. Verbinde dich mit der Empfindung des Atmens, während sich dein Bauch hebt und senkt. Laß die Bauchmuskeln und die Rippenfellmuskeln entspannt. Gib darauf acht, den Atem nicht zu forcieren oder festzuhalten.

Massier sanft mit Fingern und Handflächen die Bauchhöhle. Werde dir der Bereiche der Anspannung und des Festhaltens bewußt. Achte darauf, ob du eine Verbindung zwischen Bauch, Brust und Hals spüren kannst.

Laß den Atem hörbar werden. Laß auch andere Töne aufsteigen.

Mal deinen Bauch. Nimm dir dann mindestens zehn Minuten Zeit, das Bild in der Bewegung zu erforschen. Laß dich dabei möglichst vom Bauch führen. Wahrscheinlich möchtest du andere Körperteile zur Unterstützung mit einbeziehen, denn es gibt nicht sehr viele Bewegungen, die vom Bauch allein initiiert werden.

Schreib einen Dialog mit deinem Bauch. Du kannst auch einen Dialog zwischen Teilen deines Bilds und einem Menschen in deinem Leben oder einen Dialog zwischen dem Bauch und einem anderen Körperteil schreiben.

Schreib die Antworten auf die folgenden Reflexionsfragen in dein Tagebuch:

- Was konnte ich in meinem Leben nur schwer verdauen?
- Welche Lebenserfahrung hat mich genährt?
- Welche negativen Erfahrungen konnte ich loslassen?
- Gibt es Unverarbeitetes, das ich verdauen, verwerten oder loslassen möchte?

Erforsche mit Hilfe von Bewegung oder mit Hilfe von Tönen innere Bilder oder Situationen, die dir beim Tagebuchschreiben in den Sinn gekommen sind. Leg deine Lieblingsmusik auf. Mach dazu einen Bauchtanz.

Nimm dir Zeit, dich auszuruhen, dich zu entspannen, nachzudenken und zu spielen. Wähl eine bestimmte Aktivität abseits deines Alltags, die dir als genau die richtige Medizin für die Themen erscheint, die beim Explorieren des Bauchs aufgetaucht sind. Das wird dir beim Verdauen, Verwerten und Loslassen helfen.

Nachdem du mit dem Schreiben und den Explorationen mit Bewegung oder Tönen fertig bist, mal ein zweites Bild, vielleicht nachdem du dein »Auszeitritual« durchgeführt hast. Gib dem Bild einen Titel.

Zwar weist der Bauch keine großen Bewegungsmöglichkeiten auf, doch wenn man sein Inneres betrachtet, ist dort ziemlich viel los. Das Malen und das ausführliche Schreiben helfen uns, die Vielfalt an Themen zu entdecken, die mit diesem Körperteil verbunden sind. Es ist für unsere Gesundheit und unser tägliches Wohlbefinden von entscheidender Bedeutung, daß die Organe und Funktionen im Bauchraum permanent aktiv bleiben. Die Vorgänge des Aufnehmens, Verdauens und Ausscheidens sind auch in ihrer metaphorischen Bedeutung für unsere körperliche und psychische Gesundheit wichtig.

Becken

Funktionen

Das Becken ist das Fundament, auf dem der Oberkörper ruht. Es ist zugleich sehr beweglich. Das Steißbein wird als rudimentärer Schwanzwirbel betrachtet. Es verlagert unseren Schwerpunkt nach unten, zur Erde hin. Das Becken beherbergt die Fortpflanzungs- und die Ausscheidungsorgane, über die Reststoffe abgegeben werden. Das Becken beherbergt außerdem die Gebärmutter und den Geburtskanal – und stellt damit für jeden Menschen den Weg in die Welt dar – oder die Hoden und den Penis.

Assoziationen

Mit dem Becken sind Themen wie Sexualität, Fortpflanzung, Geburt, Fortpflanzungsinstinkt, Selbstbeherrschung und Lebenskraft verbunden. Wir verbinden es außerdem mit dem Unterdrücken und Loslassen von Gefühlen sowie der Lust am sinnlichen und sexuellen Ausdruck.

Themen

In Zusammenhang mit dem Becken können wir mit Themen wie Hemmung, Spiel und Leidenschaft arbeiten. Da die Assoziationen zum Becken recht individuell sind, sollte jede Person ihr Thema selbst herausfinden.

Übung zum Becken

Wähl selbst, in welcher Reihenfolge du mit Bewegung, Malen und Dialog arbeiten möchtest. Du kannst auch zwischen den Ausdrucksmitteln hin und her wechseln.

Nimm dir Zeit, um dich auf die physische Wahrnehmung deines Beckens einzustimmen. Erforsche, welche Empfindungen und Bewegungen sich einstellen. Achte auch auf auftauchende Bilder, Gefühle und Assoziationen.

Experimentiere mit Beckenbewegungen auf dem Boden, im Stehen und in der Bewegung durch den Raum. Bleib beim Experimentieren, wenn Bilder, Gefühle oder persönliche Einstellungen auftauchen. Laß sie zu. Laß sie in die Bewegung einfließen.

Wähl einige Bewegungen aus, die für dich besonders interessant sind, und wiederhole sie. Oder beschäftige dich intensiver mit ihnen. Entwickle einen Beckentanz. Finde eine Abschlußbewegung. Formulier dazu in ein oder zwei Sätzen die passende Aussage aus der Perspektive des Beckens.

Mal ein Beckenbild oder eine Reihe von Bildern zum Beckentanz. Du kannst eines der Bilder in der Bewegung weiter erforschen.

Notier in deinem Tagebuch deine Assoziationen zum Becken und zu Lebenssituationen, die dir dazu einfallen. Du kannst deine Aufzeichnungen in Erinnerungen an Vergangenes, Beobachtungen des gegenwärtigen Zustands und Wünsche für die Zukunft unterteilen. Dieses Schema läßt sich auch in eine dreiteilige Exploration im Tanz umsetzen.

Beispiele für die Arbeit mit dem Becken

Im folgenden zitiere ich einen Ausschnitt aus der Arbeit einer Schülerin, die diese Übung in einem Gestaltdialog bearbeitet hat. In der Bewegungsexploration fiel ihr eine Beziehung zwischen ihrem Kopf und ihrem Becken auf. Beim Malen ihrer Maske erkannte sie eine kontrollierende, männliche Teilpersönlichkeit. In ihrem Bild vom Gesicht hinter der Maske erkannte sie eine weibliche Teilpersönlichkeit, die sie mit ihrem Becken in Verbindung brachte. In der Bewegung und im schriftlichen Dialog zwischen diesen beiden Körperteilen zeigte sich ein Konflikt. Auch eine Lösung deutete sich an.

Kopf: Ich spüre ganz viel Schmerz. Ich fühle mich wacklig. Was passiert da unten?

Becken: Hallo! Ich bin froh, daß du mit mir sprichst. Dieser Schmerz war so tief in mir eingeschlossen. Ich möchte ihn loslassen. Ich brauche deine Unterstützung. Ich möchte, daß es zwischen uns ausgewogener ist. Verleugne mich nicht, Kopf! Ich möchte frei sein.

Kopf: Was kann ich tun? Ich bin ganz schön aufgeregt, was hier passiert. Wer weiß, was du tun wirst, wenn ich loslasse. Die Vorstellung, daß du das Sagen hast, gefällt mir nicht.

Becken: Komm schon! Ich möchte, daß du meinen Schmerz fühlst. Hör mir doch bitte zu. Es besteht keine Gefahr. Und hör bitte auf, mich ständig kontrollieren zu wollen.

Kopf: Mir wird heiß und kalt. Ich fühle mich ganz unsicher. Ich weiß einfach nicht.

Becken: Das verstehe ich. Das muß dir große Angst machen. Aber komm schon, vertrau mir. Ich verspreche dir, daß ich dir nichts wegnehme, was du nicht loslassen möchtest.

Kopf: Erzähl mir mehr von deinem Schmerz! Ich fühle mich ganz benommen! Ich muß es besser verstehen, bevor ich es loslassen kann.

Becken: Manchmal hasse ich es, eine Frau zu sein. Du denkst, Männer seien besser. Du versuchst so sehr, wie sie zu sein. Ich möchte die Frau sein, die ich bin, ich möchte meinen weiblichen Körper genießen.

Kopf: Ich möchte das auch. Ich möchte mich vollständig fühlen. Aber ich komme damit wirklich nicht klar. Du könntest mich ganz schön in Schwierigkeiten bringen.

Becken: Das haben wir jetzt hinter uns, das ist altes Zeug. Denk nicht mehr so viel nach! Wiege dich. Halte dich. Ich weiß, daß du Angst hast, aber ich verspreche dir, daß alles in Ordnung ist. Ich bin eine Frau. Ich bin stark und schön. Hör auf, dich vor mir zu verstecken. Hör mir zu. Entspann dich, atme, spür mich.

Kopf: Wie ist es denn, eine Frau zu sein? Was muß ich tun, damit ich als Frau aufblühen kann?

Becken: Beschäftige dich mit deiner Liebe zu schönen Dingen, mit deiner Liebe zu allem Weiblichen. Es ist jetzt an der Zeit, deine Geschichte vom harten Leben loszulassen. Du hast bewiesen, wie mutig und kompetent du bist. Du hast es ganz allein geschafft. Liebe dein Mutterdasein. Lach, sing, tanz, fließe. Sei sanft. Spiel mehr!

Kopf: Das klingt gar nicht so schlecht. Gut. Danke!

Beine und Füße

Funktionen

Beine und Füße dienen zum Stehen und zur Fortbewegung. Mit Beinen und Füßen können wir gehen, laufen, rennen, springen, uns umdrehen, hinauf- und hinabsteigen, uns zu etwas hin oder von etwas wegbewegen, unsere Richtung ändern und stehenbleiben.

Assoziationen

Mit Beinen und Füßen lassen sich folgende Themen verbinden: in die Welt hinausgehen, seinen Platz finden, weggehen und zurückkehren, aufhören und anfangen, zielgerichtet sein, verbunden sein, eine andere Richtung einschlagen, Ziele anstreben, geerdet sein und im Gleichgewicht sein. Wenn wir Beine und Füße als problematisch erleben, fühlen wir uns vielleicht unbeweglich, unfähig, für unsere Bedürfnisse einzutreten, nicht geerdet, aus dem Gleichgewicht oder auf der Suche nach Gleichgewicht oder unfähig, unserem Leben eine neue Richtung zu geben.

Themen

In Zusammenhang mit Beinen und Füßen können wir am Thema »Für etwas einstehen« arbeiten.

Übung zu Beinen und Füßen: Malen und Bewegung

Wir bereiten uns zunächst auf das Malen vor. Schließ für einige Minuten die Augen. Konzentrier dich auf deine Beine und Füße. Denk für ein paar Minuten darüber nach, welche Rolle Beine und Füße in deinem Leben gespielt haben. Welche Aktivitäten, Situationen und Bilder verbindest du mit deinen Beinen und Füßen? Wenn du mit dem Malen beginnst, laß dich von deinen Impulsen leiten. Dein Bild kann konkret oder abstrakt, einfach oder ausgefeilt sein. Laß dich davon leiten, wie sich dein inneres Bild von deinen Beinen und Füßen auf dem Papier enthüllen möchte.

Wenn das Bild fertig ist, häng es auf. Nun tritt mit dem Bild so in Beziehung, als wäre es ein Musikstück und als wäre dein Körper das Instrument, mit dem du es spielst. Tanz die Elemente des Bilds: Formen, Farben, Strukturen und Symbole. Laß dich in der Bewegung von Beinen und Füßen führen.

Nutz deine Bewegungen zur Exploration des Bilds. Wenn Gefühle, Gedanken oder Bilder in dir entstehen, laß zu, daß sie deine Bewegungen lenken.

Mal ein zweites Bild von deinen Beinen und Füßen. Indem du ein zweites Bild von derselben Körperpartie im Tanz ausdrückst, gibst du deinem neuromuskulären System die Chance, etwas Neues zu verkörpern und eine neue Stufe von Bewußtheit und Integration zu erreichen. Du verarbeitest neue Eindrücke. Das kann sich auf den gesamten Organismus auswirken – darauf, wie du deine Beine und Füße wahrnimmst und was sie in deinem Leben bedeuten.

Sieh dir deine beiden Bilder an. Gib ihnen einen Namen oder Titel. Dabei kann es sich auch um einen Satz handeln.

Beantworte in deinem Tagebuch die folgenden Fragen:

- Welche Lebensthemen sind für dich mit deinen Beinen und Füßen verbunden?
- Haben dir dein Tanz und deine Bilder etwas gezeigt, was du in deinem Leben ändern solltest?
- Was ist dein nächster Schritt?

Übung zu Beinen und Füßen: Schreiben

Schreib einen Dialog zwischen dir und deinen Beinen und Füßen.

Schreib eine Kurzbiographie deiner Beine und Füße, die in der Kindheit beginnt und in der Gegenwart endet.

Schreib deine Antworten auf die folgenden Reflexionsfragen in dein Tagebuch:

- Was hat dich in deinem Leben aus dem Gleichgewicht gebracht?
- Wie hast du dich gefühlt, wenn du im Gleichgewicht oder aus dem Gleichgewicht warst?
- Wie hast du deinen Platz in der Welt bisher wahrgenommen?
- Wofür möchtest du in deinem Leben eintreten?

Bleib dabei bei deinen persönlichen Themen. Erinner dich an Zeiten, Situationen oder Beziehungen, in denen du dich nicht in der Lage gefühlt hast, dich mitzuteilen oder für deine Belange einzutreten. Stell dir vor, du wärst jetzt in der Lage, dich darum zu kümmern. Schreib deine Gedanken dazu in dein Tagebuch.

Du kannst diese Fragen außerdem in der Bewegung explorieren, verkörpern und beantworten:

- Experimentiere damit, im Gleichgewicht zu sein und das Gleichgewicht zu verlieren.
- Experimentiere mit der Bewegung des Tretens.
- Wenn du dich in einem geschlossenen Raum befindest, nutz den gesamten Raum, um zu gehen, zu rennen, zu springen, aufzustampfen und stillzustehen. Kombinier diese Bewegungen auf unterschiedliche Weise.

- Stell dir Personen oder Situationen aus deinem Leben vor. Experimentiere damit, wie du ihnen gegenüber für etwas eintrittst.

Schreib dann in dein Tagebuch, was du dabei entdeckt hast.

Mit den Metaphern für Körperteile in der Gruppe arbeiten

Wird in der Gruppe gearbeitet, kann jede Bewegungsaktivität und jede Maleinheit allein, in Zweiergruppen, in Kleingruppen oder von der gesamten Gruppe durchgeführt werden. Wie die obigen Beispiele zeigen, kann zwischen Bewegung, Malen, Schreiben und Dialogen hin und her gewechselt werden, um mehr zu den Lebensthemen zu erfahren. Die künstlerischen Mittel ermöglichen es uns, Erfahrungen zu sammeln, ohne direkt unserem kritischen Geist ausgesetzt zu sein. Die Wechsel zwischen den Ausdrucksformen helfen uns, Zusammenhänge zwischen den Körperteilen und unseren Mustern zu erkennen.

Mit den Metaphern für Körperteile kann auch in der Gruppe gearbeitet werden. Zum Aufwärmen können die Teilnehmer ein Brainstorming durchführen.

Die Themen, die mit einem bestimmten Körperteil verbunden sind, werden für alle sichtbar notiert. Diese Themen lassen sich manchmal auch in Redensarten oder bestimmten Ausdrücken finden. Hier einige Beispiele für Beine und Füße:

- Mit beiden Beinen auf dem Boden stehen.
- Für sich einstehen.
- Auf eigenen Füßen stehen.
- Stellung beziehen.
- Nicht vor den Dingen weglaufen.
- Sich schwach in den Knien fühlen.

Nachdem alle ein Bild zum entsprechenden Körperteil gemalt haben, kann die Seminarleiterin die Gruppe paarweise aufteilen. Die Paare setzen abwechselnd das Bild des jeweiligen Gegenübers in Bewegung um. Wenn jemand anders das Bild in Bewegung umsetzt, verhilft dies beiden zu einer erweiterten Perspektive und einer freieren Bewegung.

Denn jedem Bild liegt ein Text der jeweiligen Malerin vor, in diesem Fall ihr Konzept vom jeweiligen Körperteil. Dies beeinflußt natürlich die Reaktionen auf das Bild, was sich einschränkend auf die Exploration auswirken kann.

Wenn ich bestimmte Gefühle mit dem fraglichen Körperteil verbinde oder eine vorgefaßte Meinung von meinem Bild habe, beschränkt sich meine Improvisation auf das, was ich bereits weiß. Ich werde dann wohl in meiner Bewegung Vertrautes ausdrücken, anstatt etwas Neues zu entdecken. Menschen neigen oft dazu, eine bereits vorher ausgedachte Geschichte auszudrücken – so lassen sie sich in ihrem Ausdruck einschränken und wiederholen ihre vertrauten Bewegungsmuster.

Die Person, die als Zeugin beobachtet, wie ihr Bild getanzt wird, kann möglicherweise neue Bewegungen entdecken, die ihr selbst nicht eingefallen sind und die neue Möglichkeiten oder sogar Überraschungen mit sich bringen. Teilnehmer an Seminaren haben mir oft gesagt, wie frei sie sich fühlen, wenn sie mit dem Bild einer anderen Person arbeiten – frei von der biographischen Geschichte, frei davon, etwas verstehen zu müssen, frei von starken oder sogar überwältigenden emotionalen Reaktionen und frei, um zu forschen, ohne ein bestimmtes Ergebnis zu erwarten.

Nachfolgend einige Hinweise zur Arbeit mit Bewegung und Malen in einer Gruppe.

Gruppenübung: Metaphern für Körperteile

Bitte die Teilnehmer, sich eine Partnerin zu suchen. Über die Bilder oder den jeweiligen Körperteil soll zunächst nicht gesprochen werden.

Eine Person des Paars hält ihr Bild hoch. Die andere übernimmt die aktive Rolle und erforscht das Bild auf ihre Weise in der Bewegung.

Dabei arbeiten alle Paare gleichzeitig im Raum verteilt. In der Regel sind fünf Minuten ausreichend.

Die Paare tauschen sich kurz aus. Es können folgende Fragen auftauchen:

- Womit ist die tanzende Person in Berührung gekommen?
- Wie war es, das Bild von jemand anders getanzt zu sehen?

Dann werden die Rollen getauscht. Die Sitzung wird mit einem Austausch in der Gruppe und einer Reflexionseinheit abgeschlossen.

Zusammenfassung

In diesem Kapitel haben wir den Körper auf einer konkreten und einer metaphorischen Ebene betrachtet. Wir haben die Funktionen der einzelnen Körperteile untersucht sowie die Assoziationen und Themen, die mit persönlichen und archetypischen Erfahrungen in Verbindung stehen. Das Besondere daran ist, daß dieses Bezugssystem jedem Körper genügend Spielraum läßt, seine eigene, einzigartige Geschichte zu enthüllen und zu erzählen. Wir müssen in einer suchenden Grundhaltung bleiben und uns mit Spontaneität, Verspieltheit und Mut von unserem Körper und seinen Metaphern in vertrautes und neues Gelände führen lassen.

Erinnern wir uns noch einmal an den psychokinetischen Imaginationsprozeß mit seinen drei Komponenten Bewegung, Malen und Dialog: Diese drei künstlerischen Ausdrucksmittel führen wir zusammen, um den Austausch zwischen der physischen, der emotionalen und der mentalen Ausdrucksebene zu ermöglichen und zu fördern. Wir schaffen einen kreativen Freiraum, in dem sich jede Person mit ihren Themen auseinandersetzen kann und dabei herausgefordert und inspiriert wird, das im künstlerischen Tun Erkannte auf alle Lebensbereiche anzuwenden.

Jeder Körper hat seine Lebensgeschichte gespeichert. Das gilt im wörtlichen und im übertragenen Sinn. Die Körperteile haben symbolische Bedeutungen, die uns, wie die Symbole in Gemälden oder Träumen, bei der Aufarbeitung von Themen helfen können. So können wir neue Erkenntnisse gewinnen. Bei den Begegnungen mit der metaphorischen Bedeutung der Körperteile können wir uns mit unseren Mustern auseinandersetzen und sie loslassen und verändern. Indem wir das Wechselspiel zwischen Bewegung, Malen und Dialog erforschen, gewinnen wir zugleich Erkenntnisse darüber, was Körper, Emotionen und Geist verbindet und trennt.

In unseren Explorationen können wir mit Bewegung oder Malen beginnen. Der Beginn mit Bewegung ist eine gute Möglichkeit, sich auf das Thema der Sitzung einzustimmen. Bewußter Bewegungsausdruck bringt uns ganz in den gegenwärtigen Moment. Beim Malen verleihen wir unseren inneren Bildern eine konkrete Form. Wenn wir zu Beginn und am Ende einer Sitzung ein Bild malen, können wir erkennen, was sich verändert hat und was wir noch verändern möchten.

Das Tagebuchschreiben und die Beschäftigung mit den Fragen unterstützen uns, die Bedeutung unseres metaphorischen Spiels zu erkennen. Beim kreativen Schreiben führen wir unsere physischen und emotionalen Erfahrungen sowie unsere mentalen Prozesse auf phantasievolle Weise zusammen und gewinnen eine neue Sicht der Dinge. Außerdem verankern wir dabei kathartische Erfahrungen und Erkenntnisse, die wir in der Bewegung und auf der emotionalen Ebene gemacht haben. Wir können Dialoge, Briefe, Geschichten oder Gedichte schreiben oder die Reflexionsfragen beantworten. Das Schreiben hilft uns also, unseren Erfahrungen Bedeutung zu verleihen und unsere Erkenntnisse zu konkretisieren.

Die in diesem Kapitel vorgestellte Körperlandkarte ist ein Modell, das eine bestimmte Arbeitsweise mit dem »Territorium« vorschlägt. Doch gilt unser vorrangiges Interesse dem Territorium selbst, also den Erfahrungen und Erkenntnissen, die man gewinnt, wenn man auf diese Weise mit den Körperteilen arbeitet. Dabei müssen wir uns immer wieder darauf besinnen, daß es um das gegenwärtige Erleben geht, nicht um ein bestimmtes Ergebnis.

Wir möchten offen bleiben für das Unerwartete, Unvertraute und Unbekannte. Daher rufe ich immer dazu auf, daß alle, die in der Bewegung die Körperteile explorieren, ihr eigenes Bewegungsrepertoire entdecken. Es geht darum, den in uns entstehenden Bildern und Gefühlen mit echter Neugier zu begegnen, nicht um einen Vergleich, ob sie mit der Körperlandkarte übereinstimmen. Die Reflexionsfragen zu den einzelnen Körperteilen sind ganz wichtig, um eine Brücke zwischen Kunst und Leben zu schlagen. Es gibt auf diese Fragen keine »richtige« Antwort. Sie sollen lediglich zum Nachdenken anregen. Die Schönheit der Körperlandkarte besteht also darin, daß sie immer wieder durch neue Erfahrungen, die eine Person in der Bewegung macht, ergänzt werden kann.

Wirbelsäulengedicht

Dich liebe ich, und dich fürchte ich mehr als alles andere.
Du hast nichts vergessen,
weder Trauma noch Schmerz, noch Ekstase,
noch wie sexy das alles ist.
Du hast so viel in dir festgehalten,
was ich schon ganz vergessen hatte.
Du bist ein so gutes Versteck, mit so vielen Ecken und Winkeln,
in denen ich wertvolle Dinge aufbewahren kann – oder verstecken.
Aufbewahren, verstecken – das scheint jetzt alles gleich zu sein.
Michael halte ich hier versteckt – Michael, du hast mich immer so elektrisiert,
ich spüre so viel Schmerz, Wut und Sehnsucht, wenn ich an dich denke.
Und irgendwo habe ich Angst,
dich zu verlieren, wenn ich diesen Schmerz loslasse...
Die Erinnerung an dich, meinen besten Freund, an all das Unerledigte zwischen uns, das ich so gern erledigen möchte.
Das ich jetzt erledige.
An derselben gruseligen Stelle in meinem Kopf sitzen noch andere Ängste.
Da hängen Schleier, die verbergen, wer ich bin, vor mir selbst und der Welt.
So viele beschissene Schleier. Ich kann mich gar nicht erinnern, sie aufgehängt zu haben.
Hauchdünne Schleier, die verbergen, daß ich meine Stimme verloren habe,
aus Furcht, die Wahrheit zu sagen, aus Furcht, mir darüber klarzuwerden, was ich sagen möchte,
aus Furcht, es auszudrücken und auszusprechen.
DIE STIMME, DIE IN DIE WELT SCHREIT, WIE GROSSARTIG ICH BIN.
So ist es doch. Was ich zu sagen habe, ist einfach großartig,
auch wenn ich es nicht gut ausdrücke.
Was mich so schmerzt, ist der blockierte Redefluß,

der mein forschendes Denken stoppt,
der sich der Vorgabe beugt,
daß man gesehen werden, aber nicht gehört werden darf.
Der Himmel möge verhindern, daß ich mich dem widersetze
und so den Vater, die Mutter enttäusche,
von denen ich mir doch Respekt wünsche.
Nicht bedingungslosen Respekt,
sondern Respekt, den ich ihnen durch meine Worte eingeflößt habe.
Ich zerre an den Schleiern, möchte sie von mir werfen wie Schlangenhäute.
Haut unter Haut unter Haut kommt zum Vorschein.
Entfaltung. Ich dehne mich aus in das, was ich bin.
WER BIN ICH?
Ich tauche ein, tief ein, in all die Fraktale,
spüre, wie sie sich öffnen,
fühle mich verbunden und allein zugleich, in Millionen von Augenblicken,
die so von Licht und Freude erfüllt sind, daß mir die Worte fehlen.
Die Freude fließt, schwerelos, in sanften Farben, strömt in tiefe Seen.
All dies ist in mir, ich bin ein Teil der Schöpfung,
und dies ist eine Gabe an mich.

Cameron Kincaid Richardson
(2001 in der Ausbildung am Tamalpa Institute)

KAPITEL 11
Kunstvoll leben mit dem verletzten Selbst

Ich sprach zu meiner Seele, sei still und laß über dich
kommen das Dunkel,
Das Gottes Dunkel sein wird. So wie auf der Bühne,
Wenn man die Lichter löscht, um die Szene zu
wechseln
Mit hohlem Gedröhn der Kulissen, wo Dunkles vor
Dunkel sich schiebt
[...]
Warte ohne zu denken, denn zum Denken bist du
nicht reif,
Dann wird das Dunkel das Licht sein und die Stille der
Tanz.
T. S. Eliot[1]

Wir alle leben auf die eine oder andere Weise mit den Folgen einer Kindheit, die nicht perfekt war. Manche haben Mißbrauch und Traumata erlitten, andere leiden unter den Versäumnissen von Eltern, die nicht in der Lage waren, uns so aufwachsen zu lassen und zu spiegeln, wie wir es gebraucht hätten. Alice Miller benennt in ihrem Buch *Das Drama des begabten Kindes und die Suche nach dem wahren Selbst* (1979) die fünf grundlegenden Bedürfnisse des Kindes: Achtung, Spiegelung, Echo, Verstandenwerden und Anteilnahme. Sie legt dar, daß Eltern oft nicht in der Lage sind, auf diese grundlegenden Bedürfnisse einzugehen, und statt dessen das Kind als Objekt sehen, auf das sie ihre eigenen unerfüllten Bedürfnisse projizieren.

Wenn das Kind sich an die Bedürfnisse der Eltern anpaßt, entsteht das, was der Psychiater Donald Winnicott als das falsche Selbst bezeichnet. Viele fühlten sich in dem, was sie wirklich sind, nicht gesehen, nämlich ein von den Erwartungen der Eltern unabhängiges Wesen. Damit wir die für unsere Individuation unerläßliche Trennung von den Eltern vollziehen können, müssen wir bedingungslose Nähe und Zuwendung erfahren haben, denn erst der liebevolle Blick seiner Bezugspersonen macht es dem Kind möglich, sich selbst zu erfahren und eine tragfähige Beziehung zu seiner Umwelt aufzubauen.

Einen guten Teil unseres Lebens suchen wir nach Wegen, den Auswirkungen unbefriedigter Bedürfnisse und verinnerlichter Gebote etwas entgegenzusetzen. Nach Winnicott gerät das wahre oder authentische Selbst in einen Zustand der Nichtkommunikation, um sich vor den Gefühlen des Verlusts und der Zurückweisung zu schützen. Nur wenn der Selbstanteil, der die verborgenen Erinnerungen und Kindheitsgefühle enthält, befreit wird, kann das Selbst wieder damit beginnen, sich auszudrücken, zu wachsen und seine Kreativität zu entwickeln. Daher ist es von entscheidender Bedeutung, daß wir uns als Erwachsene mit allen wesentlichen Teilen von uns, deren Entwicklung in der Kindheit unterbrochen wurde, auseinandersetzen und sie wieder integrieren.

Dem Schatten begegnen

Nach Jung ist der Schatten der innere Anteil, der alle unterdrückten schmerzhaften Erinnerungen aus unserer Kindheit enthält. Der persönliche Schatten, von dem kein Mensch völlig frei ist, enthält unsere »unerlaubten« Eigenschaften und Gefühle: negative Emotionen und problematische Seiten, zum Beispiel anarchische oder chaotische Anteile, also alle Aspekte einer Person, die nicht zur sorgfältig errichteten Fassade des Ego passen. Doch nicht nur das Unerlaubte wird unterdrückt. Unsere nichtentwickelten Talente und Potentiale sowie die Fähigkeit, sich mit den wahren Gefühlen und Erfahrungen zu verbinden und sie mit anderen zu teilen, fristen ebenso ein Schattendasein.

Das dunkle, verborgene Reich des Schattens ist meist nicht direkt zugänglich. Aber der Schatten wirkt in unser Leben hinein. Er kann sich in Krankheiten, Konflikten mit anderen und persönlichen Schwierigkeiten äußern. Wenn wir bereit sind, uns selbst zu erkennen – wie es uns schon das Orakel von Delphi geraten hat –, können uns die abgelehnten und verletzten Selbstanteile zu den verborgenen Schätzen unseres wahren Selbst führen.

Als Erwachsene bemühen sich viele, die abgespaltenen Selbstanteile zu reintegrieren, aus denen unser Schatten besteht. Der Schatten wirkt sich auf unsere Beziehungen und unsere wichtigen Entscheidungen aus. Er läßt sich zurückverfolgen bis zu unserer Herkunftsfamilie, zu den Orten, an denen wir gelebt haben, und zu unseren Anpassungsmechanismen und Bewältigungsstrategien. Die abgespaltenen Selbstanteile durchziehen unsere Lebensgeschichte wie ein roter Faden. Sie bewirken, daß sich bestimmte Situationen beständig wiederholen.

Wir begegnen immer wieder denselben Herausforderungen, Schwachstellen und Mustern. Wir reagieren oft starr und unflexibel. Das vermindert unsere Fähigkeit, reife Entscheidungen zu treffen und kreativ zu leben. Unsere Muster können uns jedoch auch zu Selbsterkenntnis, Einsicht und Veränderung führen. Wenn wir schöpferisch und achtsam an unseren Verletzungen arbeiten, kann dies letztendlich eine innere Transformation bewirken und uns tiefere Beziehungen zu anderen Menschen ermöglichen.

Wenn wir mit dem Körper und mit Bewegung arbeiten, zeigen sich die Themen unserer verletzten Selbstanteile. Wenn sich Menschen für ihren Körper öffnen, kommen tiefsitzende Verletzungen und verdrängte Erinnerungen an die Oberfläche. Wenn wir mit den Körperteilen als Metaphern für verschiedene Aspekte unseres Lebens arbeiten, treffen wir auf sehr spannende Geschichten, von denen manche noch nie erzählt und noch nie vollständig erkannt wurden. Winnicott ist der Meinung, daß sich Kinder und Erwachsene im kreativen Spiel selbst entdecken und dadurch heilen können. Im Spiel können die tiefsten Gefühle, Vorstellungen und Bedeutungen auf der konkreten und der symbolischen Ebene erforscht werden. In der Kunst schaffen wir einen Spielraum, in dem abgespaltene Selbstanteile wieder integriert werden können.

Dabei spielt die Therapeutin oder Lehrerin eine wichtige Rolle, indem sie als partnerschaftliche Zeugin die Klientin ermutigt, ihre inneren Erfahrungen kreativ auszudrücken. Für diesen Heilungsprozeß ist die Begleiterin von entscheidender Bedeutung: Sie hat an unserer Erfahrung teil, indem sie zusieht, zuhört und unsere Erfahrung bestätigt. Die Identifikation mit einer erwachsenen Instanz – die in der Therapeutin, der Lehrerin oder in einem Selbstanteil gesehen werden kann –, die sich außerhalb der verletzenden Situation befindet, eröffnet einem neue Reaktionsmöglichkeiten. Die kreative erwachsene Person spielt gegenüber ihrem kindlichen Selbstanteil die Rolle eines Elternteils, der »gut genug« und somit in der Lage ist, für den Selbstausdruck des kindlichen Selbstanteils einen sicheren Rahmen zu geben.

Der verletzte Selbstanteil hat sich in der Vergangenheit meist verborgen gehalten und in der Defensive gelebt. Dabei wurden sein Körper und seine Gefühle in einem festen Panzer eingeschlossen und gelähmt. Ellen Levine leitet aus ihrer klinischen Arbeit mit Kindern ab, daß Menschen im künstlerischen Ausdruck mit Hilfe ihrer Vorstellungskraft ihre Erfahrungen – in unserem Kontext ihre verletzenden Erfahrungen – aktiv transformieren können[2].

Wenn diese Transformation gelingt, können sich gespeicherte destruktive Eindrücke auflösen, so daß wir freien Zugang zu allen kreativen Impulsen gewinnen und uns für neue Lebensentwürfe und -wege öffnen können. Unsere Energie, die in negativen Emotionen und Ereignissen gefangen war, kann ehrlich und konstruktiv ausgedrückt werden. Wenn wir als Erwachsene das Verlorene betrauern und bewußt an der Gestaltung unserer Gegenwart arbeiten, können wir mit unserem Schatten in eine lebendige und gesunde Beziehung treten. Energie, die wir zuvor eingesetzt haben, um unser falsches Selbst aufrechtzuerhalten, wird für die nötigen weiteren Begegnungen mit unseren verletzten Selbstanteilen frei.

Unser seelisches Leiden und unsere Imagination können in einen lebenswichtigen Dialog miteinander treten. Nach James Hillman drücken sich in jeder leidvollen Erfahrung unsere Psyche und unsere Seele aus: Leiden führt uns zu unserem Mythos, der uns zeigt, was sich hinter den Symptomen einer bestimmten Störung verbirgt. Bei der Wandlung dieser Störung in einen Mythos erleben wir einen Prozeß kreativer Imagination, in dem sich Metapher und Bedeutung zu einem neuen Muster verflechten. Wenn wir unser Leiden in kreativen Symbolen ausdrücken, können wir erkennen, welchen Mythos wir leben, unsere persönlichen Blockaden und zwanghaften Neigungen hinter uns lassen und neue Bedeutungen und Möglichkeiten für unser Leben formulieren. Im Ausdruck unseres Leidens in Tanz, Bild und Poesie geben wir ihm eine Form, die es uns leichter macht, es anzunehmen. Dann können wir weitergehen und unsere Verletzungen integrieren oder auf eine neue Weise damit leben.

Abraham Maslow ging in seiner Arbeit über Kindheitserfahrungen hinaus und beschäftigte sich mit einer Qualität, die er als volle Menschlichkeit bezeichnete. Er definierte bestimmte Stufen der Selbstentwicklung, die seiner Ansicht nach zur Freisetzung der wahren menschlichen Fähigkeiten oder des wahren inneren Wesens erforderlich sind. Neurosen waren für ihn eine Art Mangelerscheinung, ganz ähnlich wie Mangelerscheinungen auf der rein physischen Ebene. So, wie ein Mangel an Vitamin B oder C zu einer Krankheit führt, kommt es zu einer psychischen Krankheit oder Neurose, wenn die grundlegenden Bedürfnisse der Psyche nicht erfüllt werden.

Diese grundlegenden Bedürfnisse beschrieb Maslow in seinem Motivationsmodell als Leben, Schutz und Sicherheit, Zugehörigkeit und Zuneigung, Wertschätzung und Selbstachtung sowie Selbstverwirklichung. In diesem Modell stellen die Stufen eine fortschreitende Entwicklung von Überlebensbedürfnissen zu Selbstverwirklichungsbedürfnissen dar, wobei immer erst die Bedürfnisse der unteren Stufen ausreichend erfüllt sein müssen, bevor die Bedürfnisse der oberen Stufen auftauchen können.

Wir neigen dazu, unser Leben an unseren Verletzungen auszurichten, sei es durch einen Schutzpanzer oder durch Kompensationsverhalten. Dies beeinträchtigt uns in unserer Entwicklung durch die einzelnen Stufen. Im Leben werden unsere unerfüllten und unausgedrückten Bedürfnisse durch Umwelt, Begegnungen oder Ereignisse immer wieder angesprochen oder geweckt. Dies hat einen tiefgreifenden Einfluß auf unsere Wahrnehmung, unsere Beziehungen sowie unseren körperlichen und emotionalen Ausdruck.

Unsere verletzten und abgespaltenen Selbstanteile sind mit festen Glaubenssätzen, Ängsten, Abhängigkeiten, negativen Emotionen, Verhaltensweisen und Bewegungsmustern verbunden. Die Abspaltung dieser Selbstanteile führt dazu, daß wir Störungen introjizieren, wodurch unser Selbstbild beeinträchtigt wird, oder daß wir widersprüchliche und negative Gefühle auf andere Menschen oder Situationen projizieren. Dabei besteht das Risiko, daß wir dauerhaft Opfer unserer im Inneren zurückgehaltenen Traumata werden und uns im Leben und anderen Menschen gegenüber als Opfer fühlen. Die verletzten Selbstanteile, um die wir uns nicht kümmern, bestimmen unser Leben. So ist es nicht verwunderlich, daß die meisten Menschen auf einer extrovertierten, geschäftigen, betriebsamen Bewußtseinsebene bleiben, denn die meisten versuchen, den dunklen Schatten der Vergangenheit zu vermeiden, der einen dennoch in jedem wachen Moment verfolgt.

Wenn wir den Weg der Individuation gehen und uns aus den Konditionierungen der Vergangenheit befreien wollen, müssen wir diesen Schatten erkennen. Wenn wir bewußt mit verletzenden Erfahrungen arbeiten, können wir uns mit lange festgehaltenen Ängsten auseinandersetzen, Entwicklungsblockaden auflösen und Heilung erfahren. Dabei werden wertvolle schöpferische Kräfte unserer Psyche wieder für uns zugänglich, die zuvor abgeschnitten oder fehlgeleitet waren.

Indem wir unseren Körper und unsere Imagination den Mythos der Zerbrochenheit durchleben lassen, schaffen wir uns einen Zugang zu unserem Schatten. Es braucht seitens der Klientin und der Therapeutin enormen Mut und besondere Einsatzbereitschaft, um diesen äußerst verletzlichen Selbstanteil zu erforschen. Wenn eine Person mit den Ursachen ihres Leids arbeitet, muß sie von der Therapeutin aus ganzem Herzen und auf jeder Ebene bestärkt und respektiert werden, damit das wiederhergestellte Selbst mit Autonomie, Verantwortungsfähigkeit, Sicherheit, Stärke und Entschlossenheit ausgestattet werden kann.

Dabei ist es unerläßlich, daß sich die Klientin selbst dafür entscheidet, ihr verletztes Selbst zu erforschen. Nur dann trägt alles, was ihr auf ihrer Reise durch unbekanntes Territorium und unbekannte Bilder- und Gefühlswelten begegnet, zu ihrer Individuation bei. Und dann kann sie auch die Opferrolle und die Abhängigkeit von äußeren Autoritätsfiguren hinter sich lassen.

Der Mythos von der Verletzung entwickelt sich zu einer eigenständigen Geschichte. Wie bei einem Kunstwerk kann man mit dem Mythos in Kontakt treten, mit ihm kreativ interagieren und über ihn nachdenken. Das Wiederholen und das erneute Durchleben der Geschichte werden dann zu einem Bestandteil der ästhetischen Erfahrung einer Person, die in der Bewegung, beim Malen und im kreativen Schreiben ihren Körper, ihre Imagination und ihre Gefühle an innere Orte der Hilflosigkeit führt. In der Verkörperung des Mythos bringen wir unsere isolierten Selbstanteile wieder in Beziehung zueinander. Die ehemaligen Bruchstellen bleiben dabei erkennbar – und müssen es auch bleiben. Wir können unsere Lebensgeschichte nicht auslöschen. Doch können wir diese Bruchstellen als Erinnerung an unsere Kämpfe auf dem Weg zu einem authentischeren Selbst würdigen. Diese Kämpfe verbinden uns mit den Leidensgeschichten der Menschheit, einer universellen Menschlichkeit und einer gemeinsamen Seele.

Unsere Kunstwerke dienen uns als Artefakte, die uns an frühere Verletzungen, an unseren Mythos und an unseren Heilungsweg erinnern.

Auf unserer Reise zu den verletzten Selbstanteilen tauchen wir in die dunklen Tiefen des Unbewußten ein. Die Kräfte des Unbewußten nehmen oft destruktive, blockierende Formen an. Wenn wir uns diese Kräfte bewußtmachen, können sie wieder ihre eigentlichen dynamisch-kreativen, motivierenden, lebensbejahenden Eigenschaften annehmen und unsere Verletzungen heilen. Wir müssen uns also zunächst ins dunkle Reich des Schattens begeben, bevor wir wieder ins Licht zurückkehren können.

Dieser Weg in die Dunkelheit, auf dem wir unserem wahren Selbst begegnen, ist in uralten Mythen zu finden. Ein Beispiel dafür ist die Geschichte von Jona aus der Bibel. Jona wollte vor seiner Verantwortung, vor seiner Berufung, weglaufen. Er ging an Bord eines Schiffs. Das Schiff geriet in einen Sturm, er ließ sich über Bord werfen und wurde von einem Wal geschluckt. Im Bauch des Wals dachte Jona über sein Leben nach und konfrontierte sich mit seinen Versäumnissen. Nachdem der Wal ihn wieder ausgespuckt hatte, stellte sich Jona seiner Verantwortung.

Wie Jona sind auch wir oft nicht bereit, uns unseren Ängsten zu stellen und zuzugeben, daß wir vor Herausforderungen und Veränderungen zurückschrecken. Dann brauchen wir Zeiten des Rückzugs, damit sich das Selbst entfalten kann – wie bei Jona, als er im Bauch des Wals war. Damit wir tatsächlich Licht ins Dunkel bringen und verändert in unser Leben zurückkehren können, brauchen wir Unterstützung, die uns hilft, mit unserer ureigenen Kreativität und Weisheit in Kontakt zu kommen.

An der Verletzung arbeiten. Ein Stück in acht Akten

Im *Timaios* stellt Platon die ganze Welt als kosmisches Schauspiel dar. Die nun folgenden Arbeitseinheiten möchte ich in diesem Sinn ebenfalls als eine Art Schauspiel darstellen, in dem sich die Tiefen des menschlichen Leids und die Höhen menschlicher Freude zwischen Tragödie und Komödie zeigen und das uns Wahrheiten über den Menschen enthüllen. Ich beschreibe diese Arbeitseinheiten als Ritual oder Spiel in der Gruppe. Wie beispielsweise Winnicott gesagt hat, können sich Menschen im Spiel entfalten und selbst entdecken. Paolo Knill weist darauf hin, daß Situationen, in denen für einzelne oder die Gemeinschaft Verändungen anstehen, überlicherweise einen zeitlich und räumlich begrenzten rituellen Rahmen erhalten[3]. In dieser Arbeitseinheit schaffen wir durch ein Ritual eine schützende, einfühlsame Umgebung, in der sich das authentische Selbst zeigen kann.

Das Schauspiel, das ich hier vorstelle, besteht aus acht Akten. Es wird in der Gruppe durchgeführt. Jede Person entwickelt eine Figur, die ihr einen Zugang zu ihrem verletzten Selbstanteil und dessen Geschichte gibt. Wir widmen uns jedem Akt ein oder zwei Tage lang. Bei diesem Gruppenritual schaffen wir einen heiligen Ort, an dem wir symbolische Akte der Läuterung begehen. Dieser Ort ist wie das Temenos im alten Griechenland: ein magischer, heiliger abgetrennter Ritualplatz.

Das Ritual soll uns helfen:

1. die verletzten Selbstanteile und die damit verbundenen Verstrikkungen, negativen Emotionen und konditionierten Reaktionen zu erkennen, um uns von ihrem schwächenden Einfluß auf unser Leben zu befreien;
2. uns mit vergangenen Ereignissen auseinanderzusetzen, die uns negativ beeinflußt haben und sich immer noch auf unser Leben auswirken – unser erwachsener Selbstanteil wird darin bestärkt, neue Ideen beizusteuern und dadurch alte Konflikte zu lösen, zwischen alten und aktuellen Konflikten Parallelen herzustellen und das daraus Gelernte anzuwenden;
3. die wertvollen Eigenschaften dieses Selbstanteils zu entdecken und dadurch zu lernen, uns auf gesunde Weise auszudrücken;
4. eine Vision zu schaffen und symbolisch einen Akt der Heilung zu vollziehen, in dem wir die Vergangenheit anerkennen, ein positives Ergebnis in der Gegenwart erreichen und ein Modell für eine gesunde Entwicklung in der Zukunft entwerfen;
5. einen Ort zu erschaffen, an dem die Gruppe gemeinsam spielen und jede Person das Thema mit den anderen erforschen kann – dieser Ort unterstützt einen darin, die Isolation zu verlassen und in Beziehung zu anderen und zur Welt zu treten.

Wer immer dieses Ritual anleitet, muß entsprechend geschult und erfahren sein. Im allgemeinen empfiehlt es sich, einer traumatisierten Person ein Gefühl der Sicherheit zurückzugeben, indem man ihr hilft, sich mit ihrem Körper zu verbinden. Außerdem ist es sinnvoll, im Hier und Jetzt eine positive Einstellung zum Leben zu fördern, anstatt sich nur auf die traumatisierenden Erfahrung zu konzentrieren.

Die acht Akte unseres Schauspiels entsprechen folgenden Phasen:

- Schaffen des Kreises, Einrichten der Bühne
- Einladung des verletzten Selbstanteils
- Entwicklung des Themas
- »Kostüm« der Figur
- Kontemplation
- Ritual
- Vision
- Abschluß

Im Lauf des Rituals erforschen wir das Wesen des verletzten Selbstanteils auf den drei Awareness-Response-Ebenen (der physischen, der emotionalen und der mentalen Ebene). Die Struktur jedes Akts entspricht dem Fünf-Phasen-Prozeß (Identifikation, Konfrontation, Loslassen, Veränderung und Wachstum). Außerdem kann das gesamte Stück als ein Durchlaufen des Fünf-Phasen-Prozesses betrachtet werden. Dabei mobilisiert jeder Akt die Energie für die Exploration der jeweils anstehenden Phase. In den ersten beiden Akten schaffen wir eine Gruppenidentität und beginnen mit der Beschreibung des verletzten Selbstanteils. Im dritten und vierten Akt konzentrieren wir uns auf die Konfrontation mit dem Schatten. Im fünften und sechsten Akt stehen Loslassen und Veränderung im Vordergrund. In den letzten beiden Akten beschäftigen wir uns vor allem mit Bildern, die den Prozeß von Wachstum und Veränderung stärken und stabilisieren.

Während des ganzen Stücks setzen wir die Elemente Wiederholung, Entwicklung und fließender Wechsel in unserer Arbeit mit Bewegung, Bildern und Reflexionsfragen ein. Durch Wiederholung schulen wir Klarheit und Bewußtheit, so daß wir unseren Schatten und seine stereotypen Reaktionen erkennen können. Das Element Entwicklung gibt uns die Möglichkeit, Muster des Sichzusammenziehens zu erkennen und zu durchbrechen. Diese liegen wie ein Schutzpanzer um unsere projizierten negativen Selbstaspekte und abgespaltenen Selbstanteile. Beim fließenden Wechsel bestärken wir unseren erwachsenen Selbstanteil darin, gesunde Entscheidungen zu treffen, die unserer wahren Erfahrung im gegenwärtigen Moment entsprechen.

Akt I: Einrichten der Bühne

Wir richten unsere Bühne ein und bilden den Kreis, der der symbolische Rahmen für die Gruppe sein wird.

Die Seminarleiterin stellt sich vor und gibt einen Überblick über die geplante Arbeit, damit alle wissen, was sie erwartet. Zur Einführung kann auch ein Gedicht, ein Zitat oder eine lehrreiche Geschichte gehören. So wird die Eröffnung des Schauspiels ritualisiert. Wir kennzeichnen die Grenzen unseres Raums mit Gegenständen, wie Kerzen, Stoffen, Objekten aus der Natur oder Kunstmaterialien.

Die Seminarleiterin erklärt die Regeln des Rituals. Dazu gehört, daß alles, was in der Gruppe geschieht, vertraulich behandelt wird, so daß sich alle sicher fühlen können.

Der erste Tag dient dazu, ein Gemeinschaftsgefühl zu entwickeln. Bewegungsaktivitäten dienen uns zum Aufwärmen, sind außerdem anregend, interessant und machen Spaß. Bevor die Gruppe mit dem zu bearbeitenden Thema konfrontiert wird, ist als Basis für die gemeinsame Erfahrung eine Atmosphäre der Wärme, des Vertrauens und der Sicherheit zu herzustellen.

Bei den Bewegungen arbeiten wir paarweise, in kleinen Gruppen und als ganze Gruppe. So bilden sich vertrauensvolle Beziehungen, und wir schaffen einen Raum für nonverbale Kommunikation. Wir setzen unterschiedliche Musik als Begleitung ein, um spontane Explorationen und Improvisationen zu fördern. Zunächst sollen die Teilnehmer einander kennenlernen, ohne daß persönliche Geschichten angesprochen werden. Ein Teil des ersten Tags ist der Improvisation und dem Spiel gewidmet. So können Ängste und vorgefaßte Erwartungen an das Ritual zerstreut werden.

Die Aufwärmbewegungen an diesem Tag dienen mehreren Zwekken. Die Teilnehmer sollen sich miteinander und im Raum wohl fühlen, sich mit dem Stil der Seminarleiterin vertraut machen und sich an nonverbale Formen der Kommunikation gewöhnen. Die ersten Bewegungen können folgendermaßen aussehen:

Das Namensspiel

Jede Person stellt sich mit ihrem Namen vor und macht dabei eine Geste oder Bewegung. Dann wiederholt die Gruppe gemeinsam den Namen und die Bewegung. Dies kann mehrmals wiederholt werden, bis sich alle die Namen und Bewegungen merken können.

Namensgesten in der Bewegung weiterentwickeln

Jede Person hat nun einige Minuten Zeit, außerhalb des Kreises für sich selbst die Namensbewegung zu wiederholen und weiterzuentwickeln. Auf Anweisung der Seminarleiterin beginnt jede Person, mit ihren weiterentwickelten Bewegungen mit jemand anderem Kontakt aufzunehmen und zu zweit zu tanzen. Die Seminarleiterin kündigt jeweils an, wenn es Zeit ist, zur nächsten Tanzpartnerin zu wechseln. Während die Teilnehmer mit den Bewegungen wechselnder Personen in Kontakt kommen, kann die Seminarleiterin dazu auffordern, die Elemente Wiederholung, Entwicklung und fließender Wechsel einzusetzen, um entweder die ursprüngliche Geste zu wiederholen, die Geste zu einem Tanz zu entwickeln oder die Möglichkeit zu Wechsel und Veränderung zu betonen.

Aufwärmübung für den »inneren Raum«

Die Seminarleiterin fordert die Teilnehmer auf, die Augen zu schließen. In der Bewegung mit geschlossenen Augen achten alle auf ihre Gefühle und das Geräusch des Atems, während sie langsam ein Körperteil nach dem anderen aktivieren und in der Bewegung auf die auftauchenden Empfindungen, Gefühle oder inneren Bilder reagieren. Dabei stimmen sie sich innerlich auf die drei Ebenen (physisch, emotional, mental) ein und können ihre innere Landschaft erforschen.

Aufwärmübung für den »äußeren Raum«

Die Teilnehmer öffnen wieder die Augen. Nun erhalten sie die Aufgabe, sich durch den Raum zu bewegen und sich dabei von jeweils einem bestimmten Körperteil, den die Seminarleiterin nennt, führen zu lassen. Nachdem die Teilnehmer damit allein experimentiert haben, fordert die Seminarleiterin sie auf, sich paarweise zu bewegen. Immer wenn ein neuer Körperteil genannt wird, sucht sich jede Person eine neue Partnerin. Bei der Konzentration auf jeweils einen Körperteil vergrößert sich der Bewegungsumfang, und die bildlichen Vorstellungen dazu erweitern sich. Die Vorgabe, mit Hilfe eines bestimmten Körperteils mit anderen Kontakt aufzunehmen, kann die Kontaktaufnahme erleichtern, da sich die Teilnehmer keine Gedanken mehr über das Wie machen müssen. Diese nach außen gerichtete Aktivität hilft den Teilnehmern, bei der Exploration der einzelnen Körperteile und ihres Bewegungsspektrums mit dem Raum und den anderen Personen vertraut zu werden.

Nach den Aufwärmübungen kommt die Gruppe wieder im Kreis zusammen. Jede Person teilt der Gruppe etwas über sich mit und berichtet kurz, warum sie da ist. Nun kann die Seminarleiterin der Gruppe zur besseren Übersicht einige weitere Informationen über die Arbeit geben. Möglicherweise tauchen Fragen oder Anliegen auf, zu denen die Seminarleiterin Stellung nehmen kann oder die die Gruppe diskutieren möchte. Die Gruppe trägt dann in einem Brainstorming zusammen, welchen Werten oder welcher Ethik sie sich verpflichten möchte, um eine gute Lernatmosphäre zu schaffen. Die Seminarleiterin notiert die Vereinbarung auf einem Flipchart.

Das Zusammenkommen im Kreis trägt zur Gemeinschaftsbildung bei. Der Kreis ist ein schützender Raum für die nun folgende sehr persönliche Arbeit. Der Kreis bildet sich immer wieder neu. Er löst sich auf, wenn allein oder zu zweit gearbeitet wird; danach formt sich der Kreis erneut, damit ein Austausch in der Gruppe stattfinden kann. Das wirkungsvolle Ritual des Kreisbildens und -auflösens beim Wechsel zwischen Soli, Zweiergruppen und Gruppenarbeit durchzieht die acht Akte. Es unterstützt die Heilung des verletzten Selbst.

Diese Gruppendynamik dient der Verinnerlichung der Phasen, die jede Person in der Gruppe durchläuft. Dabei ist zu beachten, daß die Gruppe und der Kreis in den Teilnehmern positive und negative Projektionen hervorrufen können, da sie hierdurch möglicherweise an Erfahrungen mit der Familie, etwa mit Eltern, Geschwistern oder Partnern, erinnert werden. Der Kreis der Gruppe ist ein starkes Element in unserem Schauspiel. Er gibt den Teilnehmern die Möglichkeit, sich auf altbekannte Weise, zum Beispiel wie in der Familie, oder auf ganz neue Weise auszudrücken. Für manche wird der Kreis der Gruppe zu der Familie, die sie nie hatten.

Zum Abschluß des ersten Akts werden alle aufgefordert, im Kreis mit Worten und einer Geste ihre Arbeit einer Sache oder einer Person in ihrem Leben zu widmen.

Akt II: Einladung

Die Seminarleiterin führt die Teilnehmer durch eine Meditation, in der das verletzte Selbst eingeladen wird, sich zu zeigen. Diese geführte Meditation soll den Teilnehmern helfen, eine bildliche Vorstellung von ihrem verletzten Selbstanteil zu entwickeln, die ihnen dann als Inspiration für ein Bild und die Entwicklung einer Figur dienen soll.

Geführte Meditation: Entwickeln eines Bilds vom verletzten Selbst

Die Seminarleiterin sagt:

Finde einen Ort, an dem du bequem aufrecht sitzen und dich anlehnen kannst. Halt deine Schreibunterlage, deinen Stift, deinen Zeichenblock und deine Wachsmalkreiden griffbereit. Schließ die Augen. Richte die Aufmerksamkeit auf deinen Atem. Atme durch die Nase ein und durch den Mund aus. Spüre deinen Atem, wenn die Luft beim Ein- und Ausatmen durch Nase und Rachen streicht. Atme tief ein und aus, so daß sich dein Brustkorb ausdehnen und wieder lösen kann. Entspann die Bauchmuskeln.

Stell dir deinen Atem wie einen Aufzug vor, der dich an einen sehr tiefen, dunklen Ort mitten in deinem Inneren bringen kann. Stell dir vor, daß du an diesem zentralen Ort in deinem Inneren ankommst. Wie sieht es dort aus, und wie fühlt es sich an, dort zu sein? Achte auf alle Bilder, die auftauchen. Wie fühlst du dich? Was tust du? Was siehst du?

Ruf sanft nach deinem verletzten Selbstanteil. Bitte ihn, zu dir zu kommen. Bleib offen für alles, was auftaucht. Akzeptiere alle Bilder und Gefühle. Versuch nicht, sie zu verstehen. Stell dir vor, daß du in den Körper des verletzten Selbstanteils hineinatmest. Bleib bei dieser Erfahrung so lange, wie du möchtest.

Stell dir nun vor, daß du zu dem Teil von dir zurückkehrst, der an diesen Ort gereist ist. Sieh dich selbst und den verletzten Selbstanteil als voneinander getrennt. Stell dir vor, daß die beiden Anteile miteinander in Kontakt treten und eine Beziehung eingehen. Sie können sich miteinander bewegen oder miteinander sprechen. Sie können zusammen einen Ort in deiner Phantasie erforschen. Beobachte die beiden genau. Hör ihnen gut zu.

Nun wird es Zeit, diesen Ort zu verlassen. Nimm dir einige Augenblicke Zeit, um dich darauf vorzubereiten. Wenn du bereit bist, steig wieder in den Aufzug. Während du im Aufzug nach oben fährst, ruf mit Worten oder Gesten nach dem verletzten Selbstanteil und bitte ihn, dich zu begleiten. Du kannst dir vorstellen, daß du die verletzte Teilpersönlichkeit an der Hand nimmst oder sogar trägst, während du zurückkehrst. Konzentrier dich auf deinen Atem, bis du wieder oben angekommen bist. Bleib noch eine Weile mit geschlossenen Augen sitzen. Mach eine Geste oder Bewegung, die ausdrückt, was dich in diesem Moment am meisten bewegt.

In den nächsten Minuten öffnest du wieder die Augen. Mal nun ein Bild. Bezieh sowohl die inneren Bilder ein, die in der geführten Meditation aufgetaucht sind, als auch die neuen inneren Bilder, die beim Malen auftauchen.

In das Bild eintauchen und es verkörpern

Die Seminarleiterin fordert die Teilnehmer auf, die Elemente des Bilds – Farbe, Form, Struktur, Symbole, Körperteile, Haltungen – zu nutzen, um in das Bild »einzutauchen«. Indem die Teilnehmer die Eigenschaften der verschiedenen Elemente in Bewegung umsetzen, versenken sie sich in das Bild, ohne es zu interpretieren oder zu versuchen, eine vorgefertigte Geschichte wiederzugeben. Die Seminarleiterin benennt jeweils ein Element. Sie sagt zum Beispiel: »Wähl eine Farbe aus. Beweg dich, als wärst du diese Farbe oder mit der Eigenschaft, die diese Farbe für dich hat. Wähl dann eine zweite Farbe [oder ein Symbol, eine Form, eine Körperhaltung etc.].«

Dann fordert die Seminarleiterin die Teilnehmer auf, eine kurze Geschichte, ein Gedicht oder einen Dialog zwischen sich und dem Bild oder zwischen einzelnen Elementen des Bilds zu schreiben. Anschließend tauschen sich die Teilnehmer in Zweiergruppen über die Erfahrungen bei der geführten Meditation aus, sehen sich gemeinsam die Bilder an und lesen sich gegenseitig vor, was sie geschrieben haben.

Dieser Austausch kann auch in Dreiergruppen stattfinden. Aufgrund der Art des Themas ist es wichtig, daß jede Person genügend Zeit erhält, sich ausführlich mitzuteilen und bei ihren eigenen Reaktionen zu bleiben. Dies ist in Zweier- oder Dreiergruppen eher möglich. Anschließend kommt die Gruppe wieder im Kreis zusammen, und jede Person hat die Möglichkeit, etwas der Gruppe mitzuteilen. Sie kann zum Beispiel eine Bewegung oder ihr Bild zeigen oder einen Teil des Geschriebenen vorlesen. Es ist wichtig, den Teilnehmern verschiedene Gruppenkonstellationen anzubieten, um unterschiedlichen Bedürfnissen gerecht zu werden – Intimität in der Zweiergruppe, Zusammenhalt in der gesamten Gruppe und das Gefühl der Zugehörigkeit und der gegenseitigen Fürsorge innerhalb der Gemeinschaft.

Die Seminarleiterin kann die Teilnehmer auch auffordern, nebeneinander die Bilder auf den Boden zu legen oder an die Wand zu hängen. Die Teilnehmer können auf einem separaten Blatt Schlüsselsätze notieren und neben das Bild legen beziehungsweise hängen. Sie können dazu Sätze aus dem bisher Geschriebenen auswählen, dem Bild einen Titel geben oder eine Aussage dazu formulieren. Die Seminarleiterin fordert die Teilnehmer dann auf, durch den Raum zu gehen und sich alle Bilder und das dazu Geschriebene anzusehen. Auf diese Weise entsteht ein Gruppenbewußtsein. Jede Person wird symbolisch anerkannt, ohne daß viel geredet werden muß, und hat die Möglichkeit, mit den anderen mitzufühlen. Da bei der Einladung des verletzten Selbst wahrscheinlich sehr sensible Themen zum Vorschein kommen, folgt die Seminarleiterin den Bewegungen der Gruppe langsam und sachte und achtet genau auf die Energie, die in der Gruppe herrscht.

Auszeit

Wenn wir uns in einem Prozeß intensiv mit einem bestimmten Thema befassen, können sich manche überfordert fühlen. Außerdem kann ein Tunnelblick entstehen, bei dem nur noch »das Problem« gesehen wird. Daher sollte einer Phase der ernsthaften Reflexion stets eine Phase der Improvisation und das Spiels folgen. So schaffen wir die nötige

Distanz. Angestaute Energie kann abgebaut werden, und die Teilnehmer können sich neuen Dingen zuwenden. Daher ist es wichtig, daß wir künstlerische Aktivitäten einplanen, die das Sein im Hier und Jetzt und den Kontakt mit anderen beinhalten. Wir können dazu einfach eine rhythmische Musik auflegen und eine Zeit des freien Tanzes folgen lassen, in der Gruppe Ball- oder Nachahmungsspiele spielen, zusammen musizieren oder singen.

Akt III: Das Thema entwickeln

Das Ziel ist es, ein »Drehbuch« zu erkennen, das zum verletzten Selbstanteil gehört, und die entsprechende Figur »auf die Bühne« zu bringen. Die Darstellung des verletzten Selbstanteils als Figur wirkt wie ein Ritual, durch das sich jede Person auf strukturierte Weise mit ihren Themen auseinandersetzen und aus einer gewissen Distanz heraus neue Handlungsmöglichkeiten und Sichtweisen entwickeln kann. Wir gliedern das »Drehbuch« in drei Abschnitte: das zugrundeliegende Leiden, der Wunsch und das mobilisierbare Potential. Wir entwickeln es anhand der Erfahrungen, die die Teilnehmer in der geführten Meditation zum Einladen des verletzten Selbstanteils gemacht haben, und der Themen, die sich dabei herauskristallisiert haben.

Die Gruppe sitzt im Kreis um einen Flipchart. Die Seminarleiterin zeichnet folgendes Diagramm darauf, das allen als Vorlage dient:

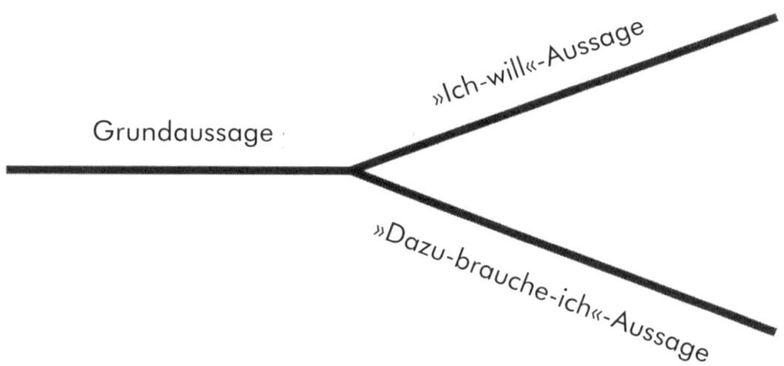

Grundaussage

Die Grundaussage – das Thema, um das es geht – kann dem entnommen werden, was die Teilnehmer bisher zum Thema niedergeschrieben haben. Die Grundaussage entspricht dem Motto, nach dem der verletzte Selbstanteil lebt. Dabei kann es sich um einen Glaubenssatz, eine Angst oder ein Selbstbild handeln. Hier einige Beispiele:

- Die Welt ist kein sicherer Ort für mich.
- Ich habe kein Recht, hier zu sein.
- Ich bin nicht gut genug.
- Ich darf nicht auffallen.
- Ich kann meine Gefühle nicht ausdrücken.
- Wenn ich mich zeige, werde ich verletzt.
- Ich werde nicht für das geliebt, was ich in Wirklichkeit bin.
- Ich bin eine Versagerin, wenn ich nichts Bedeutendes tue.

Eine »Ich-will«-Aussage formulieren

Die »Ich-will«-Aussage drückt aus, was sich der verletzte Selbstanteil wünscht und was in der Vergangenheit vielleicht nicht möglich oder nicht erlaubt war oder nicht respektiert wurde. Hier einige Beispiele:

- Ich will einen sicheren Ort finden.
- Ich will dazugehören.
- Ich will wissen, daß ich gut genug bin.
- Ich will, daß man mir zuhört und mich akzeptiert.
- Ich will meine Wut ausdrücken.
- Ich will meine Verletzlichkeit zeigen.
- Ich will spüren, daß es in Ordnung ist, wie ich bin.
- Ich wünsche mir Zeit, um eine neue Richtung zu finden.

Eine »Dazu-brauche-ich«-Aussage formulieren

Die »Dazu-brauche-ich«-Aussage benennt das, was zur Umsetzung des Wunschs nötig ist. Hier einige Beispiele:

- Dazu brauche ich die Fähigkeit, meine alten Ängste loszulassen.
- Dazu brauche ich die Fähigkeit, anderen mitzuteilen, daß ich mich bedroht fühle.
- Dazu brauche ich die Fähigkeit, mit anderen in Kontakt zu kommen.
- Dazu brauche ich die Fähigkeit, mir selbst zu vergeben.

- Dazu brauche ich die Fähigkeit, meinen Körper zu lieben.
- Dazu brauche ich die Fähigkeit, mein Leben zu genießen.
- Dazu brauche ich den Mut, meine Meinung zu sagen.
- Dazu brauche ich die Fähigkeit, Risiken einzugehen.
- Dazu brauche ich die Fähigkeit, langsamer vorzugehen und mich selbst nicht mehr zu verurteilen.

Die Rolle der Seminarleiterin besteht darin, Feedback zu geben und den Teilnehmern zu helfen, so daß alle drei Aussagen formulieren, die auf den Themen der bisherigen Sitzungen basieren. Eventuell erinnert die Seminarleiterin die Teilnehmer an das Bild vom verletzten Selbstanteil oder an den Text, der bei der Einladung des verletzten Selbstanteils geschrieben wurde. Manchmal brauchen die Teilnehmer etwas Zeit, bis sie zu jeder Linie der Grafik eine präzise Aussage machen können. Das gehört zu dem Prozeß, in dessen Verlauf die Figur entwickelt und die Essenz des »Drehbuchs« erfaßt wird.

Die Seminarleiterin weist darauf hin, die Sätze in der ersten Person zu formulieren. Wenn Gedanken zu abstrakt sind, kann es helfen, sie in einem gesprochenen Dialog zu formulieren. Dazu kann folgende Frage gestellt werden: Wenn du deine Sätze in einem Gespräch sagtest, wie würdest du sie formulieren? Nachdem einige Teilnehmer ihre Sätze genannt haben, fällt es den anderen vielleicht leichter, Aussagen zu finden.

Bewegungsübung

Nun folgt eine Exploration in drei Phasen, in der die Haltungen und Bewegungen der Figur erforscht werden, die zu den drei Aussagen – Grundaussage, »Ich-will«-Aussage und »Dazu-brauche-ich«-Aussage – passen. Die Teilnehmer arbeiten zunächst für sich allein.

Grundaussage

Die Seminarleiterin sagt:

Du hast nun fünf Minuten Zeit, eine Bewegungsantwort auf die von dir erkannte Grundaussage des verletzten Selbstanteils zu finden. Nimm eine Körperhaltung ein, die die Grundaussage des verletzten Selbstanteils ausdrückt. Übertreib diese Körperhaltung. Beweg dich in dieser übertriebenen Körperhaltung durch den Raum. Erforsche, wie die einzelnen Körperteile bei dieser Haltung zusammenwirken. Entwickle aus dieser Haltung eine Bewegungsfolge.

Wenn du dazu bereit bist, sprich deine Grundaussage laut aus, während du dich weiter bewegst.

Dabei kann es im Raum ziemlich laut werden. Die Seminarleiterin kann dem bei Bedarf entgegenwirken, indem sie Zeiten der Stille, in der der Ausdruck allein über die Bewegung erfolgt, auf Zeiten, in denen der Ausdruck auch über Töne möglich ist, folgen läßt. Sie kann darauf hinweisen, daß die Intensität von Gefühlen auch in der Kraft der Bewegung und in der Raumnutzung ausgedrückt werden kann, nicht nur in Geräuschen und Tönen.

Nun folgt die zweite Phase, die die Seminarleiterin durch einen Gong oder eine entsprechende Ankündigung einleitet.

»Ich-will«-Aussage

Die Seminarleiterin weist die Teilnehmer nun an, zur »Ich-will«-Aussage zu wechseln. Dabei soll aus der Haltung und den Bewegungen des verletzten Teils ausgebrochen werden; diese können auch ganz fallengelassen werden. Auf Anweisung der Seminarleiterin suchen die Teilnehmer zunächst eine Körperhaltung, die die »Ich-will«-Aussage spiegelt. Dann werden aus dieser Haltung heraus Gesten und Bewegungen entwickelt.

Wenn die Teilnehmer das Repertoire an Haltungen und Bewegungen für die zweite Phase kreiert haben, fordert die Seminarleiterin sie auf, die »Ich-will«-Aussagen laut auszusprechen oder stimmlich auszudrücken, während weitere Bewegungen ausgeführt werden.

Mit einem Gong oder einer entsprechenden Ankündigung leitet die Seminarleiterin zur dritten Phase über.

»Dazu-brauche-ich«-Aussage

Die Seminarleiterin weist die Teilnehmer an, zur dritten Phase zu wechseln und die »Dazu-brauche-ich«-Aussage in Haltungen, Gesten und Bewegungen auszudrücken.

Anschließend fordert sie sie auf, gesprochene Sätze und Töne hinzuzunehmen.

Die Seminarleiterin unterstützt diejenigen, denen es schwerfällt, Bewegungen zu finden, die die Eigenschaften ihrer Aussagen ausdrücken. Wenn eine Person zum Beispiel Mut in der Bewegung ausdrücken möchte, könnte die Seminarleiterin darauf hinweisen, große, starke, geerdete Bewegungen auszuführen und sich auf die Beine, den Beckengürtel und die Arme zu konzentrieren.

Wiederholung und Vertiefung

Die Seminarleiterin fordert die Teilnehmer dazu auf:

- die drei Phasen in beliebiger Reihenfolge noch einmal zu durchlaufen und Haltungen, Gesten, Bewegungen sowie gesprochene Worte zu wiederholen, zu ergänzen oder zu verwerfen;
- die Bewegungsübergänge zwischen den einzelnen Phasen zu erforschen und weiterzuentwickeln;
- einen zufriedenstellenden Bewegungsablauf durch die drei Phasen zu finden.

Abschluß

Die Seminarleiterin gibt den Teilnehmern einige Minuten Zeit, in der Bewegung und in Worten einen passenden Abschluß zu finden. Eine einfache Anweisung wie »Nimm dir einige Minuten Zeit, um einen Abschluß für deine Exploration zu finden« gibt genügend Freiheit.

Bild aktualisieren

Nun malen die Teilnehmer ein Bild, wie sie den verletzten Selbstanteil jetzt wahrnehmen. Dabei beziehen sie die Erfahrungen aus der Grundaussage, der »Ich-will«-Aussage und der »Dazu-brauche-ich«-Aussage mit ein. Die Teilnehmer haben drei Phasen der »Drehbuchentwicklung« – vom Problem über den Wunsch zur Mobilisierung – kinästhetisch in Haltung und Bewegung durchlebt. Jetzt ist es an der Zeit, ein neues Bild vom verletzten Selbstanteil zu entwickeln. Wie sieht es aus? Das Bild kann klarer oder intensiver sein: Es haben sich möglicherweise Entwicklungen oder Veränderungen ergeben. Die Seminarleiterin fordert die Teilnehmer auf, sich einige Minuten Zeit zu nehmen, die Augen zu schließen und das zweite innere Bild zu visualisieren, bevor sie malen.

Wenn alle mit dem Malen fertig sind, gibt jede Person ihrem Bild einen Titel. Dann erhalten alle Zeit, einen weiteren Dialog oder eine Geschichte zu schreiben. Denkbar ist ein Dialog mit dem Bild, zwischen dem Bild und einer anderen Person oder zwischen der Grundaussage, der »Ich-will«-Aussage und der »Dazu-brauche-ich«-Aussage.

Austausch und Feedback

Die Gruppe wird in Paare aufgeteilt. Jede Person erhält 20 Minuten Zeit, ihrem Gegenüber etwas von ihrer Erfahrung zu zeigen und zu berichten.

Eine der beiden beginnt damit, ihre drei Aussagen in einer komprimierten Fassung von zwei Minuten pro Aussage und zwei Minuten für den Abschluß vorzutanzen.

Beide haben dann zehn Minuten Zeit, sich zusammen das Bild anzusehen und darüber zu sprechen. Es ist auch möglich, aus der Perspektive des Bilds oder mit der Stimme des Bilds zu sprechen.

Anschließend stehen fünf Minuten zur Verfügung, um das Geschriebene vorzulesen.

Dann erhält die Zeugin zehn Minuten Zeit, auf einfühlsame Weise ein ästhetisches Feedback zu geben. Hierbei kann es sich um eine Bewegungsantwort oder ein improvisiertes Gedicht handeln. Oder die Zeugin berichtet, was sie gesehen, gefühlt und sich vorgestellt hat. Die empathische Antwort gewährleistet, daß der Dialog nicht wertend ist und daß beide nahe am Gefühl und an der Intuition bleiben, statt zu interpretieren. Sätze, die mit »Ich sehe«, »Ich fühle« und »Ich stelle mir vor« beginnen, lenken das Feedback auf die physische, die emotionale und die mentale Ebene und umgehen die Falle, Ratschläge zu geben oder zu analysieren.

Je nach Gruppengröße kann der Austausch auch im Kreis stattfinden. In diesem Fall zeigt jede Person vor den anderen den Stand ihrer Arbeit.

Grenzen

Wir alle entwickeln im Leben einen Schutzpanzer um unsere wunden Punkte. Er soll uns schützen und Angriffe abwehren sowie unsere besonders empfindlichen Stellen kompensieren. Die Schutzmechanismen manifestieren sich in unserem Körper. Sie zeigen sich in unserer Haltung und in unseren emotionalen und mentalen Reaktionen auf äußere Einflüsse. Ich bezeichne diese Schutzmechanismen und ihre verschiedenen Aspekte mit dem allgemeinen Begriff »Grenzen«. So, wie wir das Immunsystem, die Haut, die Schleimhäute und die Leber zum Schutz, zur Abwehr und zur Reinigung brauchen, um auf körperlicher Ebene gut zu funktionieren, brauchen wir Grenzen, die uns helfen, auf emotionaler und mentaler Ebene gut zu funktionieren.

Die Entwicklung solcher Grenzen beginnt in der Kindheit und wird von der Art unserer Interaktion mit den Menschen, von denen wir abhängig sind, beeinflußt. Grenzen sind die Vermittler der Psyche. Sie helfen uns, festzustellen, ob unsere Bedürfnisse erfüllt werden, und einen Ausgleich zu finden, wenn dies nicht der Fall ist. Wenn dieses System gut funktioniert, sind unsere Grenzen intelligente Vermittler zwischen dem inneren Selbst mit seiner Erfahrung und dem Beziehungsselbst in der Interaktion mit der Umgebung und mit anderen.

Wenn Grenzen nicht gut funktionieren, entwickeln wir entsprechend den zugrundeliegenden Traumata und Enttäuschungen bestimmte festgefahrene Reaktionsmuster. Bleiben diese Grenzen aber bestehen – ungeachtet der Entwicklung im Lauf unseres Lebens –, sind Wirklichkeitserfahrung und Selbstausdruck eingeschränkt. Wenn unsere Grenzen fest mit den Bedingungen der Vergangenheit verknüpft bleiben, fällt es uns schwer, in der Gegenwart kreativ und ausdrucksstark zu sein.

Sehr wichtig ist die Fähigkeit, äußere Einflüsse, die nicht zu unserem Wohlbefinden beitragen, zu erkennen, auszusortieren und zurückzuweisen. Wir brauchen diesen psychischen Mechanismus, der wie die Haut oder das Immunsystem die Fähigkeit hat, einerseits bei Bedarf Angriffe von außen abzuwehren und sich andererseits zu entspannen und Nahrhaftes aufzunehmen, wenn die Situation es zuläßt. Wenn wir gut mit uns selbst, mit anderen und in der Welt zurechtkommen wollen, sollten wir zu unterscheiden lernen zwischen den gesunden und ungesunden Verhaltensweisen, unsere Integrität zu erhalten und unsere Bedürfnisse zu erfüllen. Wenn wir uns diese Mechanismen bewußtmachen, können wir unsere Instinkte und unsere Grundbedürfnisse auf eine Weise schützen und verteidigen, die unser Wachstum unterstützt.

Wenn wir daran arbeiten, unsere Grenzen in der Gegenwart neu zu setzen, statt die Vergangenheit immer wieder durchzuspielen, begeben wir uns in ein Spannungsfeld: Einerseits stellen wir uns unseren alten Verteidigungsmechanismen, andererseits nehmen wir die Herausforderung an, zu experimentieren und Neues auszuprobieren. Wir tun dies, indem wir in der Bewegung mit unserem physischen Körper und beim Malen und Schreiben an unserem Geist mit seiner Vorstellungskraft und seiner Fähigkeit zur Reflexion arbeiten. So erlangen wir mehr Bewußtheit, überdenken unsere Geschichten und verändern unsere Haltung. Mit der Zeit erweitern wir unsere Möglichkeiten und entdecken neue Reaktionsmuster, wenn wir uns bedroht, verletzt, unverstanden oder frustriert fühlen.

In der Regel sind ungesunde Grenzen entweder so schwach, daß sie alles durchlassen, oder so stark, daß sie überhaupt nichts durchlassen. Gesunde Grenzen hingegen ermöglichen uns ein hohes Maß an Nähe und Verbindung, unterstützen uns dabei, uns ehrlich auszudrücken und Herausforderungen furchtlos zu begegnen, und fördern unsere Spontaneität. Manchmal beschreibe ich die Grenzen des verletzten Selbstanteils als sein Kostüm, das er in der Öffentlichkeit anlegt.

Akt IV: Das »Kostüm« der Figur

Die Teilnehmer entwickeln die Figur des verletzten Selbstanteils weiter. In den folgenden Übungen geht es um Grenzen. Zunächst wird ein inneres Bild der alten Grenzen entwickelt, indem die Teilnehmer sie in Haltung und Bewegung erforschen. Anschließend folgen Interaktionen, die die bisherigen Grenzen in Frage stellen. Daraufhin wird ein neues inneres Bild entwickelt, das erforscht wird. Zunächst bildet die Gruppe einen Kreis und sammelt Gedanken zum Stichwort »Grenzen«. Die Seminarleiterin schreibt auf dem Flipchart mit. Sie kann beispielsweise folgende Reflexionsfragen stellen:

- Welche Bilder und Erinnerungen verbindest du mit Grenzen?
- Welche Eigenschaften hat eine ungesunde Grenze?
- Welche Eigenschaften hat eine gesunde Grenze?

Beispiele für Eigenschaften von Grenzen und Bildern	
ungesunde Grenze	gesunde Grenze
zu dünn oder zu dick	fest
zu durchlässig oder undurchlässig	flexibel
verschlissen	kann filtern
unzugänglich wie eine Festung	hat eine Tür, die sich von innen öffnen läßt
unklar	klar
übermäßig empfindlich	unterstützend
Stacheldraht	ein Zaun mit einem Tor darin

Die Teilnehmer tragen in einem Brainstorming ihre Assoziationen zu »Grenzen« zusammen. Anschließend folgt eine Improvisation zur weiteren Exploration des Themas, in der die Teilnehmer mit zufällig ausgewählten Begriffen aus dem Brainstorming arbeiten. Diese werden auf kleine Zettel geschrieben, die dann zusammengefaltet werden. Jede Person zieht drei Zettel und experimentiert in der Bewegung sowie mit Geräuschen und Tönen mit diesen Begriffen. Dabei soll auch mit den anderen Teilnehmern interagiert werden, so daß letztlich alle Assoziationen zu den gesunden und ungesunden Grenzen erforscht werden können.

Die Zettel bleiben auf einem kleinen Haufen liegen. Wer mit neuen Anregungen arbeiten möchte, zieht einfach drei neue Zettel.

Fokussierung

In diesem Teil der Übung soll jede Person ein inneres Bild ihrer bisherigen Grenzen entwerfen und erforschen. Die Seminarleiterin sagt:

Bevor du mit diesem Bild beginnst, schließ die Augen. Nimm dir Zeit, um dein Leben von deiner Kindheit bis heute Revue passieren zu lassen. Denk an die Menschen, die den größten Einfluß auf dich hatten: Eltern und Geschwister, Liebespartner, Ehepartner und Kinder. Öffne dann die Augen wieder. Behalt beim Malen dein Bild und das Thema deiner Grenzen im Sinn. Arbeite beim Malen mit allen auftauchenden inneren Bildern. Bleib die ganze Zeit mit deiner Aufmerksamkeit dabei.

Wenn du mit dem Malen fertig bist, schreib einige Sätze aus der Perspektive der Grenzen auf.

Tagebuchschreiben

Nun folgt eine Phase, in der die Teilnehmer über ihre Grenzen Tagebuch schreiben. Dazu stellt die Seminarleiterin einige Reflexionsfragen:

- Was weißt du über deine Grenzen? Denk über dein Selbstbild, deine Beziehung zu anderen, dein Auftreten in der Welt nach. Schreib eine Liste von Eigenschaften und Bildern, die zu deinen Grenzen gehören.
- Erforsche dann deine Grenzen in einem Bewegungssolo. Laß Eigenschaften aus deiner Liste einfließen. Stell dir während der Bewegung wichtige Menschen aus deinem Leben vor.
- Tausch dich dann mit jemandem über dein Bild zu den alten Grenzen, deine Tagebucheinträge und deine Bewegungserfahrung aus.

Interaktion: Herausforderung durch ein Gegenüber

Nun folgt Partnerarbeit. Eine Person ist die Hauptfigur, eine andere ihre Gegenspielerin. Die Hauptfigur weist der Gegenspielerin die Rolle einer Person in ihrem Leben zu. Ziel der Übung ist es, an den alten Grenzen zu arbeiten. Die Hauptfigur nennt der Partnerin einige wichtige Eigenschaften und Sätze, die in der Improvisation verwendet werden sollen. Wenn etwa eine übermäßig dominante Mutter dargestellt werden soll, könnte die Gegenspielerin mit dem Satz »Du mußt dich um mich kümmern« improvisieren.

In diesem Spiel können auch weitere Schlüsselfiguren auftauchen. Für diesen Fall kann ein Signal vereinbart werden, auf das hin die Gegenspielerin zur anderen Rolle wechselt. Sie kann zum Beispiel von der dominanten Mutter zur Schwester wechseln, die immer sehr viel Raum einnimmt und deren Satz »Bin ich nicht großartig« lautet. Die Interaktion zwischen den beiden Personen findet in einer Bewegungsexploration statt. Die Hauptfigur bleibt zunächst innerhalb ihrer alten Grenzen, während die Gegenspielerin sie herausfordert. Im Lauf der Improvisation kann sie jedoch ausbrechen und eine neue Richtung einschlagen.

Bevor die Rollen getauscht werden, haben beide 15 Minuten Zeit, gemeinsam über die Improvisation nachzudenken und sich darüber auszutauschen.

Nachdem die zwei Personen jeweils beide Rollen eingenommen und sich ausgetauscht haben, kommt die gesamte Gruppe zum Austausch im Kreis zusammen: Entweder sprechen alle in der großen Runde, oder der Austausch geschieht in Zweiergruppen.

Ein Bild für gesunde Grenzen entwickeln

Die Seminarleiterin ruft noch einmal die Eigenschaften von gesunden Grenzen in Erinnerung und sagt dann:

Denk an eine Eigenschaft, die mit deinen alten Grenzen, deinen vergangenen Erfahrungen und deinen jetzigen Wünschen und Bedürfnissen in besonderem Zusammenhang steht.

Mal ein weiteres Bild, in dem du neue und gesunde Grenzen darstellst, die du ausprobieren möchtest.

Schreib eine Erzählung, ein Gedicht oder einen Dialog zur Unterstützung dieses neuen Bilds.

Notier im Tagebuch, wie du diese neuen Grenzen in deinen Beziehungen und Alltagssituationen verkörpern möchtest.

Szene 1

Die Seminarleiterin sagt:

Erforsche dein neues Bild und seine Eigenschaften in der Bewegung. Beginn mit einer neuen Haltung. Entwickle dann Gesten und Bewegungen. Vielleicht gibt es Schlüsselwörter oder -sätze, mit denen du in der Bewegung arbeiten möchtest. Stell dir während der Exploration Situationen und Menschen aus deinem Leben vor.

Szene 2

Die Teilnehmer arbeiten jetzt paarweise zusammen. Jede Person hat fünf Minuten Zeit für ein Solo, bei dem zwischen den Eigenschaften, Haltungen und Bewegungen der alten und neuen Grenzen hin und her gewechselt wird. Nach fünf Minuten gibt die Zeugin ein Feedback und eine neue Anregung, die die tanzende Person in ihren Tanz integriert. Hierbei kann es sich um eine Bewegung, einen Satz, einen Ton, ein Geräusch, eine Bewegungsqualität oder ein Bild handeln. Diese zusätzliche Anregung soll die neuen Grenzen im Verhältnis zu den alten Grenzen unterstützen und stärken.

Szene 3

Die tanzende Person integriert die Anregung durch die Zeugin in ihren Tanz. Dann werden die Rollen getauscht.

Nun folgt eine Gruppenimprovisation, bei der es darum geht, in der Begegnung mit anderen mit den Bildern, Haltungen, Bewegungen und Sätzen der alten und der neuen Grenzen zu experimentieren.

Die Gruppe kann auch zweigeteilt werden. In diesem Fall improvisiert die eine Hälfte, während die andere zusieht.

Es können genausogut Dreiergruppen zusammen improvisieren, während der Rest der Gruppe zusieht.

Akt V: Reflexion und Kontemplation

Zeitachse

Nun malen die Teilnehmer ein Bild, das wichtige Ereignisse in chronologischer Reihenfolge – von der frühen Kindheit über die Gegenwart bis zu einer Vision für die Zukunft – darstellt. Dabei wird die Vergangenheit in die Gegenwart geholt und aus heutiger Perspektive betrachtet. Durch die chronologische Anordnung können Verbindungen, Unterbrechungen, Kontinuitität und Veränderung herausgearbeitet und die Entwicklung des verletzten Selbstanteils nachvollzogen werden. Bei diesem aus mehreren kleinen Selbstporträts bestehenden Bild geht es vor allem darum, sich auf die gefühlte Körperhaltung zum Zeitpunkt des Ereignisses zu konzentrieren, nicht auf andere Details. Die Selbstporträts können konkret oder abstrakt sein und sind die Fragmente einer Lebensgeschichte, die hier und jetzt zusammenkommen. Jede Person steht vor der Aufgabe, ein stimmiges Gesamtbild zu schaffen. Einzelne Abschnitte der persönlichen Geschichte werden in einen größeren Zusammenhang gebracht und fügen sich sinnvoll ins Ganze ein. Die Seminarleiterin sagt:

Du malst nun eine Reihe von Bildern, die Schlüsselmomente und Schlüsselszenen in deinem Leben mit dem verletzten Selbstanteil zeigen. Mal eine Reihe von fünf bis sieben Bildern, die sich in der Vergangenheit, in der Gegenwart und in der Zukunft abspielen: ein Bild zur frühen Kindheit, zur mittleren Kindheit, zur Pubertät, zum jungen Erwachsenenalter, zum mittleren Erwachsenenalter und zur Gegenwart sowie ein Bild dazu, was als nächstes folgen soll. Alles, was wir bisher erarbeitet haben, kann dir beim Malen dienlich sein. Füg dann diese Bilderserie zu einer Geschichte zusammen. Dazu kannst du etwas unter die einzelnen Bilder schreiben.

Zeit zum Nachdenken und Verinnerlichen

Die Seminarleiterin sagt:

Betrachte zunächst deine chronologische Bilderserie als eine Art Dokumentation deines Lebenswegs. Schau dir jedes Bild an. Erinner dich an die Umstände und Gefühle, wie du sie zur jeweiligen Zeit erlebt hast. Es geht darum, einen Blick in die Vergangenheit zu werfen, uns der Gegenwart bewußt zu werden und uns künftige Möglichkeiten vorzustellen. Dazu arbeiten wir vor allem mit Reflexionsfragen, die du schriftlich in deinem Tagebuch beantworten kannst. Ich empfehle aber, weitere Bilder zu malen, Gedichte zu schreiben und darüber hinaus zur Bewegung und zur Meditation zurückzukehren, wenn du dich danach fühlst.

Möglich sind die folgenden Reflexionsfragen:

- Welche Erfahrungen sind für dich auf der physischen, emotionalen und mentalen Ebene mit deinem verletzten Selbstanteil verbunden? Dabei kann es sich zum Beispiel um körperliche Symptome, um altvertraute emotionale Zustände, um Glaubenssätze, Denkweisen, Urteile über dich und andere oder um Verhaltensweisen handeln. Du kannst eine kleine Tabelle anlegen, mit je einer Spalte für die physische, emotionale und mentale Ebene, und dir jeweils einige Assoziationen notieren.
- Auf welche Weise hast du versucht, dich zu verteidigen oder zu schützen?
- Auf welche Weise hast du deine Unzufriedenheit oder dein Unbehagen auf andere projiziert?
- Auf welche Weise hast du dich zurückgehalten und dich selbst blockiert?
- Welche Erfahrungen hast du in wichtigen Beziehungen gemacht? Beginn mit deinen Eltern und Geschwistern. Berücksichtige die folgenden Aspekte: Respekt, Echo, Verständnis, Teilhabe, Spiegelung, Sicherheit und Schutz, Zugehörigkeit, Zuneigung und Selbstverwirklichung.

- Auf welche Weise hast du dich angepaßt, um den Erwartungen anderer zu entsprechen? Beginn auch hier mit Eltern und Geschwistern. Fahr dann mit anderen wichtigen Beziehungen fort.
- Auf welche Weise hast du dich den Erwartungen anderer widersetzt?
- Auf welche Weise hast du dich in deinem Leben authentisch gefühlt, auf welche Weise nicht?
- Notier dir die wichtigsten Muster, die du ändern möchtest.
- Was brauchst du deiner Vorstellung nach, um diese Änderungen vornehmen zu können?
- Wenn du an deinen verletzten Selbstanteil denkst, welche Eigenschaften, Erinnerungen und Erfahrungen möchtest du loslassen? Welche möchtest du behalten?
- Gibt es einen positiven Beitrag oder einen besonderen Ansporn, den dein verletzter Selbstanteil in dein Leben gebracht hat? Schreib einen Brief oder ein Gedicht an deinen verletzten Selbstanteil.

Gruppenaustausch zur Porträtserie

Die Teilnehmer tauschen sich nun in Zweier- oder Dreiergruppen über ihre Selbstporträtreihe aus. In dieser Phase geht es darum, zusammen nachzudenken und das Erarbeitete zu integrieren. Es ist wichtig, daß sich die Teilnehmer über den Zusammenhang zwischen der metaphorischen Arbeit an dem Thema und den mit dem verletzten Selbst verbundenen Lebensumständen klarwerden.

Performance

Die Gruppe versammelt sich jeweils vor einer Selbstporträtserie. Jede Person erhält (je nach Größe der Gruppe) einige Minuten, um ihre Bilderserie vor den anderen in Bewegung umzusetzen.

Akt VI: Ritual

Dieses Ritual, ein Verbrennungsritual, kann allein oder in der Gruppe durchgeführt werden. Wenn es in der Gruppe durchgeführt wird, entscheidet die Gruppe gemeinsam, wo und wie das Ritual ablaufen soll, und bereitet alles Nötige vor. Auf einem Stück Papier notiert jede Person, welche Ereignisse, Gefühle und Glaubenssätze sie loslassen oder verändern möchte. Die Gruppe kommt am vorbereiteten Ort zusammen. Die Teilnehmer treten einzeln vor, um das Stück Papier zu verbrennen, und sprechen dabei laut eine Widmung oder ein Gebet. Die Seminarleiterin kann vorher etwa folgendes sagen:

Widme dieses Ritual der neuen Seinsweise, die du ab jetzt verkörpern möchtest. Während du dein Papier verbrennst, sprich laut eine Widmung oder ein Gebet. Denk beim Verbrennen des Papiers daran, daß Feuer ein Symbol für Loslassen und Läuterung ist. Während das Papier brennt, bleib mit dieser Bedeutung verbunden, indem du die Flammen, den Rauch und das Dahinschwinden des Papiers beobachtest. Wenn das Feuer erlischt, nehmt die Asche und entscheidet, wie ihr damit verfahren wollt. Vielleicht möchtet ihr sie verstreuen, sie vergraben, sie in einem Behälter aufbewahren oder sie zur Erinnerung an dieses Ritual in einem Kunstwerk verarbeiten.

Akt VII: Geführte Meditation

In dieser Phase führt die Seminarleiterin die Teilnehmer durch eine Meditation, die das Erarbeitete verinnerlichen soll:

Setz dich still hin, schließ die Augen. Richte deine Aufmerksamkeit auf deinen Atem. Stell dir vor, daß dein Atem wie ein Aufzug ist, in dem du an einen tiefgelegenen Ort in dir reist. Wenn du das Gefühl hast, an diesem inneren Ort angekommen zu sein, öffnest du die Tür des Aufzugs und trittst in eine Landschaft. Sieh dich in dieser Landschaft um, bis du deinen verletzten Selbstanteil erblickst.

Geh zu deinem verletzten Selbstanteil. Zieh deine neuen, gesunden Grenzen um euch beide. Nimm den verletzten Selbstanteil dann mit dir in den Aufzug. Atmet gemeinsam, während der Aufzug langsam wieder nach oben fährt.

Wenn du bereit ist, öffne die Tür und tritt heraus. Öffne dabei die Augen. Stell dir vor, daß dein verletzter Selbstanteil dich begleitet und ihr nun beide von deinen neuen Grenzen umgeben seid.

Beginn, dich zu bewegen, und stell dir vor, daß ihr euch gemeinsam bewegt.

Laß deine Gefühle und inneren Bilder zu einem Teil dieses Tanzes werden. Finde einen Abschluß. Werd still und lausche dem, was du und dein verletzter Selbstanteil einander nun mitteilen möchtet.

Mal ein Bild, das deine neuen Grenzen und eventuell auch Elemente aus der geführten Meditation enthält.

Schreib ein Gedicht oder einen Brief an dich oder eine andere Person, in dem du von den neuen inneren Bildern sprichst, die du mit in dein Leben nehmen möchtest.

Akt VIII: Abschluß und Aufbruch

Nun geht es um weitere Verinnerlichung und zusätzliches Wachstum.

Zum Abschluß malen die Teilnehmer ein Selbstporträt, das eine Vision darstellt, wie der nächste Schritt im Leben aussieht. Die Seminarleiterin ermutigt dazu, alle inneren Bilder, Themen und Metaphern aus den bisherigen Explorationen einzubeziehen. Auf dem Selbstporträt sollen die Konturen des physischen Körpers erkennbar sein. Die Konturen des Körpers sind wie ein Rahmen, der alle übertragenen Bedeutungen und inneren Bilder aufnehmen kann und innerhalb dessen sie sich entfalten können.

Zusammenkunft im Kreis

Nun kommt die Gruppe zum letzten Mal im Kreis zusammen. Die Seminarleiterin sollte reichlich Zeit dafür einplanen. Es ist zu überlegen, die Teilnehmer vorab zu informieren, wie die Abschlußaktivität gestaltet sein wird, oder sie diese mit Unterstützung der Seminarleiterin selbst entwickeln zu lassen. Die Seminarleiterin ist für den zeitlichen Rahmen, den Fokus und die Aktivitäten verantwortlich. Die Gestaltung von Abschluß und Aufbruch kann sie mit der Gruppe abstimmen. In der Schlußrunde können abschließende Worte gesprochen, Texte vorgelesen oder die von der Seminarleiterin gewünschten Abschlußrituale durchgeführt werden. Dies unterstützt die Teilnehmer darin, ihre Arbeit zu einem Ende zu bringen und sich auf den Aufbruch vorzubereiten.

Jede Person erhält Zeit, im Kreis ihr Abschlußbild zu zeigen, einen Abschlußtanz vorzuführen und einige abschließende Worte – dies kann auch ein Gedicht oder eine Geschichte sein – zu sprechen.

Die dann folgende Abschlußaktivität dient dazu, die Gruppe als Gemeinschaft anzuerkennen und den Teilnehmern Zeit zu geben, sich auf das Auseinandergehen vorzubereiten. Es können hierzu Geschenke ausgetauscht werden, es kann gemeinsam gesungen oder musiziert werden. Die Gruppe kann auch zusammen tanzen, an einem Ort in der Natur zusammenkommen oder ein Festmahl abhalten.

Zusammenfassung

Wenn wir uns der Aufgabe widmen, uns an unsere Verletzungen zu erinnern, sie zu erforschen, zu untersuchen und zu klären, wird sich zeigen, welches größere Muster ihnen zugrunde liegt. Kunst kann unser Leiden lindern, indem sie wie eine homöopathische Kur die giftigen Stoffe an die Oberfläche bringt. So befreit sie uns aus der Umklammerung unseres Leidens. In der kreativen Begegnung und der Improvisation wird die angeborene Weisheit unseres Körpers und unserer Psyche freigesetzt. Damit der Körper wahre Heilung erfährt, müssen wir über das Wissen hinausgehen, das allein auf Informationen und Ideen beruht. Denn selbst die besten Diagnosen und die neuesten Technologien können unseren Schmerz nicht lindern. Die ganze Person muß auf der physischen, emotionalen und mentalen Ebene mit Körper, Geist und Seele erwachen, damit eine tiefgreifende Veränderung eintreten kann.

Mit der richtigen Orientierung können alte Muster, Traumata und Krankheiten genau zu den Stoffen werden, durch die wir zu Weisheit gelangen – wie bei einem alchemistischen Prozeß. Bewegung und Kunst eröffnen uns seelische Räume, in denen eine solche Transformation möglich ist. Das alchemistische Wirken von Kunst gleicht einem Feuer: Es verbrennt alles Alte, damit Neues entstehen kann. Das Feuer des kreativen Kunstschaffens wärmt uns, wenn wir unsere alte Haut abstreifen.

Man könnte auch sagen, daß uns die Kunst den Botschaften der Götter und den Mythen der Menschheit näherbringt. Wir können in der Kunst unser Menschsein neu erfahren und uns für Botschaften und Visionen öffnen, durch die wir auf authentischere und kreativere Weise wir selbst sein können.

Wie Jona im Bauch des Wals tauchen wir ein in das Meer unseres Körpers, unserer Psyche und unserer Seele. Wir tun dies im Vertrauen auf das geheimnisvolle und mächtige Wirken der Kunst. Wir sind dazu aufgerufen, lebendig zu werden, trotz oder gerade wegen unserer Geschichte. Wir sind dazu aufgerufen, neue Geschichten, neue Lebensweisen, neue Verständigungsmöglichkeiten und neue Formen an Beziehungen in die Welt zu bringen, die das Geschenk des Lebens würdigen – in uns und in allen Wesen, überall.

Aufbruch

Ich zitiere die Abschlußgeschichte einer Workshop-Teilnehmerin:

Ich sehe mich, wie ich in einem Boot einen Fluß hinunterfahre. Da sind Felsen im Wasser, Hindernisse auf meinem Weg. Mich über sie zu ärgern bringt eigentlich nichts, denn wenn ich auf den großen Felsen zurückblicke, dem ich nur mit Mühe und Not ausweichen konnte, pralle ich auf den nächsten Felsen.

Ich finde eine seichte Stelle, ein sandiges Stück Ufer, an dem ich Rast machen und aus dem Boot aussteigen kann. Ich klettere in der Schlucht ganz nach oben. Von dort aus kann ich weit über den Fluß blicken. Ich erkenne Windungen und schwierige Passagen, durch die ich gekommen bin. »An diesen Felsen wäre ich beinahe geprallt. An jenen bin ich geprallt, als ich zurückblickte.«

Dort oben über dem Fluß wird mir bewußt, daß ich niemals zu diesem Teil des Flusses zurückkehren werde. Ich sehe ihn vielleicht zum letzten Mal. Morgen werde ich in mein Boot steigen und meinen Weg auf dem Fluß fortsetzen. Ich sehe, daß ich nun an einem Abschnitt angekommen bin, der weniger turbulent ist als die Strecke, die hinter mir liegt. Ich begegne anderen Menschen, die auch mit ihrem Boot auf dem Fluß unterwegs sind. Wir schließen uns zusammen. Nachts rasten wir, sitzen gemeinsam um das Feuer und erzählen einander Geschichten. Je nachdem, von welchem Fluß eine Person kam, entscheiden wir, wer am besten geeignet ist, uns durch den nächsten Tag zu führen. Wir wissen alle, daß der Fluß irgendwann ins Meer münden wird, doch wissen wir nicht, wann oder wo das der Fall sein wird.

Und wieder reisen wir am Tag und rasten in der Nacht, sitzen am Feuer und reden, bevor wir schlafen gehen. Wenn ich zu oft erzähle, wie ich den Felsen gerammt habe, langweilen sich meine Freunde. »Diese Geschichte kennen wir schon«, sagen sie mir. Manchmal ist der Fluß breit und ruhig. Wir binden unsere Boote zu einem großen Floß zusammen. So haben wir mehr Platz und weniger Arbeit. Wenn es stürmischer wird, lösen wir die Verbindung zwischen den Booten wieder.

Eines Nachts klettere ich wieder im Mondlicht ans Ufer. Die schwierigen Passagen und die Felsen von damals kann ich nun nicht mehr sehen. Ich erinnere mich aber an alles. Ich erinnere mich daran, wie alles begann, welche Fähigkeiten ich gebraucht und was ich gelernt habe. Ich werde ein wenig wehmütig. Ich weiß nicht, warum. Vielleicht, weil all diese Zeit vergangen ist und ich einen so weiten Weg gegangen bin.

Ich kehre zum Fluß zurück. Er wird breiter. Es sind immer mehr Menschen darauf unterwegs. Mein Weg besteht nun nicht mehr darin, einem Felsen nach dem anderen auszuweichen. Ich habe erfahren, was es heißt, den ganzen Weg zu gehen. Ich weiß, daß dieser Augenblick ein Teil des Ganzen ist. In diesem Wissen sind Trauer und Freude enthalten. Ein bißchen von allem. Jetzt kenne ich den Fluß, weiß von seinem Anfang und seinem Ende. Jetzt weiß ich, was es heißt, erwachsen zu sein.

•

KAPITEL 12
Fallbeispiele

> Man könnte sagen, daß Kreativität eine Fähigkeit ist, mit deren Hilfe Menschen eine neue Lösung für ein altes Problem finden können.
> *Paolo Knill*[1]

In den folgenden Mitschriften aus Therapiestunden möchte ich zeigen, wie mein Ansatz der Expressive Arts Therapy in der Praxis aussieht. In jedem Fallbeispiel nähern wir uns den zu behandelnden Themen auf etwas andere Weise. Im ersten Fall erforschen wir zunächst einen Körperausdruck und eine Körperhaltung, dann folgen eine Bewegungsexploration und ein gesprochener Dialog. Im zweiten Fall konzentrieren wir uns auf die Arbeit mit einem gemalten Bild und beziehen dann auf Basis der aus dem Bild gewonnenen Erkenntnisse Dialog und Bewegung mit ein.

Fallbeispiel A

Hintergrund

Oft kommt es vor, daß eine Klientin im Lauf einer Gruppenarbeit ein zentrales Thema erkennt, das sie dann in der Einzeltherapie weiter bearbeitet. In diesem Beispiel zeigen sich die drei Awareness-Response-Ebenen besonders deutlich. Das Thema wird zunächst auf der physischen Ebene benannt. Wichtige Zusammenhänge werden deutlich, als sich das Thema auch auf der emotionalen und mentalen Ebene manifestiert.

Die Klientin, um die es in diesem Fallbeispiel geht, kannte ich bereits aus einer Unterrichtsgruppe. In dieser Gruppe hatten wir eine Übung zum Thema »Grenzen« durchgeführt. Dabei saßen jeweils zwei Personen gegenüber, blickten einander in die Augen und beobachteten, welche inneren Reaktionen dabei abliefen. In der nächsten Phase der Übung sollten alle mit den im Raum vorhandenen Objekten einen Kreis um sich herum abstecken, dann wieder mit der Partnerin

Blickkontakt aufnehmen und eventuelle Veränderungen an den inneren Reaktionen beobachten.

Die Klientin und ihre Partnerin reagierten beide sehr stark auf diese Übung. Dabei waren zwei Aspekte für die Therapie der Klientin besonders relevant. Zum einen hatte ihre Partnerin ihr in der Übung gesagt, daß sie das Gefühl habe, sie sei ihr gegenüber sehr kritisch eingestellt und außerdem wütend auf sie. Die Klientin war über diese Antwort erschrocken und fühlte sich verletzt. Dies entsprach nicht ihrer Empfindung. Sie fühlte sich mißverstanden. Als sie weiter mit der Partnerin sprach, zeigte sich, daß diese auf das ziemlich finstere Gesicht der Klientin reagiert hatte. Die Klientin war sich dessen überhaupt nicht bewußt gewesen. Nach ihrer Aussage fühlte sie sich nämlich befangen und nervös, als sie Blickkontakt herstellen sollte. Sie bestätigte, daß dieser Gesichtsausdruck eine altvertraute Maske war, die sie häufig im Kontakt zu anderen Menschen aufsetzte.

In dieser Partnerübung stellte sie außerdem fest, daß sie es sehr zufriedenstellend fand, symbolisch Grenzen um sich herum zu errichten. Sie benannte also zwei Themen: Erstens drückte ihre Mimik etwas aus, dessen sie sich nicht bewußt war und was ihrem Empfinden nicht entsprach. Zweitens brauchte sie starke, sichtbare Grenzen.

Die Klientin sah einen Zusammenhang zwischen diesen beiden Themen und ihrer Beziehung zu ihrer Mutter. Sie berichtete, daß ihre Mutter sie in ihrer Kindheit verbal und körperlich mißhandelt habe und sie auch als Erwachsene weiterhin verbal unter Druck setze. Sie fühle immer ein starkes Bedürfnis, sich zu verteidigen, und sei in einem permanenten Zustand der Furcht, von anderen überrumpelt zu werden.

Ich schlug der Klientin vor, vor der Gruppe einen fiktiven Dialog mit ihrer Mutter zu führen. Sie drückte ihre Empörung und ihre Trauer in Worten und in der Bewegung aus. Wir entwickelten zusammen einen Tanz, in dem sie die Rolle des verletzlichen, zarten Kindes und ich die Rolle der unterstützenden Mutter, die sie nie gehabt hatte, einnahm. Dann hielt ich ihren Kopf, streichelte ihn und ermutigte sie, Bewegungen des Loslassens zu erforschen. Da ihre Mutter sie oft auf den Kopf geschlagen hatte, war dieses Halten und Streicheln ein besonders wichtiger neuer körperlicher Eindruck für sie. In unserem Duett lehnte sie sich allmählich mit ihrem ganzen Gewicht bei mir an. Wir wiegten uns sanft hin und her, und sie begann zu weinen.

Nach diesem Duett sah ihr Gesicht ganz weich und offen aus. Ihre Art, auf die anderen Teilnehmer zuzugehen, begann sich zu verändern. Sie konnte mehr über ihren Schmerz und ihr intensives Gefühl der Verletzlichkeit sprechen. Die Kommunikationskanäle zwischen ihr und der Gruppe öffneten sich.

Fortsetzung der Arbeit in der Therapie

Als nächstes war zu beobachten, wie die Bewegung durch die drei Awareness-Response-Ebenen in der umgekehrten Richtung abläuft, nämlich von der mentalen über die emotionale zur physischen Ebene.

Identifikation auf der mentalen Ebene

Die Klientin hat ihr Leben an den Glaubenssätzen ausgerichtet, daß die Welt kein sicherer Ort ist, daß andere sie wahrscheinlich dominieren werden und daß sie nicht die Zuwendung bekommt, die sie braucht. Ihre Mutter hatte ihr immer den Mund verboten und sie körperlich und emotional mißhandelt. Sie war mit einem Mann verheiratet gewesen, der ebenso dominant und kritisch wie ihre Mutter war. Nach 18 Jahren hatte sie sich scheiden lassen. Sie kämpfte weiterhin mit der Angst, von anderen dominiert zu werden.

Identifikation auf der emotionalen Ebene

Die Klientin hat in der Gruppe immer wieder berichtet, wie unangenehm es für sie war, wenn die anderen sehr emotional auf sie reagierten. Sie fand es auch immer schwierig, sich den anderen gegenüber emotional zu öffnen. Interessanterweise bestand ihre Hauptrolle im Leben darin, für andere zu sorgen – sie war Beraterin. In dieser Rolle konnte sie mit heftig ausgedrückten Gefühlen umgehen und gleichzeitig eine gewisse Distanz und Kontrolle aufrechterhalten.

Identifikation auf der physischen Ebene

Wir beschäftigten uns dann mit ihrem beinahe permanent finsteren Gesichtsausdruck, der sie wütend und kritisch erscheinen ließ. Sie erinnerte sich daran, daß auch ihre Mutter diesen Gesichtsausdruck gehabt hatte. An der Körperhaltung der Klientin war auffällig, daß ihr Brustkorb eingesunken war und die Schultern nach vorn gezogen waren.

Wahl des Ausdrucksmittels

Zu Beginn der Therapiesitzungen konzentrierten wir uns auf die vorherrschenden Körperhaltungen der Klientin und wählten als Arbeitsmittel den Bewegungsausdruck. Der Ansatzpunkt war also die physische Ebene. Hier konnte die Klientin Gefühle und Haltungen benennen, die ihre Reaktionsmuster festschrieben, sich mit ihnen konfrontieren und sie loslassen und verändern.

Für die Klientin stellte sich die Bewegung als sehr effizientes Ausdrucksmittel heraus, denn so konnte sie ihre Prägung, den Mund zu halten, umgehen und sich auf der physischen Ebene mit der internalisierten mißbrauchenden Mutter auseinandersetzen. Bei dieser Auseinandersetzung erhielt sie einen Zugang zu Gefühlen, die sie anderenfalls überwältigt hätten.

Die Klientin hatte sich in anderen Therapien bereits ausführlich mit diesem Thema befaßt. Sie hatte jedoch ihre alten Muster bisher nicht ändern können. Ihr war bewußt, daß sie das Thema auch auf der körperlichen Ebene angehen mußte, um eine wirkliche Veränderung zu erreichen.

Deshalb wurde der kreative Willen der Klientin gestärkt, indem ihr jeweiliger Zustand im Verlauf der Therapie so genau wie möglich berücksichtigt wurde, als sie sich der Spannung der internalisierten Mutter gegenüber bewußt wurde. Wir entwickelten ein Duett, in dem ich die Rolle einer unterstützenden, nicht dominierenden Mutter einnahm. Wir wählten die Bewegung als Arbeitsmittel, weil dies ihren Neigungen und Interessen entsprach.

Fünf-Phasen-Prozeß: erster Durchlauf

Identifikation

Therapeutin: Mach noch mal dein finsteres Gesicht. Übertreib es ein wenig, runzle die Stirn, zieh die Augenbrauen hoch, und spann den Mund an. Achte darauf, was sonst noch in deinem Körper vor sich geht, während du dein finsteres Gesicht machst. Nimm eine Körperhaltung ein, die zu diesem finsteren Gesicht paßt, und übertreib sie, damit der Effekt sich verstärkt.

[Die Klientin macht ein böses Gesicht und zieht die Schultern hoch. Ihre Brust ist eingesunken.]

Kommentar der Therapeutin: Ich rücke das finstere Gesicht ins Bewußtsein der Klientin. Mir fällt der Konflikt zwischen dem Ausdruck und den hinter dieser Fassade verborgenen Gefühlen auf.

Konfrontation

Es folgt ein Experiment, in dem dieser Konflikt voll und ganz erlebt und ausgedrückt werden kann.

Therapeutin: Welches Geräusch paßt zu diesem finsteren Gesicht?

[Die Klientin spitzt die Lippen und knurrt.]

Therapeutin: Bleib dabei, bis etwas anderes geschehen möchte.

Kommentar der Therapeutin: Der Gesichtsausdruck, die Haltung und das Geräusch drücken meiner Vorstellung nach ein ziemlich hohes Maß an zurückgehaltener Spannung aus. Ich nehme an, daß sie sich nach einer Weile unbehaglich fühlen und dann ein organischer Impuls folgen wird, der einen Wechsel im körperlichen Ausdruck herbeiführt. Dadurch wird es auch zu einem Wechsel auf der emotionalen Ebene und zu einer Änderung des inneren »Drehbuchs« kommen.

[Die Klientin behält die Haltung und das Geräusch bei. Nach einer Weile sieht es so aus, als verliere sie an Kraft und könne nur mit Mühe weitermachen.]

Therapeutin: Was passiert gerade? Wie fühlen sich die Bewegung und das Geräusch an?

Klientin: Ich halte es nicht mehr aus. Es wird mir zuviel.

Therapeutin: Wenn dein finsteres Gesicht und deine Körperhaltung sprechen könnten, was würden sie sagen?

Kommentar der Therapeutin: Der Wechsel zum gesprochenen Dialog ist eine Möglichkeit, die angestaute Spannung abzubauen und sich mit der verinnerlichten mütterlichen Stimme auseinanderzusetzen, die der Klientin das Wort verbieten möchte.

Klientin: Ich hasse dich. Ich traue dir nicht. Ich bekomme nicht das, was ich brauche.

Therapeutin: Entwickle nun eine Körperhaltung und eine Bewegung, die diese Worte unterstützen.

[Die Klientin schließt ihre Augen ganz fest, zieht den Kopf ein und schlingt die Arme um die Schultern.]

Therapeutin: Wenn sich diese Haltung durch den Raum bewegen könnte, wohin würde sie gehen wollen?

Klientin [sinkt langsam in einer zusammengerollten Position auf den Boden und hält dabei die Augen fest geschlossen; sie schützt den Kopf mit den Armen, bleibt in dieser Haltung; nach einigen Minuten spricht sie]: Ich fühle mich so einsam. Ich will hier raus!

Loslassen

Nun schlage ich der Klientin vor, langsam die Arme zu lösen und die Beine auszustrecken. Anschließend schlage ich ihr vor, den Boden um sich herum zu erforschen. Sie öffnet sich allmählich und beginnt, die Arme und Beine auszustrecken. Nach einigen Minuten beginnt sie, über den Boden zu rollen. Ihre Bewegungen werden fließender. Sie rollt sich auf dem Boden zusammen und streckt sich dann wieder aus.

Unter Berücksichtigung der anfänglichen Körperhaltung der Klientin im Stehen, an der mir die hochgezogenen, nach vorn geschobenen Schultern und der eingesunkene Brustkorb aufgefallen waren, frage ich mich, welche weiteren Bewegungsmöglichkeiten sie in dieser Phase des Loslassens unterstützen könnten. Ich schlage ihr vor, den Atem in der Bewegung hörbar werden zu lassen. Ein- und Ausatmen vertiefen sich, und ihr Atemgeräusch wird lauter. Ihr Mund und ihr Gesicht werden weicher.

Sie rollt weiterhin über den Boden und experimentiert mit ihrem Atemgeräusch. Ich rate ihr, in ihrer Bewegung auf den Brustkorb zu achten. Sie beginnt, den Brustkorb nach vorn auszudehnen, und hebt dabei den Oberkörper vom Boden ab. Ich schlage ihr vor, mit dieser Bewegung des Öffnens und Ausdehnens vom Brustkorb aus fortzufahren und dabei den Boden und die Beine zur Unterstützung der Bewegung zu nutzen, damit die Arme noch mehr Bewegungsfreiheit gewinnen.

Sie beginnt, die Arme in verschiedene Richtungen auszustrekken. Ich schlage ihr vor, aufzustehen und die Bewegung im Stehen und im Gehen durch den Raum fortzusetzen, wenn sie dazu bereit ist. Sie fährt fort, die Arme auszustrecken, als würde sie sich Situationen und Menschen in ihrem Leben vorstellen. Ich fordere sie auf, Töne hinzuzunehmen. Sie schreit: »Das sind die Gefühle, die mein finsteres Gesicht zurückgehalten hat!« Sie streckt die Arme aus und äußert dabei ganz klar, was sie möchte und was sie nicht möchte.

Veränderung

Mir fällt auf, daß die Klientin nun die Arme ausstreckt, während sie sich durch den Raum bewegt. Ich schlage ihr vor, bei jedem Schritt den Brustkorb auszudehnen und sich vorzustellen, das Brustbein würde die Bewegung anführen. Sie fährt fort, Arme und Hände nach vorn auszustrecken, und nimmt sich bei jedem Schritt die Zeit, den Brustkorb anzuheben. Mir fällt auf, daß ihr Atem tiefer und voller wird. Ihr Gesicht entspannt sich zu einem Lächeln.

Ich schlage ihr vor, mit unterschiedlichen Geschwindigkeiten bei der Bewegung durch den Raum zu experimentieren, sobald sie sich beim Ausstrecken mit geweitetem Brustkorb und entspanntem Gesicht sicher genug und bereit fühlt. Diese Veränderung hat auch eine symbolische Bedeutung: Es geht darum, die neue Haltung auch unter veränderten Umständen beizubehalten. Ich frage sie, wie ihr abschließender Satz aus dieser neuen Haltung heraus lautet.

Klientin: Ich kann mit Risiko leben. Die Welt ist furchterregend; ich kann meine Angst mitnehmen in die Welt.

Fünf-Phasen-Prozeß: zweiter, kürzerer Durchlauf

Identifikation

Nun fällt mir auf, daß die Klientin den Oberkörper nach hinten verlagert, wobei sie das Gewicht auf die Fersen verlagert, während sie die Arme nach vorn ausstreckt. Es sieht so aus, als könne sie jeden Moment nach hinten umkippen. Hier zeigt sich der Gegensatz zwischen ihrer Vorwärtsbewegung und ihrer alten Neigung, sich zurückzuziehen. Ich stelle mir vor, daß ein Teil von ihr vorwärts kommen möchte, manche ihrer Selbstanteile aber noch nicht mit diesem neuen Impuls in Einklang sind.

Therapeutin: Ich sehe, daß deine Hände und Arme nach vorn ausgestreckt sind und du anscheinend den Oberkörper nach hinten lehnst. Achte einmal darauf, ob dir das auch auffällt.

Klientin: Ja, jetzt fällt es mir auf.

Konfrontation

Therapeutin: Intensivier für einen Moment diese beiden Tendenzen.

[Die Klientin streckt weiterhin die Arme nach vorn aus und lehnt sich gleichzeitig nach hinten.]

Loslassen und Veränderung

Therapeutin: Laß uns nun zu einer neuen Haltung wechseln. Verlagere dein Gewicht nach vorn auf die Fußballen. *[Durch die Umverteilung des Gewichts unterstützt ihr ganzes Körpergewicht, ihr ganzes Selbst, die Bewegung.]*

[Die Klientin experimentiert mit dieser neuen Körperhaltung, während sie sich durch den Raum bewegt. Sie bewegt sich zögerlich und etwas unsicher. Sie bemerkt, daß sie sich in dieser neuen Haltung etwas nach vorn lehnen muß und daß sich diese Bewegung riskant anfühlt, genauso riskant wie das Erforschen des finsteren Gesichts, die Auseinandersetzung mit ihrer Mutter und das Loslassen der alten Haltung.]

Kommentar der Therapeutin: Ich schlage der Klientin vor, stehenzubleiben und zu versuchen, sich in einer Art Wiegebewegung abwechselnd nach hinten und vorn zu lehnen und dabei das Gewicht von den Fußballen auf die Fersen zu verlagern und umgekehrt. Dann soll sie, wenn sie dazu bereit ist, einige Schritte nach vorn gehen. Während sie sich durch den Raum bewegt, stehenbleibt, sich nach vorn und hinten wiegt und dann wieder weitergeht, beginnt sie, gleichzeitig zu lachen und zu weinen.

Therapeutin: Wenn die Tränen und das Lachen sprechen könnten, was würden sie sagen?

Klientin: Mein Platz in diesem Raum ist wie mein Platz in der Welt. Ich bewege mich vorwärts, und ich stocke in der Bewegung. Ich möchte nicht zurück, aber ich weiß noch nicht, wie ich vorwärts gehen kann. Ich versuche, einen Halt zu finden. Ich versuche, meinen Platz in der Welt zu finden.

Fünf-Phasen-Prozeß: dritter, ausführlicher Durchlauf

Es ist wichtig, eine Klientin langsam durch die Arbeit zu führen und sie nicht vorzeitig zum Loslassen oder zur Veränderung zu drängen. So können wir mit dem arbeiten, was auftaucht, bestimmte Tendenzen verstärken, die Klientin unterstützen und eine Schicht nach der anderen bis hin zum Kernproblem aufdecken. Nun durchlaufen wir noch einmal die fünf Phasen, und die Klientin erhält die Möglichkeit, weitere Schichten aufzudecken und auszudrücken. Wir arbeiten mit dem Gegensatz, den wir zwischen dem Ausstrecken der Arme und dem Rückzug in den Körperhaltungen und im Bewegungsausdruck erkannt haben.

Identifikation

Ich beobachte die Klientin, während sie ihr Gewicht nach vorn verlagert und damit experimentiert, in den Raum zu treten. Meiner Beobachtung nach ist neben ihrer kraftvollen Erklärung, daß sie ihren Stand in der Welt finden möchte, noch recht viel Zögern und Zaudern zu spüren. Was hat es mit diesem Rückzug und mit dem finsteren Gesicht sonst noch auf sich? Ich möchte ihr etwas mehr Zeit geben, die alte Haltung und die dazugehörige Geschichte, die neue Haltung und eventuell auch den Übergang oder den Raum zwischen den beiden Haltungen zu erforschen. Ich nehme an, daß noch Themen vorhanden sind, die nicht bearbeitet und ausgedrückt wurden. Ich teile der Klientin zunächst meine Beobachtungen mit und lade sie dann ein, einen Dialog in Bewegung und Worten zu führen. Ich schlage ihr vor, noch einmal zu den wichtigsten Bewegungsmomenten aus der vorherigen Sitzung zurückzukehren und diese erneut durchzuarbeiten.

Konfrontation

Therapeutin: Wo im Raum möchtest du beginnen?

Klientin [rollt sich in einer Ecke des Raums zusammen]: So habe ich meine Kindheit verbracht. Und das trage ich immer noch mit mir herum.

[Die Klientin bittet mich um Erlaubnis, ihre Wut auszudrücken.]

Therapeutin: Was ist, wenn ich nein sage?

Klientin: Dann tu ich es trotzdem!

Therapeutin: In Ordnung.

[Mit viel Energie und Nachdruck stampft die Klienten auf, schlägt um sich und brüllt herum.]

Therapeutin: Stell dir vor, daß Menschen aus deinem Leben hier im Raum anwesend sind.

[Die Klientin bewegt sich aus der Ecke heraus und stellt sich vor, daß sich einige Menschen aus ihrem Leben im Raum befinden. Sie nennt ihre

Namen und sagt jeder dieser Personen die Meinung. Sie tanzt durch den Raum. Dann kehrt sie in die Ecke zurück.]

Therapeutin: Ist da noch etwas in der Ecke?

Loslassen

Klientin [streckt die Arme in die Ecke aus und ruft den Selbstanteil, den sie als das verängstigte, mißtrauische Kind bezeichnet]: Komm aus der Ecke! *[Ihr kindlicher Selbstanteil antwortet: Er möchte, daß man sich um ihn kümmert. Sie bittet ihr inneres Kind, mit ihr zu spielen und zu tanzen. Sie verspricht ihm, ihm eine gute Mutter zu sein und es zu beschützen, wenn es nötig ist.]*

Veränderung

Ich schlage der Klientin vor, eine neue Haltung und neue Bewegungen zu suchen, in denen sie das innere Kind beschützt und mit ihm spielt. Ich schlage ihr vor, für diesen Wechsel ein Objekt im Raum zu Hilfe zu nehmen.

Die Klientin zieht ihren Pullover aus und hält ihn in ihren Armen. Sie führt wieder die wiegende Bewegung aus und verlagert dabei ihr Gewicht hin und her, von den Ballen zu den Fersen. Sie singt ein Lied für das innere Kind. Dann beginnt sie, vorwärts zu gehen. Sie hält den Pullover lockerer, wirft ihn in die Luft und fängt ihn wieder auf. Sie bewegt sich mit wachsender Begeisterung immer schneller und nimmt immer mehr Raum ein. Ich schlage ihr vor, mit der Bewegung der Arme zu experimentieren und dabei mit ihrem inneren Bild vom Beschützen und Spielen zu arbeiten.

Daraufhin macht sie mit schwingenden, stoßenden, schiebenden und schneidenden Armbewegungen weiter. Sie wechselt zwischen diesen Qualitäten hin und her und setzt dabei unterschiedliche Zeitmaße und Rhythmen ein. Schließlich beginnt sie, beim Schwingen der Arme den ganzen Körper mitzunehmen. Nach kurzer Zeit springt sie in die Luft, dreht sich im Kreis und lacht.

Therapeutin: Was sagt dir dieser Tanz nun?

Klientin: Du kannst beides haben. Du kannst dich vor- und zurückbewegen. Du kannst spielen und beschützen, lachen und weinen. Und anstatt ein finsteres Gesicht zu ziehen, kannst du schreien, wenn du das brauchst. Mein neuer Stand in der Welt kann ganz beweglich sein.

Die Abschlußphase für die Arbeit an diesem Thema erfolgte in der Gruppe im Rahmen einer Performance. Hierbei handelte es sich um ein Selbsporträtritual im Rahmen der Ausbildung in Expressive Arts Therapy. Die Klientin arbeitete mit allen Möglichkeiten, mit denen sie in der Therapie und in der Gruppe beschäftigt hatte, beginnend mit der ersten Gruppensitzung, in der sie am Thema »Grenzen« gearbeitet und sich erstmals mit ihrem finsteren Gesicht auseinandergesetzt hatte.

Auf ihrem lebensgroßen Selbstportät war im Zentrum des gemalten Körpers ein Kind zu sehen, das umarmt, beschützt und unterstützt wurde. Ihre Wut und ihre Trauer waren symbolisch in mehreren Körperteilen zu sehen, vor allem in den Händen und im Gesicht. Solarplexus, Schultern und Arme öffneten sich im Bild nach außen hin und streckten sich strahlenförmig nach oben aus. In ihrem Ritual hing das Bild hinter ihr an der Wand, während sie tanzte und zu der Gruppe sprach. In ihrer Performance erkannte sie ihre Konflikte an und versprach erneut, vorwärtszugehen, ihre Gefühle auszudrücken, ihre Wünsche auszusprechen und sich für das zu öffnen, was andere und die Welt ihr zu geben haben. Im folgenden zitiere ich ihre Notizen zu ihrem Ritual.

Klientin: Als meine Kinder noch klein waren, forderte ich sie oft dazu auf, Wunschlisten zu schreiben, die wir dann an den Kühlschrank hängten. Ich bin mit meiner Wunschliste hierhergekommen. Mein Leben steht auf dem Spiel. Es muß sich ändern, und zwar jetzt. Ein alter Glaubenssatz von mir ist, daß die Welt da draußen ein gefährlicher Ort ist. Damit sind alte Ängste verbunden. Paß auf! Du wirst verletzt werden. Diese Ängste zeigen sich in meiner alten Körperhaltung.

[Dies ist mein Tanz der Transformation. Mit weniger gebe ich mich nicht zufrieden!]

Es ist ein Solo, aber ohne eure Hilfe schaffe ich es nicht. Ihr alle seid für mich sehr wichtig. Ihr unterstützt mich in dieser angespannten Situation mit eurer Intensität und eurer Konzentration.

[Und genau das brauche ich. Ich brauche eure Aufmerksamkeit, um diesen Sprung zu wagen.]

Ich sage es noch mal, ihr alle sollt es hören. Ich möchte meine Körperhaltung und damit meine Haltung im Leben verändern. Ich möchte mir einen neuen Raum erschließen. Ich habe Angst davor. Sonst hätte ich es schon lange getan. Ich weiß nicht, wie es geht, also muß mein Körper es für mich tun, mein Körper und mein rätselhaftes Selbstporträt. Wißt ihr, mit der vertikalen Ebene habe ich keine Probleme. Es ist für mich eine Freude, mich nach Gott auszustrecken. In der waagrechten Ebene habe ich Probleme: mit Offenheit, Vertrauen, Weisheit und Freude zu leben. Das ist mit Risiken verbunden. Aber ich wage es!

Fallbeispiel B

Hintergrund

Bei der Klientin handelt es sich um eine junge Frau in den frühen Dreißigern. In früheren Therapiesitzungen hatten wir uns mit ihrem Gefühl der Machtlosigkeit und mit ihrer Unfähigkeit, für sich einzustehen und sich verbal auszudrücken, auseinandergesetzt. Sie führte diese Unfähigkeit und die innere Verwirrung, die sie in engen Beziehungen spürte, auf die Beziehung zu ihrem Vater zurück. Im Lauf der Zeit erkannte sie, daß ihre Verwirrung durch Autoritätsfiguren ausgelöst wurde.

Die Arbeit mit Gestaltdialogen war für sie herausfordernd und eindrücklich, denn es ging dabei oft um ihre Angst, laut und deutlich zu sprechen und ihre Gedanken und Gefühle auszudrücken. Folgende Schlüsselsymbole aus ihrem Bild werden in diesem Fallbeispiel erwähnt: eine verschwommene Wolke in den Farben Weiß, Grau und Rosa, ein blaues Mädchen in dieser Wolke und eine Schnecke. Diese Bezeichnungen stammen von der Klientin.

Die Sitzung beginnt mit einem Dialog, während wir gemeinsam ihr gemaltes Bild betrachten.

Therapeutin: Welche Worte würdest du diesem Bild zuordnen?

Klientin: Verwirrung – keine Stimme haben – sich verstecken.

Therapeutin: Was fühlst du, wenn du das Bild ansiehst? *[Ich setze ihre Gefühlsreaktion und das Bild miteinander in Beziehung.]*

Klientin: Im Moment fühle ich mich eigentlich nicht verwirrt, wenn ich das Bild ansehe. Es gefällt mir irgendwie. Die Schnecke gefällt mir.

Therapeutin: Das Gefühl der Verwirrung ist also nicht mehr da?

Klientin: Manches im Bild gefällt mir, anderes nicht.

Therapeutin: Die Schnecke gefällt dir. Was gefällt dir nicht? *[Wir klären, was ihr gefällt und was nicht und welche Gefühle sie dem Bild gegenüber hat; damit bearbeiten wir zugleich ihr Thema.]*

Klientin: Mir gefällt die Stelle nicht, an der ich meine Grenzen verliere.

Therapeutin: An welcher Stelle im Bild geht es um die Erfahrung, Grenzen zu verlieren?

Klientin: In der Wolke und im blauen Mädchen.

Therapeutin: Bist du bereit, dich jetzt dem Bild zu nähern, mit ihm zu sprechen und es in der Bewegung zu erfahren? *[Mobilisierung, Möglichkeit, sich für die Konfrontation zu entscheiden.]*

Klientin: Ja.

Therapeutin: Dann reden jetzt nicht mehr wir beide miteinander, sondern du sprichst mit deinem Bild. *[Es wird eine Beziehung zum Bild hergestellt.]*

Klientin: Ich fühle mich nicht verwirrt, wenn ich dich ansehe. Irgendwie gefällst du mir. Du gefällst mir, Schnecke.

Therapeutin: Was würde die Schnecke zu dir sagen? *[Ich beginne dort, wo sich die Klientin gerade befindet, und mit den Symbolen, die für sie positiv sind, als hätte das Bild eine eigene Persönlichkeit und Logik und eine Botschaft für sie.]*

Klientin [spricht als Schnecke]: Ich bewege mich sehr langsam, wenn ich verwirrt bin. Ich fühle mich dann sicherer. Ich nehme mir Zeit, und dann wird mir alles klarer. Ich habe mein Schneckenhaus, wenn ich es brauche.

Therapeutin: Wie fühlt sich das Schneckenhaus an?

Klientin: Es bietet Schutz.

Therapeutin: Was gefällt dir nicht an deinem Bild, oder was ist dir nicht so klar? *[Erneute Auseinandersetzung mit der Spannung, die durch die Verwirrung entsteht.]*

Klientin: Diese grau-rosafarbene Wolke im Himmel fühlt sich verwirrt und unklar an.

Therapeutin: Versuch einmal, dich so zu bewegen, als wärst du die verwirrte, unklare Wolke. *[Wechsel vom Dialog zur Bewegung:*

So entsteht eine Verbindung zu den inneren Bildern. Dadurch werden Gefühle hervorgerufen.]

Klientin [spricht wieder als Wolke]: Ich bin nicht geerdet. Ich schwebe. Ich bin auch langsam, zu langsam. Jetzt fühlt es sich so an, als wäre etwas um mich herum. Ich kann nicht hören und nicht denken, wenn das um mich herum ist. Ich weiß nicht, was es ist. Es fühlt sich an wie Watte. Das fühlt sich vertraut an, ich fühle mich genauso verwirrt wie in meinen Beziehungen zu Männern. Meine Konturen verschwimmen, und ich verstecke mich in meinem Schneckenhaus. *[Hier wird die Erfahrung in der Kunst mit einer Lebenssituation verknüpft.]*

Therapeutin: Laß uns noch einmal auf das Bild schauen. Ich bin neugierig auf das blaue Mädchen in der Wolke. Was würde sie sagen, wenn sie sprechen könnte?

Klientin: Sie ist glücklich. Das finde ich seltsam. *[Sie ist überrascht von dieser unerwarteten Aussage. Sie tritt etwas näher an das Bild heran, als wolle sie ihm zuhören und es verstehen.]*

Therapeutin: Formulier diese überraschende Aussage einmal in der Ich-Form.

Klientin: Ich bin glücklich, aber ich rede nicht gern.

Therapeutin: Bleib einmal beim »aber«. Wiederhol das Wort, spiel damit und schau, welche Bewegungsantworten das Wort in dir auslöst.

Klientin: Aber, aber, aaaber, ab, ab, ab, abe, abbbb... Ich fühle mich so traurig. *[Tränen. Sie macht eine Fallbewegung zum Bild hin. Sie fällt beinahe darauf.]*

Therapeutin: Entwickle diese Bewegung, in der du auf das Bild fällst.

Klientin: Ich möchte ganz nahe zu dir kommen, Bild. *[Mehr Tränen. Loslassen.]*

Therapeutin: Spür in deinem Körper, was als nächstes in deiner Beziehung zum Bild geschehen soll. *[Die inneren Bilder, die Gefühle und die Körperimpulse werden miteinander verbunden; die drei Awareness-Response-Ebenen werden herausgearbeitet.]*

Klientin: Ich möchte das Mädchen aufheben. *[Sie hebt das Bild auf.]*

Therapeutin: Dann tanz mit deinen Armen und Händen mit dem Bild. *[Die Klientin drückt das Bild an ihr Herz und weint leise.]*

Klientin: Ich möchte sie nahe an meinem Herzen haben.

Therapeutin: Wie würde es dir in deinen Beziehungen gehen, wenn du sie nahe an deinem Herzen hättest?

Klientin: Ich könnte in den Situationen, in denen ich verwirrt bin, entspannter sein. Ich möchte sie mitnehmen, sie nicht wegschicken. *[Übergang zur Veränderungsphase.]*

Therapeutin: Was wäre möglich, wenn du sie bei dir hättest?

Klientin: Ich könnte mich besser spüren.

Therapeutin: Wenn du dich besser spüren könntest, was wäre dann möglich?

Klientin: Ich würde mich sichtbarer und entspannter fühlen. Ich würde meine Grenzen klarer spüren, ich wäre stärker, ich könnte für mich eintreten.

Therapeutin: Probier einige Bewegungen, die sich entspannt und kraftvoll anfühlen. *[Die Verkörperung der Veränderungsmöglichkeit wird unterstützt.]*

Klientin: Meine Körperhaltung wäre anders.

Therapeutin: Wie wäre deine Haltung?

Klientin: Aufgerichteter und offener, der Kopf würde auf der Wirbelsäule balancieren. Ich würde eine Verbindung zu meinem Becken spüren. Ich hätte nicht dauernd so viel Angst. Es könnte alles mögliche geschehen, und ich wäre in der Lage, aus dem Moment heraus ohne Angst zu reagieren. Meine Stimme wäre anders.

Therapeutin: Wie würde deine Stimme klingen?

Klientin: Klarer und lauter.

Therapeutin: Erforsche deine klare, laute Stimme. Erforsche deine veränderte Haltung zusammen mit der Stimme. *[Die Veränderung wird weiterentwickelt.]*

Klientin [steht aufrecht; sie experimentiert damit, den Kopf auf der Wirbelsäule zu balancieren und zu drehen, bis sie die »richtige« Position findet. Sie öffnet die Arme und dehnt die Brust. Sie federt leicht in den Knien und setzt ihre Füße fest an verschiedenen Stellen auf. Sie läßt das Becken kreisen]: Jetzt spüre ich, daß ich aus dem Moment heraus ohne Angst reagieren kann.

Therapeutin: Sieh dir dein Bild noch einmal an, während du weiterhin mit dieser neuen Haltung und den Bewegungen experimentierst. Stell dir vor, das blaue Mädchen aus dem Bild könnte mit einer neuen Stimme zu dir sprechen. Was würde sie sagen?

Klientin: Ich möchte bei dir sein. Wenn du mich nahe bei deinem Herzen trägst, kann ich aus dieser Wolke der Angst und Verwirrung herauskommen.

Therapeutin: Gibt es noch einen anderen Teil in deinem Bild, der mit dieser neuen Stimme zu dir sprechen möchte?

Klientin: Die Schlange.

Therapeutin: Die Schlange?

Klientin: Ach, das ist lustig, ich sage nicht Schnecke, sondern Schlange! Die Schnecke soll jetzt also zur Schlange werden. Ich möchte aus meinem Schneckenhaus herauskommen. *[Der Versprecher wird beachtet, so daß die darin verborgene Botschaft verstanden und integriert werden kann; die Veränderung wird durch ein neues Bild unterstützt.]*

KAPITEL 13
Kunst als heilende Kraft in der Welt

> In das Leben der Dinge eingreifen heißt sie und sich schädigen [...] Der sich auferlegt, hat die kleine, offenbare Macht; der sich nicht auferlegt, hat die große, heimliche Macht [...] Und weil er keine »Menschenliebe« hat, greift der Vollendete nicht in das Leben der Wesen ein, er erlegt ihnen nichts auf, sondern er »verhilft allen Wesen zu ihrer Freiheit« [...].
> *Martin Buber*[1]

Inspiriert von den Worten des Philosophen Martin Buber, kehren wir zu der vielleicht drängendsten Frage unserer Zeit zurück: Wie können wir in unserer fragmentierten Welt kunstvoll leben? Bubers Philosophie der Ich-Du-Beziehung zeigt uns, wie eine mitfühlende Beziehung zu uns selbst, zu anderen und zu unserer Umwelt aussehen kann. Buber ging es um die Entfaltung des wahren Menschen, der sich von Dogmen und Konventionen befreit hat und an persönlichem und gesellschaftlichem Leid nicht verzweifelt, sondern daran zu wachsen vermag.

Im Gegensatz zur Ich-Es-Mentalität, in der Menschen und Dinge wie manipulierbare Objekte behandelt werden, ist die Ich-Du-Beziehung mit einer Lebensweise verbunden, die das Unplanbare, Geheimnisvolle und Authentische würdigt. Wie auf einem schmalen Grat gilt es dabei, Begrenzung und Freiheit, persönlichen Freiraum und soziale Verantwortung auszubalancieren.

Die Ich-Du-Beziehung ist eine Beziehung der Teilhabe. Sie hilft uns, uns auf Erfahrungen einzulassen und jeder Erfahrung ihren besonderen Wert zuzugestehen. Die Ich-Du-Beziehung ist wie ein Spiegel, der uns Erkenntnisse schenkt. Sie öffnet uns, so daß wir uns selbst, unser Gegenüber und unsere Umwelt umfassender sehen und spüren können.

In dem Ansatz, der in diesem Buch vorgestellt wurde, haben wir Kunst als Prozeß, Arbeit, Sprache und Metapher entdeckt. Kunst fördert unsere Fähigkeit zur Ich-Du-Beziehung, sie hilft uns, uns zu entfalten und zu verwandeln und umfassender am Leben teilzuhaben.

Wir leben mit der Herausforderung, daß in unserer Welt die Kluft zwischen denen, die viel haben, und denen, die wenig haben, immer größer wird. Unterschiede in bezug auf Bildung, Religion, Rasse und Wirtschaftskraft bergen ein Konfliktpotential, das unser Zusammenleben auf der Erde und unsere Menschlichkeit bedroht. Der exponentielle Informationszuwachs, die Zunahme technologischer Kommunikationsformen und der Raubbau an unseren natürlichen Ressourcen stellen uns vor die Frage, wie eine andere Lebensweise aussehen könnte.

Mehr als je zuvor müssen wir Kunst und Heilung in den Vordergrund stellen. Die heilende Kraft der Kunst muß gefördert, geschützt und als kostbares Erbe der Menschheit weitergegeben werden. Computertechnologien spielen in der Kommunikation und für das Lernen eine immer größere Rolle, und es erscheint unvermeidbar, daß die Bedeutung des Körpers für unser Leben immer mehr in den Hintergrund rückt. Doch je größer die technologischen Möglichkeiten werden, desto mehr suchen wir nach Mitteln und Wegen, uns mit unserem Körper, unserer Kreativität und unserer Seele zu verbinden. In der Expressive Arts Therapy können wir auf diese Sehnsüchte und Bedürfnisse eingehen.

Durch den Einsatz von Bewegung in der Expressive Arts Therapy arbeiten wir an einem verkörperten Lernen und einer verkörperten Veränderung. Eine Heilkunst oder Therapie, die sich auf die gesamte Person auswirken will, darf den Körper und die Bewegung nicht an zweite Stelle setzen. Ebensowenig dürfen wir zulassen, daß Kunst in unserer Kultur einen untergeordneten Platz einnimmt, zu einer Ware wird, die nach ihrem Marktwert beurteilt wird.

Kunst ist für unser Überleben so notwendig wie Nahrung, Unterkunft, medizinische Versorgung und naturbelassene Umgebung. Kunst gibt uns kraftvolle Werkzeuge an die Hand, Neues zu lernen und Wissen weiterzugeben. In der Kunst können wir symbolisch unsere zerstörerischsten Impulse ausdrücken und zu neuen Formen von Wahrheit, Schönheit und Inspiration finden.

Wir Menschen sind körperliche, emotionale und geistige Wesen, getrieben sowohl von schöpferischen als auch von zerstörerischen Impulsen. Wir sind individuelle Wesen und Gemeinschaftswesen im Spannungsfeld zwischen dem Bedürfnis, uns selbst und unsere

Vision eigenständig auszudrücken, und dem Wunsch nach Gemeinschaft.

Körper, Bewegung und Kunst stellen uns in eine kreative Beziehung zu uns selbst, zu unseren Mitmenschen und zu unserer Umwelt. Daher ist es auch ein ethisch nachhaltiger Akt, an der Integration von Körper, Bewegung, Kunst und Heilung zu arbeiten.

Der »Life/Art Process« – der Prozeß, der Leben und Kunst miteinander verbindet – wird diesem Anspruch gerecht, indem er uns lehrt, unsere physische, emotionale und mentale Ebene zu erkennen und zu integrieren, und den Weg für ein spirituelles Erwachen bahnt. Zugleich verändert er unser Leben zum Besseren. Wenn wir lernen, mit unserem verletzten Selbst, unserer Familie und der Gemeinschaft, zu der wir gehören, kunstvoll zu leben, wächst auch unsere Achtung vor der wechselseitigen Bezogenheit alles Lebendigen. Vielleicht können wir uns dann dem Göttlichen, dem großen Geist in uns und anderen nähern, können mitten in unserem Leiden das Leben feiern, das wir empfangen haben, und zu den Wesen werden, die wir eigentlich sind.

Anmerkungen

Zu Kapitel 1

1 Ayya Khema, *Morgenröte im Abendland. Buddhistische Meditationspraxis für westliche Menschen – Achtsamkeit und Einsicht als Schlüssel zur inneren Freiheit*, Frankfurt a. M. 1991, S. 15.

Zu Kapitel 2

1 Friedrich Nietzsche, *Also sprach Zarathustra*, in: ders., *Sämtliche Werke. Kritische Studienausgabe*, Bd. 4, hg. v. Giorgio Colli / Mazzino Montinari, München / Berlin / New York [2]1988, S. 274.
2 Vgl. Stephen Levine, *Researching Imagination – Imagining Research*, in: *Poesis* 2, 2000, S. 88.

Zu Kapitel 3

1 *Kabir fand sich im Gesang. Verse des indischen Dichters und Mystikers*, hg. v. Shubhra Parashar, Kelkheim 2006, S. 48.
2 Vgl. Joost A. M. Meerloo, *Dance Craze and Sacred Dance*, in: ders., *Creativity and Eternization. Essays on the Creative Instinct*, Assen 1967, S. 69f. u. 71.

Zu Kapitel 4

1 In einem Workshop im Esalen Institute, 1965.
2 Vgl. Paul Antze, *The Other Inside. Memory as Metaphor in Psychoanalysis*, in: *Poesis* 3, 2001, S. 105.
3 Vgl. Abraham H. Maslow, *Psychologie des Seins. Ein Entwurf*, München 1973, S. 21f.
4 Vgl. Carl Rogers, *Eine Theorie der Psychotherapie, der Persönlichkeit und der zwischenmenschlichen Beziehungen*, Köln 1987, S. 47.
5 Rudolf Arnheim, *Zur Psychologie der Kunst*, Köln 1977, S. 63.
6 Roberto Assiagioli, *Psychosynthese. Prinzipien, Methoden und Techniken*, Adliswil 1988, S. 20.

Zu Kapitel 5

1 Ken Dychtwald, *KörperBewußtsein. Eine Synthese der östlichen & westlichen Wege zur Selbst-Wahrnehmung, Gesundheit & persönlichem Wachstum*, Essen 1981, S. 34.

Zu Kapitel 6

1 Vgl. Margaret H'Doubler, *The Dance and Its Place in Education*, New York 1925, S. 7.
2 Vgl. Mary Starks Whitehouse, *Physical Movement and Personality*, in: *Authentic Movement. A Collection of Essays by Mary Starks Whitehouse, Janet Adler and Joan Chodorow*, hg. v. Patrizia Pallaro, London/Philadelphia 1999, S. 52.

Zu Kapitel 7

1 Vgl. Shaun McNiff, *Art as Medicine. Creating a Therapy of the Imagination*, Boston 1992, S. 50.

Zu Kapitel 8

1 Rollo May, *Der Mut zur Kreativität*, Paderborn 1987, S. 36.
2 Arnheim, S. 19.
3 John Dewey, *Kunst als Erfahrung*, Frankfurt a. M. 1980, S. 155.
4 Dewey, S. 9.

Zu Kapitel 9

1 Mary Starks Whitehouse, *C. G. Jung and Dance Therapy. Two Major Principles*, in: *Authentic Movement. A Collection of Essays by Mary Starks Whitehouse, Janet Adler and Joan Chodorow*, hg. v. Patrizia Pallaro, London/Philadelphia 1999, S. 77.
2 Anna Halprin verwendete den Ausdruck »five stages of healing« (fünf Phasen der Heilung) als Beschreibung für ein Modell, mit dem sie ab 1972 arbeitete. Der Ausdruck Fünf-Phasen-Prozeß, die Definition der fünf Phasen, die Gesamtbeschreibung des Modells und der Kommentar zur Anwendung der Bewegungsbeobachtung, zum Arbeiten mit gemalten Bildern und in der Therapie stammen von mir.

Zu Kapitel 10

1 Mabel E. Todd, *Der Körper denkt mit. Anatomie als Ausdruck dynamischer Kräfte*, Bern/Göttingen/Toronto/Seattle 2001, S. 15.

Zu Kapitel 11

1 T. S. Eliot, *East Coker*, in: ders., *Gesammelte Gedichte 1909–1962*, Frankfurt a. M. 1988, S. 297 u. 299.
2 Vgl. Ellen G. Levine, *On the Play Ground. Child Psychotherapy and Expressive Arts Therapy*, in: *Foundations of Expressive Arts Therapy. Theoretical and Clinical Perspectives*, hg. v. Stephen K. Levine / Ellen G. Levine, London/Philadelphia 1999, S. 260.
3 Vgl. Paolo Knill, *The Essence in a Therapeutic Process. An Alternative Experience of Worlding*, in: *Poiesis* 2, 2000, S. 6.

Zu Kapitel 12

1 Knill, S. 9.

Zu Kapitel 13

1 Martin Buber, *Die Lehre vom Tao*, in: ders., *Hinweise. Gesammelte Essays*, Zürich 1953, S. 76–78.

Literatur

Adler, Alfred: *Praxis und Theorie der Individualpsychologie. Vorträge zur Einführung in die Psychotherapie für Ärzte, Psychologen und Lehrer*, Frankfurt a. M. 1974

Antze, Paul: *The Other Inside. Memory as Metaphor in Psychoanalysis*, in: *Poesis* 3, 2001, S. 103f.

Arnheim, Rudolf: *Zur Psychologie der Kunst*, Köln 1977

Assagioli, Roberto: *Die Schulung des Willens. Methoden der Psychotherapie und der Selbsttherapie*, Paderborn 1982

Assagioli, Roberto: *Psychosynthese. Prinzipien, Methoden und Techniken*, Adliswil 1988

Authentic Movement. A Collection of Essays by Mary Starks Whitehouse, Janet Adler and Joan Chodorow, hg. v. Patrizia Pallaro, London/Philadelphia 1999

Bartenieff, Irmgard: *Body Movement. Coping with the Environment*, New York 1980

Binswanger, Ludwig: *Drei Formen mißglückten Daseins. Verstiegenheit, Verschrobenheit, Manieriertheit*, Tübingen 1956

Binswanger, Ludwig: *Schizophrenie*, Pfullingen 1957

Boss, Medard: *Psychoanalyse und Daseinsanalytik*, Bern 1957

Briggs, John: *Chaos. Neue Expeditionen in fraktale Welten*, München/Wien 1993

Briggs, John / Peat, F. David: *Die Entdeckung des Chaos. Eine Reise durch die Chaos-Theorie*, München/Wien 1990

Buber, Martin: *Hinweise. Gesammelte Essays*, Zürich 1953

Chodorow, Joan: *Dance Therapy and Depth Psychology. The Moving Imagination*, London / New York 1991

Current Psychotherapies, hg. v. Raymond J. Corsini / Danny Wedding, Belmont (CA) [8]2007

Dewey, John: *Kunst als Erfahrung*, Frankfurt a. M. 1980

Dychtwald, Ken: *KörperBewußtsein. Eine Synthese der östlichen & westlichen Wege zur Selbst-Wahrnehmung, Gesundheit & persönlichem Wachstum*, Essen 1981

Einstein, Albert: *Über die spezielle und die allgemeine Relativitätstheorie*, Berlin/Heidelberg [24]2009

Eliot, T. S.: *Gesammelte Gedichte 1909–1962*, hg. v. Eva Hesse, Frankfurt a. M. 1988

Feldenkrais, Moshé: *Bewußtheit durch Bewegung. Der aufrechte Gang*, Frankfurt a. M. 1978

Feldenkrais, Moshé: *Das starke Selbst. Anleitung zur Spontaneität*, Frankfurt a. M. 1989

Foundations of Expressive Arts Therapy. Theoretical and Clinical Perspectives, hg. v. Stephen K. Levine / Ellen G. Levine, London/Philadelphia 1999

Frazer, James George: *Der goldene Zweig. Das Geheimnis von Glauben und Sitten der Völker*, Köln/Berlin 1968

Freud, Sigmund: *Selbstdarstellung. Schriften zur Geschichte der Psychoanalyse*, hg. v. Ilse Grubrich-Simitis, Frankfurt a. M. 1971

Freud, Sigmund: *Zur Psychopathologie des Alltagslebens. Über Versprechen, Vergessen, Vergreifen, Aberglaube und Irrtum*, Frankfurt a. M. 1977

Freud, Sigmund: *Werkausgabe in zwei Bänden*, hg. v. Anna Freud / Ilse Grubrich-Simitis, Frankfurt a. M. 1978

Fromm, Erich: *Die Furcht vor der Freiheit*, München 1990

Fromm, Erich: *Wege aus einer kranken Gesellschaft. Eine sozialpsychologische Untersuchung*, München 1991

Gendlin, Eugen T.: *Focusing. Technik der Selbsthilfe bei der Lösung persönlicher Probleme*, Salzburg 1981

Goldstein, Kurt: *Human Nature in the Light of Psychopathology*, Cambridge (MA) 1940

Halprin, Anna: *Moving toward Life. Five Decades of Transformational Dance*, hg. v. Rachel Kaplan, Hanover (NH) 1995

Halprin, Daria: *Living Artfully. Movement as an Integrative Process*, in: *Foundations of Expressive Arts Therapy. Theoretical and Clinical Perspectives,* hg. v. Stephen K. Levine / Ellen G. Levine, London/Philadelphia 1999, S. 133–150

Halprin Khalighi, Daria: *Coming Alive. The Creative Expression Method*, Kentfield (CA) 1989

H'Doubler, Margaret: *The Dance and Its Place in Education,* New York 1925

H'Doubler, Margaret: *Dance. A Creative Art Experience*, Madison 1940

Heidegger, Martin: *Aus der Erfahrung des Denkens*, Pfullingen 1954

Heidegger, Martin: *Der Ursprung des Kunstwerkes*, Stuttgart 1960

Hillman, James: *Re-Visioning Psychology*, New York 1975

Hillman, James: *A Blue Fire. Selected Writings*, hg. v. Thomas Moore, New York 1989

Horney, Karen: *Unsere inneren Konflikte. Eine konstruktive Neurosentheorie*, Stuttgart 1954

Jahner, Georgina: *Embodying Change. The Transformative Power of Expressive Arts and Ritual*, Diss. Cincinnati 2001

James, William: *Pragmatismus und radikaler Empirismus*, hg. v. Claus Langbehn, Frankfurt a. M. 2006

Jung, Carl Gustav: *Erinnerungen, Träume, Gedanken*, hg. v. Aniela Jaffé, Zürich/ Stuttgart 1962

Jung, Carl Gustav: *Bild und Wort*, hg. v. Aniela Jaffé, Olten / Freiburg i. Br. 1977

Jung, Carl Gustav / Franz, Marie-Louise von / Henderson, Joseph L. / Jacobi, Jolande / Jaffé, Aniela: *Der Mensch und seine Symbole*, Olten / Freiburg i. Br. 1968

Jung on Active Imagination, hg. v. Joan Chodorow, Princeton (NJ) 1997

Kabir fand sich im Gesang. Verse des indischen Dichters und Mystikers, hg. v. Shubhra Parashar, Kelkheim 2006

Khema, Ayya: *Morgenröte im Abendland. Buddhistische Meditationspraxis für westliche Menschen – Achtsamkeit und Einsicht als Schlüssel zur inneren Freiheit*, Frankfurt a. M. 1991

Kierkegaard, Søren: *Der Begriff Angst*, hg. v. Hans Rochol, Hamburg 1984
Knill, Paolo J.: *Ausdruckstherapie. Künstlerischer Ausdruck in Therapie und Erziehung als intermediale Methode*, Lilienthal 1979
Knill, Paolo: *The Essence in a Therapeutic Process. An Alternative Experience of Worlding*, in: *Poiesis* 2, 2000, S. 6–14
Knill, Paolo J.: *Kunstorientiertes Handeln in der Begleitung von Veränderungsprozessen. Gesammelte Aufsätze zu Methodik, Ästhetik und Theorie*, Zürich 2005
Knill, Paolo J. / Barba, Helen Nienhaus / Fuchs, Margo N.: *Minstrels of Soul. Intermodal Expressive Therapy*, Toronto ²2004
Knill, Paolo J. / Levine, Ellen G. / Levine, Stephen K.: *Principles and Practice of Expressive Arts Therapy. Toward a Therapeutic Aestetics*, London/Philadelphia 2005
Köhler, Wolfgang: *Die Aufgabe der Gestaltpsychologie*, Berlin 1971
Laban, Rudolf von: *Die Kunst der Bewegung*, Wilhelmshaven 1988
Lamb, Warren: *Posture and Gesture. An Introduction to the Study of Physical Behaviour*, London 1965
Lerner, Harriet Goldhor: *Wohin mit meiner Wut? Neue Beziehungsmuster für Frauen*, Zürich 1988
Levine, Ellen G.: *On the Play Ground. Child Psychotherapy and Expressive Arts Therapy*, in: *Foundations of Expressive Arts Therapy. Theoretical and Clinical Perspectives*, hg. v. Stephen K. Levine / Ellen G. Levine, London/Philadelphia 1999, S. 257–273
Levine, Stephen: *Researching Imagination – Imagining Research*, in: *Poesis* 2, 2000, S. 88–93
Levine, Stephen K.: *Trauma, Tragedy, Therapy. The Arts and Human Suffering*, London/Philadelphia 2009
Levy, Fran J.: *Dance Movement Therapy. A Healing Art*, Reston (VA) ²1992
Lewis, Penny: *Theory and Methods in Dance-Movement Therapy*, Dubuque (IA) 1972
Lowen, Alexander: *Bio-Energetik. Therapie der Seele durch Arbeit mit dem Körper*, Bern/München/Wien 1986
Maslow, Abraham H.: *Psychologie des Seins. Ein Entwurf*, München 1973
Maslow, Abraham H.: *Motivation und Persönlichkeit*, Olten / Freiburg i. Br. 1977
May, Rollo: *Der Mut zur Kreativität*, Paderborn 1987
May, Rollo: *Liebe und Wille*, Köln 1988
McNiff, Shaun: *The Arts and Psychotherapy*, Springfield (IL) 1981
McNiff, Shaun: *Art as Medicine. Creating a Therapy of the Imagination*, Boston 1992
Meerloo, Joost A. M.: *Dance Craze and Sacred Dance*, in: ders., *Creativity and Eternization. Essays on the Creative Instinct*, Assen 1967
Miller, Alice: *Das Drama des begabten Kindes und die Suche nach dem wahren Selbst*, Frankfurt a. M. 1979
Nachmanovitch, Stephen: *Das Tao der Kreativität. Schöpferische Improvisation in Leben und Kunst*, Frankfurt a. M. 2008

Nietzsche, Friedrich: *Also sprach Zarathustra*, in: ders., *Sämtliche Werke. Kritische Studienausgabe*, Bd. 4, hg. v. Giorgio Colli / Mazzino Montinari, München / Berlin / New York ²1988
Perls, Frederick S.: *Gestalt-Therapie in Aktion*, Stuttgart 1974
Perls, Frederick S.: *Gestalt-Wahrnehmung. Verworfenes und Wiedergefundenes aus meiner Mülltonne*, Frankfurt a. M. 1981
Perls, Frederick S. / Hefferline, Ralph F. / Goodman, Paul: *Gestalttherapie. Praxis*, München 1991
Perls, Frederick S. / Hefferline, Ralph F. / Goodman, Paul: *Gestalttherapie. Grundlagen*, München 1991
Perls, Fritz: *Grundlagen der Gestalt-Therapie. Einführung und Sitzungsprotokolle*, München 1977
Prigogine, Ilya / Stengers, Isabelle: *Dialog mit der Natur. Neue Wege naturwissenschaftlichen Denkens*, München/Zürich 1993
Prigogine, Ilya: *La Fin des certitudes. Temps, chaos et les lois de la nature*, Paris 1996
Rank, Otto: *Technik der Psychoanalyse*, 3 Bde., Leipzig/Wien 1926, 1929, 1931
Reich, Wilhelm: *Die Entdeckung des Orgons*, 2 Bde., Köln 1969, 1974
Rogers, Carl: *Die klient-bezogene Gesprächstherapie*, München 1972
Rogers, Carl: *Entwicklung der Persönlichkeit*, Stuttgart 1973
Rogers, Carl: *Eine Theorie der Psychotherapie, der Persönlichkeit und der zwischenmenschlichen Beziehungen*, Köln 1987
Schneider, Kirk / May, Rollo: *The Psychology of Existence. An Integrative, Clinical Perspective*, New York 1995
Smuts, Jan Christiaan: *Die holistische Welt*, Berlin 1938
Todd, Mabel E.: *Der Körper denkt mit. Anatomie als Ausdruck dynamischer Kräfte*, Bern/Göttingen/Toronto/Seattle 2001
Whitehouse, Mary Starks: *Physical Movement and Personality / C. G. Jung and Dance Therapy. Two Major Principles*, in: *Authentic Movement. A Collection of Essays by Mary Starks Whitehouse, Janet Adler and Joan Chodorow*, hg. v. Patrizia Pallaro, London/Philadelphia 1999, S. 51–57 bzw. 73–101
Winnicott, Donald W.: *Vom Spiel zur Kreativität*, Stuttgart 1973
Wittmann, Gabriele / Schorn, Ursula / Land, Ronit: *AnnaHalprin. Tanz – Prozesse – Gestalten*, München ²2013

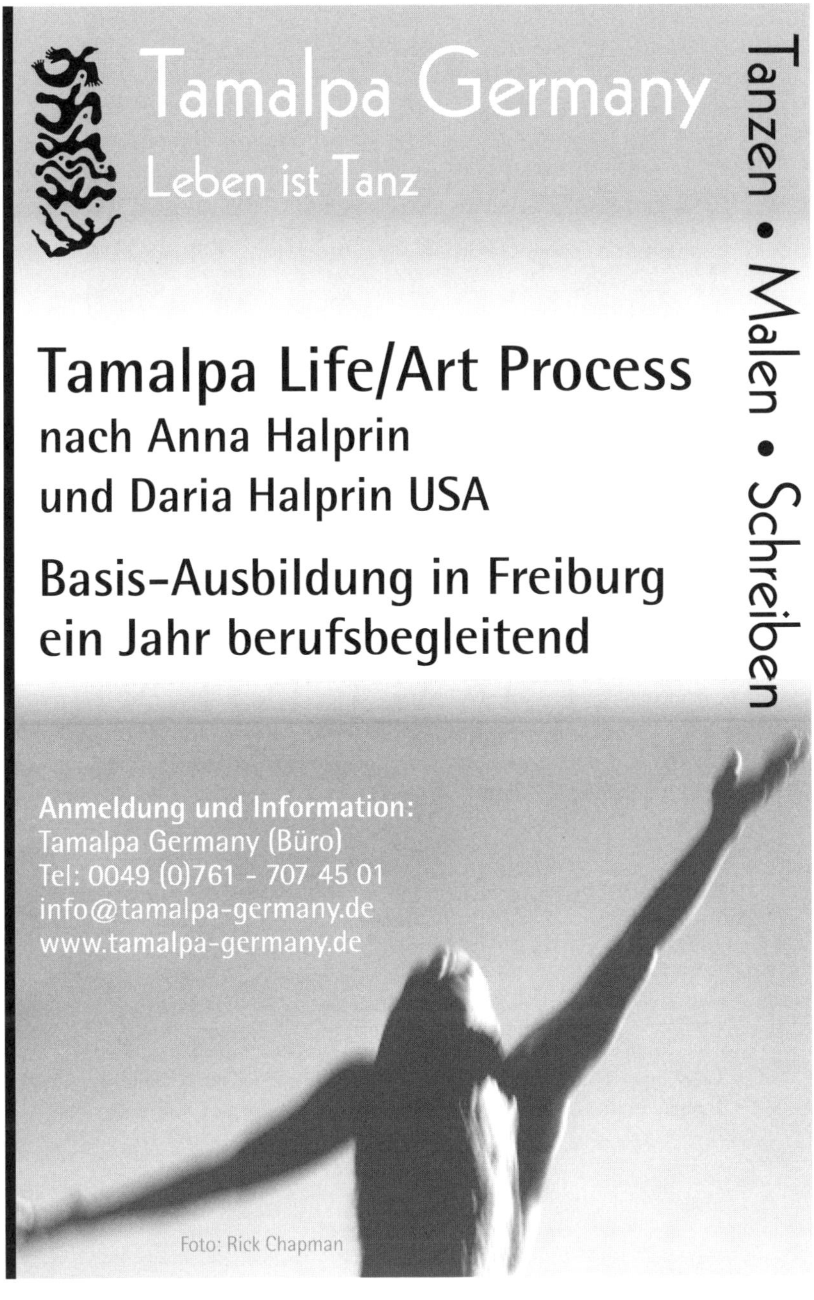
Tamalpa Germany
Leben ist Tanz
Tanzen • Malen • Schreiben
Tamalpa Life/Art Process
nach Anna Halprin
und Daria Halprin USA
Basis-Ausbildung in Freiburg
ein Jahr berufsbegleitend
Anmeldung und Information:
Tamalpa Germany (Büro)
Tel: 0049 (0)761 - 707 45 01
info@tamalpa-germany.de
www.tamalpa-germany.de
Foto: Rick Chapman

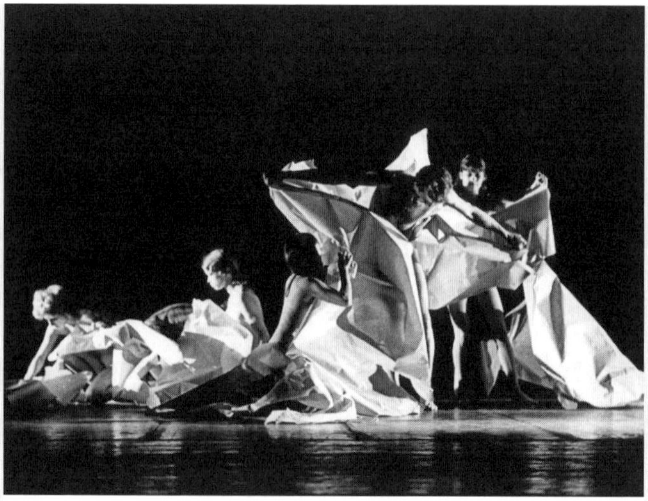

Gabriele Wittmann
Ursula Schorn
Ronit Land

ANNA HALPRIN

TANZ PROZESSE GESTALTEN

K·Kieser

2., aktualisierte Auflage 2013, € 22,–
ISBN 978-3-935456-24-1

»Das Buch ist eine vielgestaltige Inspiration für alle Pädagogen, Tanzkünstler und Therapeuten, die das schöpferische Gestalten in unterschiedlichen sozialen und künstlerischen Kontexten erproben und fördern.«

Karin Schmidt-Feister, tanznetz.de

K·Kieser

www.k-kieser-verlag.de